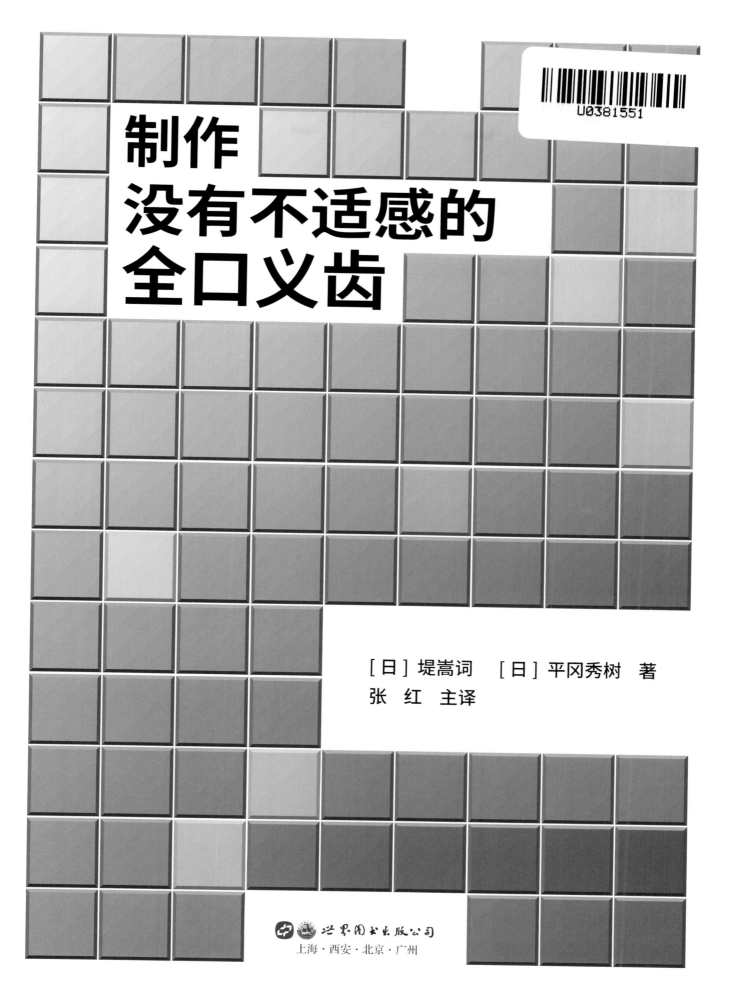

制作
没有不适感的
全口义齿

[日] 堤嵩词　　[日] 平冈秀树　著

张　红　主译

世界图书出版公司

上海·西安·北京·广州

图书在版编目(CIP)数据

制作没有不适感的全口义齿 /(日)堤嵩词,(日)平冈秀树著;张红译.—上海:上海世界图书出版公司,2023.2(2023.11重印)
ISBN 978-7-5192-9775-6

Ⅰ.①制… Ⅱ.①堤… ②平… ③张… Ⅲ.①义齿学 Ⅳ.①R783.6

中国版本图书馆CIP数据核字(2022)第242811号

Smoothly master of the complete denture treatment & procedure to satisfy the edentulous patient's basic & ultimate need, 'Feeling Nothing' to wear
By Takashi Tsutsumi and Hideki Hiraoka
Copyright © 2014 Ishiyaku Publishers, Inc. Tokyo, Japan.
All rights reserved.
First original Japanese edition published by Ishiyaku Publishers, Inc. Tokyo, Japan.
Chinese (in simplified character only) translation rights arranged with Ishiyaku Publishers, Inc. Tokyo, Japan.
through CREEK & RIVER Co., Ltd. and CREEK & RIVER SHANGHAI Co., Ltd.

书　　名	制作没有不适感的全口义齿 Zhizuo Meiyou Bushigan de Quankou Yichi
著　　者	【日】堤嵩词　【日】平冈秀树
译　　者	张　红
责任编辑	陈寅莹
装帧设计	南京展望文化发展有限公司
出版发行	上海世界图书出版公司
地　　址	上海市广中路88号9-10楼
邮　　编	200083
网　　址	http://www.wpcsh.com
经　　销	新华书店
印　　刷	杭州锦鸿数码印刷有限公司
开　　本	889 mm × 1194 mm　1/16
印　　张	13
印　　数	400 千字
字　　数	1701-2900
版　　次	2023 年 2 月第 1 版　2023 年 11 月第 2 次印刷
版权登记	09-2020-796
书　　号	ISBN 978-7-5192-9775-6/R · 640
定　　价	368.00 元

译者名单

主　译

张　红

（南京大学医学院附属口腔医院　南京市口腔医院）

副主译

叶宝定

（杭州西湖口腔医院）

徐　力

（温州雅健口腔医院）

译　者

叶　论

（杭州西湖口腔医院）

梅佳欣

（古莎齿科有限公司）

陈　菲

（首都医科大学附属北京同仁医院）

技术支持

曹亿波

（杭州新扬医疗器械有限公司）

患者在佩戴和使用最终义齿后，反复陈述的"没有不适感"，究竟指的是什么呢？

当身体出现某些非自然生理现象并导致不适时，就会产生异物感，严重时会产生疼痛感，即使没有达到疼痛的程度，也会出现不适感，总觉得哪里不舒服，身体上的这种消极情绪会传递给大脑，使大脑意识产生感觉（自觉症状）。虽然有时这种感觉是模糊的，无法描述特定的部位或感觉的种类，但不快的自觉症状会形成原因不明的临床综合征，不由自主地产生某些信号。

不用通过身体，语言、音乐、色彩、形状等信息可以将这种不适感直接转化为视觉或听觉，并传递至大脑，在意识及情感上无法理解和接受，就会产生异物感，出现说不清哪里不舒服的现象。

与此相反，即使有意识地寻找，感觉和身体上都没有出现任何异物感，用语言表达出来可能就是多数人所谓的"没有不适感"。

相对于牙齿健全的口腔来说，全部牙齿缺失的无牙颌是一种非生理性状态，全口义齿的佩戴也绝非生理性的，因为全口义齿本身就是异物。该异物与牙槽嵴黏膜，以及唇、颊、腭、舌黏膜接触，并在功能运动中与肌肉、颞下颌关节运动密切相关，由此出现松紧、大小、高低等感觉。此外，粗糙、光滑等表面性质，虽然没有在图中标注，也会带来异样的感觉。所有这些感觉如果身心都能接受，即使患者意识到口内佩戴着全口义齿，也不会产生异物感，就会表示"没有不适感"。

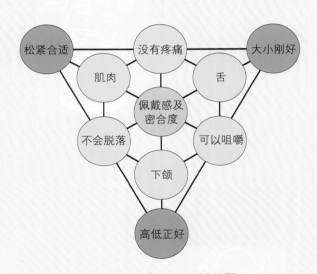

▲ 患者佩戴合适的义齿的设计图

对于患者来说，本来就是异物的全口义齿，我们要将其制作得"没有不适感"，这需要有同理心，医生要将患者的感受努力联想为自己的感觉。因此我们要充分了解患者要求重新制作义齿的诉求，或是现义齿存在的问题。只有充分了解患者的主诉与需求，才能探究产生异物感的具体原因，并通过摸索尝试进行改善。其目标就是为患者制作出"没有不适感"的义齿。

所谓"没有不适感"的义齿，就是不痛、不脱落、可以咀嚼、可以说话的全口义齿，也就是患者满意度高的义齿，这是我们首先需要解决的重要问题。

前言

早在300多年之前，日本就已经能够制作出可以戴在口内行使口腔功能的全口义齿，现在依然可以见到许多保留下来的木质义齿。然而这些木质义齿，在当时并不是随时、随地、任何人都可以制作出来的。

从欧洲文艺复兴时期起，基于科学思考方式的近代口腔医学迅速发展。1920年，Gysi在前人研究的基础上，将全口义齿理论及技术进行整理，总结出一套全口义齿修复的方法。随着科学技术的发展、口腔材料的更新及医学教育的普及，如今，在现有的医疗制度下，在任何地方，患者无论去哪家口腔医院，基本都可以得到一副坚固耐用的全口义齿。

制造业及服务业的宗旨是"为了他人"。现代，作为"他人"的"顾客"的满意度，包括安全感与安心感，已经成为评价工作成功与否的标准之一。口腔医疗领域也从追求"结实耐用的全口义齿"时代，不得不转变成提供"患者满意度高的全口义齿"时代。

那么，如何才能制作出患者满意度高的全口义齿呢——很多相关的书籍已经进行了阐述。在本书第二章，经验不甚丰富的平冈秀树医生，通过临床观察、思考、学习及5年以上的实践，对2 500张照片精心筛选，以图文并茂的形式，详细阐述了全口义齿治疗的过程，包括从初诊的临床操作到与加工所之间的沟通等内容。因此，通过本书的学习，即使是全口义齿临床经验较少的口腔医生或技师，也能从本质上发现问题并将其解决。

19世纪初，有学者发现，在大气压力的作用下，全口义齿可以与黏膜面贴合，将义齿从口内取出时能感受到吸附力。全口义齿修复时应以自然现象为原点，以提升患者的舒适感及符合患者生理规律为目的，追求佩戴时无异物感。即当询问患者佩戴全口义齿时感觉"如何"时，患者的回答通常为"没有不适感"。

在日常生活中，患者咀嚼时无疼痛，大笑、聊天时没有任何异常，感觉义齿"大小刚好""松紧合适""高低正好"——即使患者有意识地去感受义齿有无异样，还是感觉"没有不适感"，这是因为义齿与患者的生理功能非常协调。本书中所说的"没有不适感"，体现了全口治疗与技术的本质，即获得患者或者说是顾客的满意，作者希望通过此书可以将此概念传达给读者。

用眼睛认真地观察，边思考边学习，再在实践中验证效果，或者采用其他各种各样的方法，将重要的内容交叉重复、反复强化，才能形成记忆。希望本书能够帮助各位读者，在全口义齿的临床操作中，不论经验是否丰富，都能获得患者较高的满意度。如此，作者将深感荣幸。

在此，作者向同意在本书图例和第二章中刊登照片的M患者表示衷心的感谢。

堤嵩词

代表所有作者

2014年9月

注：第一章的第一、第三节，第二章的第一节为堤嵩词先生所著。

图例

患者满意的
"没有不适感"：不痛、不脱落、可以咀嚼的
全口义齿

﹡ 这是一位热爱美食、开朗健谈、热爱运动，每天都神采奕奕、非常乐观的66岁（2013年11月）女性，2012年11月最终义齿佩戴1年后的状态（面貌及义齿）。

义齿佩戴初期，患者反映"真的难以置信，什么都可以吃呢，太令人惊讶了"。4个月后定期检查询问义齿使用情况时，患者回答说"没有不适感"，当问到"用得很熟练了吧"时，患者自豪地拿起食品当着平冈先生的面，试吃起来。

本书以该患者的治疗过程（第二章详细阐述）为主线，阐述患者满意度高的全口义齿的特点，以及制作不痛、不脱落、咀嚼"没问题"、患者满意度高的全口义齿的各项条件和技术要求（照片均经患者本人同意后刊登）。

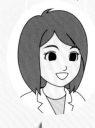

笑得真好看！
很显年轻呢！

看不出来戴着假牙呢！

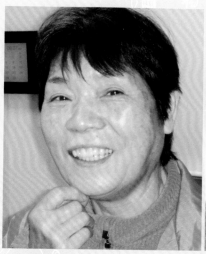

▲刚佩戴时（2012年11月）

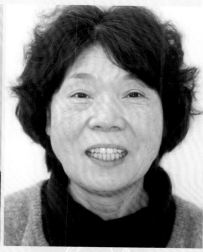

▲佩戴1年后（2013年11月）

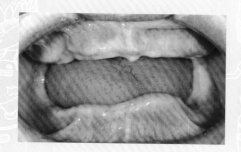

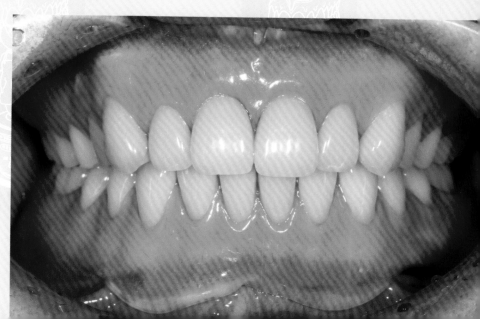

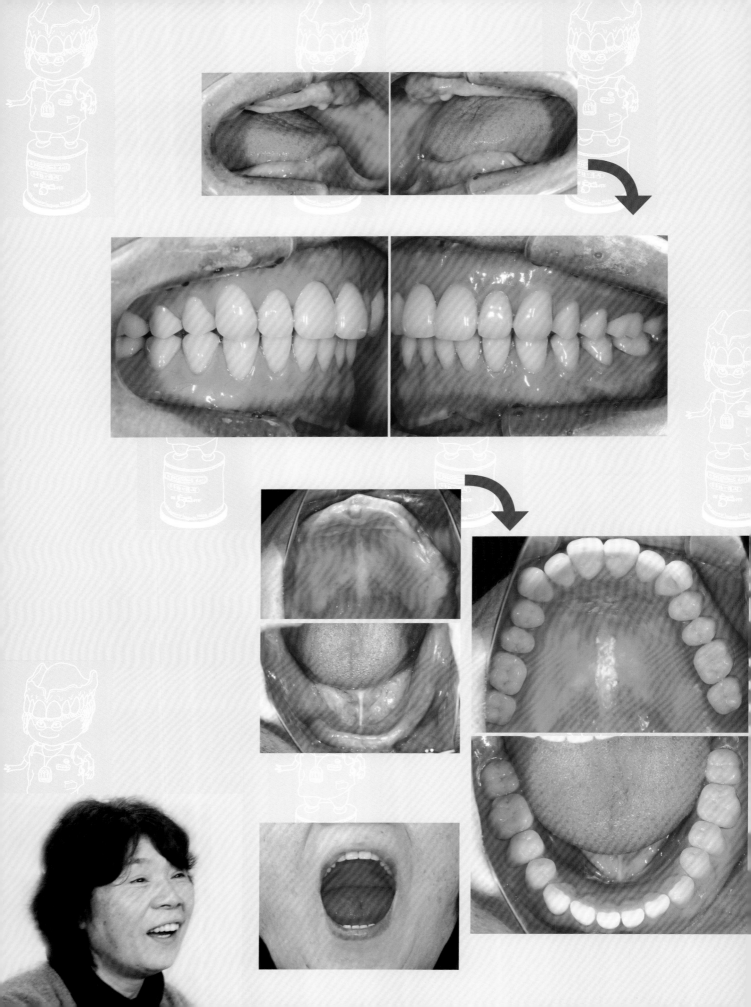

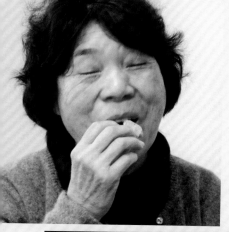

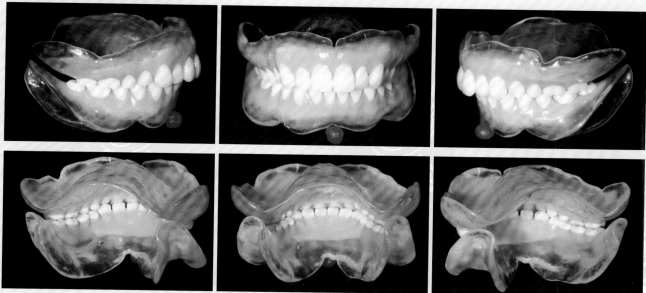

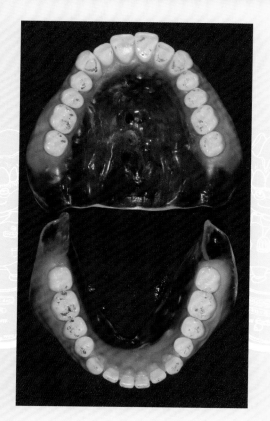

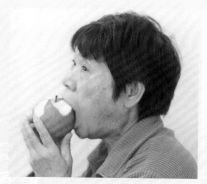

▲刚佩戴时（2012年11月）

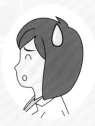

刚佩戴时
就可以咬完整的苹果，
好厉害！

但是，
看到这样的病例，有点没有自信了。
如何才能制作出这样完美的全口义齿呢？

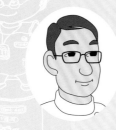

全口义齿修复最根本的目的和要求是什么?

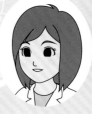

对于无牙颌患者来说,当然是恢复咀嚼和发音功能以及口角和面容的状态。

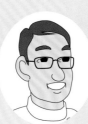

想要更好地恢复功能,就需要制作出更高精度,不晃动、不脱落的义齿。

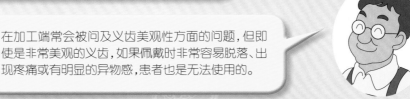

在加工端常会被问及义齿美观性方面的问题,但即使是非常美观的义齿,如果佩戴时非常容易脱落、出现疼痛或有明显的异物感,患者也是无法使用的。

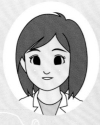

是啊,对于患者来说,不痛、不脱落、可以咀嚼,这是义齿制作的根本要求。满足这样的要求后,患者才会反馈"没有不适感"。
然后,在满足这些要求的基础上,尽量制作出更具美观性的义齿。
临床医生与技师如果按照正确的步骤通力合作,任何人都可以制作出良好的义齿。

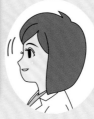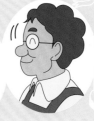

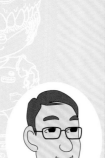

Dr. A
7年前毕业于口腔医学专业,现为口腔医生。毕业后在大都市某个以种植为中心的口腔医院工作了5年,比较擅长种植,但全口义齿修复的临床经验几乎为零。2年前,Dr. A回到老家,在Dr. O太郎的医院工作,开始接触全口义齿患者,并用学生时代学到的知识为患者开展治疗。但是很多患者佩戴义齿后,出现长期疼痛、不合适、无法咀嚼等情况,大多需要反复调整。"为什么全口义齿修复技术总是无法进步呢?""和种植牙相比,不确定的情况太多了……" Dr. A非常烦恼,萌生出学习全口义齿修复技术的想法。

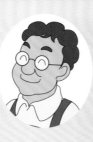

Dt. L男
在大型加工所工作20年后,近10年在市区开办了个人工作室,以全口义齿的研究与临床为重心。参加工作后,就开始与许多口腔医生配合,参与临床病例的治疗;同时也作为老师,指导口腔技师制作全口义齿。与Dr. O太郎相识于义齿研讨会。

解说机器人
我是解说员
汇集了最尖端科学技术的机器人
请多指教啊~

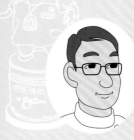

Dr. O太郎
在家乡开办了一所口腔医院,经营了15年,原有1名口腔全科医生、3名口腔卫生士,去年聘用了Dr. A。本地高龄患者较多,其中与义齿相关的患者约占1/3。对于全口义齿治疗,过去O太郎自己也常常感到棘手,于是努力地向前辈口腔医生和技师学习并交流经验。Dr. A的强项为种植,因此O太郎首先指导她开展口腔全科治疗,在指导Dr. A的同时,自身技术也在日益精进。

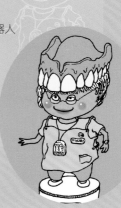

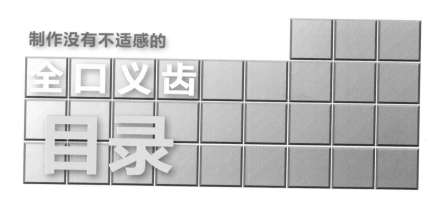

制作没有不适感的

全口义齿

目录

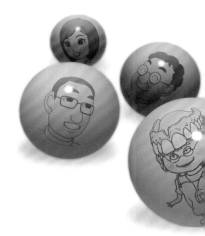

第一章 ▼

任何人都能做到：明确患者的主诉和需求 = 详细的检查与准确的诊断

一、本章序言：工作与品质管理，以及客户满意度

工作的产生和变迁

约在一万年前，人类进入农耕和畜牧时代，出现了农业生产革命，推动了农业的发展，粮食能自给自足。随着农业生产力的提高和人口的增加，人们除了生产出满足自己和家族成员生存的食物外，还产生了剩余的食物。将剩余的食物转让给他人，这时，劳动的行为就发展成了"为了他人而工作"的职业，从此，各种各样的职业应运而生，成为不同的社会"分工"，并一直延续至今。

人类开采森林，通过燃烧树木获得生活所需的能量，开垦后的土地用于农业和畜牧业，获得食物，与他人共同工作，提高了生产力，在更为细致的社会分工中，产生了剩余时间，又构建出文化和社会系统，这与思想或者宗教不同，是人类共通的、集合了技术和科学的系统。

历史事实表明，树木是主要的能源，作为燃料的煤炭也是树木的化石，石油的利用进一步提高了生产力，改善了生活质量，迎来了人口数量的爆发式增长。煤炭和石油的利用依靠多年积累的技术及科学的知识和实践，而在利用煤炭和石油的过程中，技术及科学又得以进一步提升。

工业化社会的变迁与"品质管理"的产生

在欧洲大陆或英国，从18世纪中期开始，随着工业革命和技术革新的发展，制造业的社会结构也产生了巨大的变化。直到今天，我们经历过世界规模的产业革命，从最初的以轻工业为中心的产业革命，即"第一次产业革命"（18世纪后半至19世纪中期），转变至以电器、石油为中心的重化学工业革命，即"第二次产业革命"（19世纪后半至20世纪初期），以及自第二次世界大战以来，真正利用了原子能的"第三次产业革命"（20世纪中期）。近年来，随着计算机的发展，社会结构发生了翻天覆地的变化。

堤嵩词先生认为，第二次世界大战后的第三次工业革命的诞生，一部分是由于"品质管理"的思考和实践，提高了商品的精密度和耐久性，从而提高了其稳定性和安全性。更值得注意的是，在保证质量、提升质量的同时，生产效率也大幅提高，可以说，"品质管理"彻底改变了制造业。

"品质管理"的概念由美国的 Shewhart（Walter A. Shewhart. 1891～1967年）、Deming（Willam Edwards Deming. 1900～1993年）等人提出，并在第二次世界大战后传到日本。经过众多日本人在第一线的生产活动中运用和普及，如石川馨、唐津一、田口玄一等，日本的制造业处于世界领先地位。20世纪60年代，质量控制广泛应用于全球制造业。日本制造业所有一线员工的"QC（品质管理）活动"和丰田汽车公司"改善"活动的发展，将"品质管理"的理念全面应用于生产实践中。改善"KAIZEN（'改善'的日语发音）"已经成为世界通用的语言。

企业的品质管理，不仅局限于制造部门，而且还可以应用于所有部门，全公司的QC活动称为TQC（Total Quality Control，整体质量控制），并进一步发展为TQM（Total Quality Management，整体品质管理），20世纪90年代开始在美国广泛应用，极大程度促进了美国制造业的发展。

▌以满足客户需求为目标的品质管理

Shewhart和Deming在统计学的基础上构建了品质管理的理念，目的是尽可能降低不合格率，直至降为零。将实际产生的问题，用数据进行定量分析，通过可视化的展现，使每个人都能够理解，并引导问题的解决。品质管理虽然没有详细说明问题的具体解决方法或实践方法，但其基本理念是"如何有效地提供满足客户需求的产品和服务，从而提高客户满意度"，这是一项服务他人的工作，是一万年社会实践的积累。

也就是说，了解客户需要什么样的产品和服务非常重要，充分把握客户的需求后再开始工作。为了实现这一需求，进行细节的设计，制造出高质量的商品，按照"客户的品质要求＝设计质量＝制造质量"的关系，仔细检查每项工序，如果没有满足客户的要求，或者无法达到设计质量，则需将其重新制作或修改，然后才能交付给客户。再根据客户实际使用的状况和结果仔细检查评估，如果出现问题，需调查原因，寻找解决办法，并应用于下一个产品的制造（**图1-1**）。该方法论以Shewhart和Deming而闻名。这一理念被进一步精简后，称为"PDCA循环"，作为推进生产管理和品质管理等的方法而提倡（**图1-2**）。

工作总是重复的，经常出现"是这样的"和"这么做已经足够了吧"的习惯，每日发现问题并持续加以改善才是关键，丰田汽车就将这样的品质管理根植于企业文化，并进行实践。有时即使尽了最大的努力还是会产生问题，此时，应将其当做挑战，并努力彻底解决问题。为了从根本上解决问题，需要发现日常工作中容易遗漏的小问题，从问题出发，摸索出各种解决办法，这在很多文献中都有记载。

同样也可以用PDCA的思考方式进行口腔诊疗实践中的检查、诊断、治疗、预后管理（**图1-3**），虽然行业不同，患者变成了客户，但PDCA的方法对多数安装义齿的病例都适用。PDCA不仅应用于大的工作流程，而且也适用于其中的小项目，用PDCA的思考方法

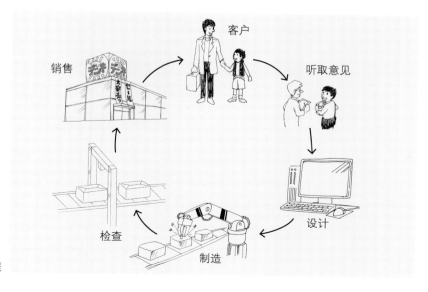

图1-1　工作流程

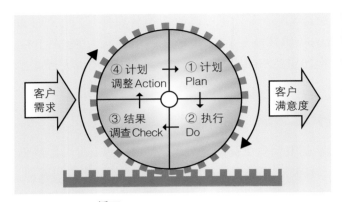

图1-2 PDCA循环
设计阶段发现不可见的需求和潜在的不良原因。

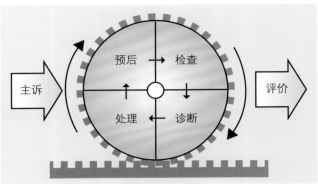

图1-3 口腔医疗循环
最优质医疗服务和患者的主观评价决定满意度 = 患者主观需求的分析与把握十分重要。

开展工作，可以大大改善工作效果。

临床技术与技工产品整体的品质管理

品质管理支撑着现代社会的第三次产业革命，并且进化成为田口玄一的"品质工程学"，虽然它并没有突出的表现，但作为一种潜在表现，我们如何获取听不到、看不见的需求呢？或者说，对于无法预见与预测的方法及状况，即预想以外的事故以及故障，需要采取相应的措施，提倡"防患于未然的方法论"。其概念与哲学上的思考具体如下：

"即使对制造过程加强检查，如果在最初的设计阶段缺乏应对不良状况的对策，面对事故还是无能为力。"

"人类无法预测他们不知道的事情，但他们需要有着预测未知事物的意识。"

"人类的感觉是不可靠的，常识和以自为是的科学只有在特定条件下才能成立，也就是说如果不改变视角，将无法正视事物的本质。"

"即使对试验品发生的问题采取了适当的对策，产品开发结束后，仍需要改变思考方式，产品上市以后仍会发生其他意想不到的问题。"

"技术的本质不是企业端的理论，而是客户端现实的创造。"

"如果对现实中发生的事实不加以观察，不从众多杂乱信息中遴选出有意义的数据，就无法防止看不见的不良事件的发生"。

堤嵩词先生的技术是构建在品质管理和品质工程学的思考方式（概念和哲学）的基础上。将提升4M——人（Man）、材料（Material）、机械（Machine）、工作方法（Method）作为手段，以5W1H——在哪里（Where）、什么（What）、何时（When）、谁（Who）、为何（Why）、如何（How）为具体的检查内容，根据PDCA-口腔医生和患者的需求，以及现实分析结果确定目标的质量，制定设计和工作计划（Plan）→根据设计和计划执行（Do）→检查执行的结果是否符合设计（Check）。调查技师工作的结果、临床操作的结果及患者使用的结果和预后→对实际情况进行总结（评价/研究）（Action）。

最重要的是，口腔技师的业务不是独立的，是口腔医生工作的一部分，这是社会分工的结果。从品质管理的立场来看，两者密切联系，不能分割。因此，口腔技工产品的制作，只有满足整体品质管理（TQC）的需求，才能获得成功。

由于我们共同的客户是"患者"，所以临床操作必须从患者的主诉开始，将器质性缺

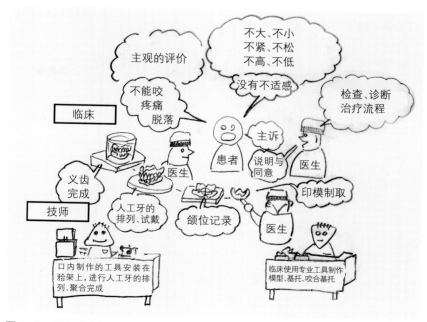

图1-4 利用患者的主观评价，进行临床与技师工作的整体品质管理

损的状况以及生理功能的状态、美观与感觉的期望和要求等细节传递给技师。技师获取的信息，是口腔医生从自己的立场出发所获得并与技师共享的信息，技师需要充分理解口腔医生的思考方式和要求，首先努力制造出更好的工具以供临床使用，从而提升印模和颌位关系记录的精度，解决患者的主诉，满足患者的需求，最终制作出舒适的"没有不适感"的技工产品（**图1-4**）。

*

在当今社会，产品评价的第一个标准就是"客户满意度"。评价每一项工作的"成功还是失败"，不是由术者的满意度决定，而是由客户的满意度决定。这是一万年实践经验积累的结果，因为工作是为了他人，而不是为自己。特别是对于全口义齿，由于"患者主观评价"属"客户满意度"，因此，口腔技师和口腔医生从制作角度出发，对义齿的诸如"学术上制作正确""理论上做得很好"这样的评价绝对不能强加给患者。

无牙颌黏膜面上佩戴的全口义齿必须能替代之前有牙颌时的组织结构恢复唇支持、咬合、咀嚼、发音等功能。全口义齿能与牙槽嵴黏膜面紧密接触，即使不安装弹簧也能在口内使用，这个原理在19世纪的第一次工业革命时业已被证实，距今已经有200多年的历史。全口义齿的固位原理一直没有改变，只是义齿的基托从橡胶基托变为丙烯酸树脂基托，同时，随着器材的迅速发展和正确使用，义齿的成型精度有了进一步提高。如果制作的全口义齿不能满足患者的需求，一定是某方面出现了问题。因此，借此机会，跟大家分享如何在义齿制作过程中运用"品质管理"和"品质工程学"的思维方式和方法。

一、检查中明确患者主诉和需求（现状和问题）的重要性

大多数患者就诊时是有具体目的的，这个目的被称为主诉，是患者对义齿或口腔不良状况的主观诉求，如果不能分析其原因，就无法为患者提供满意的解决方案，也无法获得患者在治疗和处理过程中的合作。

主诉作为患者的主观诉求，对患者而言是绝对正确的，主诉是患者就诊的主要目的，术者应正确处理患者的主诉。首先，无论如何，需要全面接受患者的主诉，充分听取他们的意见，在充分理解的基础上，以专家的身份帮助其分析原因，在对主诉内容表示肯定的同时，还要加以说明，并提供治疗方案，以此获得患者的信赖和主观上的认同。对于整个治疗过程而言，满足患者的治疗动机是取得患者积极合作的第一阶段，这一点如果能顺利进行，就已经可以获得一项"客户满意"了（这位医生非常理解我，对我细心照料，拥有高超的医疗技术，他给我做治疗我很放心）。口腔治疗，特别是义齿等的治疗中，患者对功能诊断和训练的积极配合，对治疗效果非常重要。对每个步骤的详细说明和正确处理，将影响患者最终的满意度，是十分关键的步骤。

无论如何，对于义齿，特别是全口义齿，患者根据自身的感受已经进行了自我的检查与诊断，虽然很主观，但患者的直觉和感受能提供非常重要的信息。因此，在"正确"的基础上，倾听理解，对必要的感觉提出疑问，患者也会有深刻的感受，这种方式被称为同理心。口腔医生从患者的角度（患者的主观诉求）出发开展诊疗工作，这一点也是非常有必要的。

此外，作为专家，还需要进行客观的检查，以建立更为准确的诊断。

只有患者信赖口腔医生，才能获得"患者真实的需求"，准确把握患者的主诉和需求是获得客户满意的捷径（**图1-5**）。

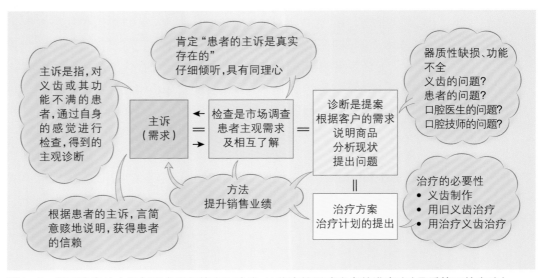

图1-5　针对患者的主诉与需求进行检查和诊疗，这将直接影响患者的满意度（品质管理的方法）
患者的满意度是患者主观的评价。初诊时已经获知患者的主诉和需求。口腔医生在接受患者主诉和需求的基础上进行诊断和治疗，可以获得客户的信赖。

三、分解,可以明确患者的主诉与症状

从患者(=客户)的主诉和需求中找到问题、分析原因

作为制作义齿的技师,知晓患者的主诉也十分重要。堤嵩词先生多年来,在义齿加工单上设置了记录患者主诉的项目,供口腔医师填写。

从2000年起,堤嵩词先生收集口腔医师填写的主诉,去除重复的内容,最后整理为100项,按照出现的频率,将具体内容分为几方面:① 无法咀嚼(27项);② 脱落、上浮(11项);③ 不美观(22项);④ 疼痛(9项);⑤ 异物感不消失(7项);⑥ 感觉异常(10项);⑦ 无法说话(4项);⑧ 全身状况异常(8项)。共分为8组,并据此制作出"义齿检查表"(**图1-6、表1-1**),以便具体掌握患者的主诉内容,由患者直接填写,已经使用了10余年(基本项目和内容不变)。

首先,将患者主诉与需求作为"义齿不合适"的原因,然后根据具体不合适的原因,是"义齿形态"的问题,还是"义齿与黏膜的关系""义齿的功能",或是"口腔及功能"的问题,找出问题,缩小范围,以便在治疗初期就能简单地找到问题的本质。**表1-2**的"义齿检查表"中整理出了可能与主诉相关的具体原因并针对不同的原因提供相应的建议。

为了制作合适的义齿,请在下方记录
(下面所描述的症状,将用于详细调查疾病的原因)

义 齿 检 查 表

曾经佩戴过义齿,或者有正在使用的义齿,请在下一页的□中打勾。
如果义齿很不好使用,请在□外面再画圈。

现在最想解决的问题,或者希望解决的问题,请尽量具体地写在下面的方框内

(这个义齿检查表是为了制作较好的义齿,也会给技师参考)

A

为了更好地制作义齿,请回答下面的问题
1. 何时开始使用义齿?缺牙的原因是什么?

2. 到目前为止做了几副义齿?

3. 现在使用的义齿是什么时候做的?

4. 平时用哪侧咀嚼?
　右侧后牙、前牙、左侧后牙

5. 喜欢吃什么食物?想吃吗?

6. 如果制作的义齿佩戴舒适,你想做什么?

在本院,医生将和技师配合,制作出更好的义齿,请给予协助,谢谢!

B

图1-6 "义齿检查表"的第一页(A)和第二页(B)两折页的正反面
A折页打开后,在第二页与第三页可以看到分为8大类100项的主诉内容(各主诉的具体项目参考表1-1)。

表1-1 "义齿检查表"中列举的8大类100项的主诉内容

"无法咀嚼"

1 无法咀嚼 □	15 1/4个苹果,也很难咬 □
2 个别牙齿先接触,然后全部牙齿接触 □	16 可以咀嚼但很难吞咽 □
3 全部牙齿都能接触,但吞咽时义齿会松动 □	17 一咬东西,义齿就脱落 □
4 上下唇闭合之前,义齿会先发生碰撞 □	18 人工牙经常脱落、断裂 □
5 上下唇闭合时,不咬合时义齿不会接触 □	19 前牙咬合时,义齿脱落 □
6 义齿接触时有咔哧咔哧的声音 □	20 右侧可以咀嚼,但是左侧无法咀嚼 □
7 常常咬唇或咬颊 □	21 左侧可以咀嚼,但是右侧无法咀嚼 □
8 咬舌 □	22 没有切细的食物,咀嚼时无法磨碎 □
9 可以吃肉,但吃蔬菜和腌渍食物时困难 □	23 只能用前牙咀嚼,磨牙无法咀嚼 □
10 吃面食时困难 □	24 前牙无法咬合 □
11 无法直接吃完整的苹果 □	25 无法和家人享受相同的美食 □
12 无法咀嚼鲑鱼籽,会漏出 □	26 吃饭时需要花费很长时间 □
13 无法切断海参或鲍鱼 □	27 义齿会妨碍吞咽 □
14 可以吃乌冬面,但无法吃细拉面 □	

"脱落、上浮！"

28 义齿较松,上浮 □	34 剃须时,义齿脱落 □
29 吃饭时,义齿脱落 □	35 即使制作新义齿,也很快变松 □
30 无法吃饭,稍张嘴,义齿在口内脱落 □	36 吃饭时,食物进入义齿内部 □
31 打哈欠时,义齿脱落 □	37 吃饭时,食物滞留在颊部 □
32 做鬼脸(吐舌)时,义齿脱落 □	38 义齿反复折裂 □
33 唱歌时,义齿脱落 □	

"不美观！"

39 面部变短 □	51 上牙暴露太多 □
40 面部变长 □	52 下牙暴露太多 □
41 鼻下膨隆 □	53 上下颌牙齿都暴露太多 □
42 鼻下塌陷 □	54 牙齿完全看不见 □
43 鼻下过长 □	55 牙龈部分暴露太多 □
44 无法涂口红 □	56 重做义齿后,面容变老 □
45 下颌前突 □	57 牙齿排列不自然,过于平直 □
46 面部歪斜 □	58 牙齿过于向前 □
47 牙齿过大 □	59 嘴唇过突 □
48 牙齿过小 □	60 嘴唇塌陷 □
49 希望更白的牙齿 □	61 希望颊部更饱满 □
50 牙齿过白 □	62 口周的皱纹明显 □

"疼痛！"

63 义齿佩戴时,牙龈疼痛 □	68 舌体疼痛 □
64 咀嚼时,牙龈疼痛 □	69 唇颊黏膜疼痛 □
65 说话时,牙龈疼痛 □	70 口腔干燥疼痛 □
66 有时突然出现疼痛 □	71 吞咽时舌根部疼痛 □
67 义齿摩擦导致牙龈疼痛 □	

"异物感不消失！"

72 牙间有空气通过 □	76 想除去上颌(上腭)基托 □
73 口内空间狭窄 □	77 食物堆积在牙齿之间 □
74 上颌义齿腭部粗糙感觉不适 □	78 食物容易黏在牙齿上 □
75 上颌义齿腭部过于光滑感觉不适 □	

"感觉异常！"

79 感觉不到味道,吃饭无食欲 □	84 饮酒后,义齿脱落 □
80 很难感觉到食物的温度 □	85 义齿太重 □
81 义齿戴入后,恶心想吐 □	86 义齿过大 □
82 长时间佩戴,腭部有紧缩感 □	87 吃饭时,腭部疲劳 □
83 义齿戴入后,下颌有麻木感 □	88 吃饭时,舌体疲劳 □

"无法说话！"

89 无法好好说话 □	91 发音含糊不清 □
90 很难发出sa行的音节 □	92 无法吹口哨 □

"全身状况异常！"

93 流口水 □	97 颞下颌关节疼痛 □
94 不明原因的身体向前倾斜 □	98 眉间及颈部肌肉疼痛 □
95 身体向右侧倾斜 □	99 义齿戴入时,肩部僵硬 □
96 身体向左侧倾斜 □	100 高尔夫的分数急剧下降 □

表1-2 "义齿检查表"举例从主诉到问题讨论,以及建议的解决方案

主 诉		针对性建议(问题与思考点"←S)"为提示的解决方案)	
"无法咀嚼"			
1 无法咀嚼	→	• "无法咀嚼"是事实……但无法咀嚼的原因是什么呢	
2 个别牙齿先接触,然后全部牙齿接触	→	• 早接触(垂直、水平) ① 颌位关系记录时,某个特定部位咬合重,导致该处垂直距离较低,因此开始咬合时此处比其他部位先接触 ② 正中关系位与闭口位偏移,牙尖倾斜角,宽正中 ③ 正中关系位记录有误	
3 全部牙齿都能接触,但吞咽时义齿会松动	→	• 前后向的偏移较多,咬合位与吞咽位偏移,长正中,Ⅱ类? 斜面接触?	
4 上下唇闭合之前,义齿会先发生碰撞	→	• 咬合高度过高	
5 上下唇闭合时,不咬合时义齿不会接触	→	• 可能是由于咬合高度过低	*要注意 义齿的咬合与咬合面和黏膜面均有关,也有义齿基托少量上浮等问题
6 义齿接触时有咔哧咔哧的声音	→	• 咬合高度过高 • 牙尖交错位与习惯性闭口位偏移	
7 常常咬唇或咬颊	→	• 覆𬌗覆盖不足,尤其是覆盖 • 牙齿排列位置不当(水平、垂直) • 咬合高度过低	
8 咬舌	→	(同上)	
9 可以吃肉,但吃蔬菜和腌渍食物时困难	→	• 咀嚼循环终末位牙齿接触较少,接触不协调,尤其是舌侧集中𬌗等形态存在问题	
10 吃面食时困难	→	• 前方引导不足,不协调	
11 无法直接吃完整的苹果	→	• 前牙区支持力不足 • 义齿的黏结力、吸附力(后堤区"啊"线以及磨牙后垫区封闭)不足	
12 无法咀嚼鲑鱼籽,会漏出	→	• 下颌义齿咬合面狭窄 • 食物从舌侧集中𬌗溢出←S)形成可以压碎食物的咬合面形状	
13 无法切断海参或鲍鱼	→	• 咬合面是否有充分的溢出道及边缘嵴? ←S)是否需要使用陶瓷牙?	
14 可以吃乌冬面,但无法吃细拉面	→	• 前方引导 不足,不协调 • 正中𬌗设计成前牙区轻接触	
15 1/4个苹果,也很难咬	→	• 支持力、固位力不足	
16 可以咀嚼但很难吞咽	→	• 咬合高度较高,下颌有束缚感 • 正中关系位及吞咽位偏移。长正中←S)在后退接触位进行调整	
17 一咬东西,义齿就脱落	→	• 在哪里? 如何咀嚼? • 支持力与固位力不足←S)加强封闭 • 人工牙的形状←S)减少咬合 • 平衡侧接触不足	
18 人工牙经常脱落、断裂	→	• 早接触,牙尖干扰? 咀嚼循环 • 磨牙,紧咬牙	
19 前牙咬合时,义齿脱落	→	• 前牙区支持力不足、后方固位力不足←S)加强封闭 • 人工牙的排列位置	
20 右侧可以咀嚼,但是左侧无法咀嚼	→	• 支持力、固位力不足 • 人工牙排列位置和形状	
21 左侧可以咀嚼,但是右侧无法咀嚼	→	(同上)	
22 没有切细的食物,咀嚼时无法磨碎	→	• 支持力、固位力不足(无法大开口?)	
23 只能用前牙咀嚼,磨牙无法咀嚼	→	• 磨牙区咬合低 • 正中关系位?	
24 前牙无法咬合	→	• 无论义齿是否脱落都无法咀嚼 • 前方引导过多或不足 • 前牙区支持力不足,后方封闭不足	
25 无法与家人享受相同的美食	→	• 义齿不良	
26 吃饭时需要花费很长时间	→	• 义齿不良	
27 义齿会妨碍吞咽	→	*可能与16相同 • 咬合高度较高下颌有束缚感 • 正中关系位与吞咽位偏移。长正中←S)在后退接触位进行调整	

续　表

"脱落、上浮！"		
28 义齿较松，上浮	→	• 牙槽嵴吸收导致咬合发生变化 • 老年性疾病，体重减轻（固位力不足）
29 吃饭时，义齿脱落	→	• 黏性食品（固位力不足） • 咀嚼时，其他位置脱落、上浮（支持力不足）
30 无法吃饭，稍张嘴，义齿在口内脱落	→	• 有固位力，但黏结力不足 • 脱位力内面？义齿基托边缘？人工牙？
31 打哈欠时，义齿脱落	→	• 固位力不足，外侧过长、过厚，容易脱位
32 做鬼脸（吐舌）时，义齿脱落	→	• 舌侧尤其是舌系带附近过长 • 黏结力、吸附力不足
33 唱歌时，义齿脱落	→	• 黏结力、吸附力不足 • 后堤区封闭不足
34 剃须时，义齿脱落	→	• 前牙区义齿基托过长、过厚
35 即使制作新义齿，也很快变松	→	• 技术上错误 • 咬合时有不良咀嚼习惯
36 吃饭时，食物进入义齿内部	→	• 黏结力不足 • 人工牙排列位置 • 磨光面的丰满度
37 吃饭时，食物滞留在颊部	→	• 人工牙排列位置，与颊黏膜的密合性 • 咬合平面的位置，磨光面的丰满度
38 义齿反复折裂	→	• 单颌全口义齿 • 牙槽嵴吸收 • 受压移位 • 咬合紧反 Monson 曲线
"不美观！"		
39 面部变短	→	• 咬合高度较低
40 面部变长	→	• 咬合高度较高
41 鼻下膨隆	→	• 唇支持过厚、过外
42 鼻下塌陷	→	• 唇支持过薄、过内
43 鼻下过长	→	• 唇支持不足，上颌前牙切缘低于咬合平面
44 无法涂口红	→	• 唇支持、人工牙、咬合高度过低
45 下颌前突	→	• 咬合高度低 • 人工牙排列
46 面部歪斜	→	• 单侧咬合高度较高或较低导致的偏斜 • 习惯性的偏斜
47 牙齿过大	→	• ←S）以面貌为参考，人工牙大小为其 1/16～1/17
48 牙齿过小	→	（同上）
49 希望更白的牙齿	→	←S）100-A1 作为参考
50 牙齿过白	→	←S）106-A3 作为参考
51 上牙暴露太多	→	• 人工牙排列位置 • 咬合平面、咬合高度
52 下牙暴露太多	→	（同上）
53 上下颌牙齿都暴露太多	→	（同上）
54 牙齿完全不可见	→	（同上）
55 牙龈部分暴露太多	→	• 牙长轴 • 牙龈形态 • 咬合高度
56 重做义齿后，面容变老	→	• 咬合高度、唇支持 • 人工牙排列位置
57 牙齿排列不自然，过于平直	→	←S）尤其是将侧切牙排列得偏腭侧，可以形成有凹凸感的排列
58 牙齿过于向前	→	←S）观察是全部的人工牙向前？还是只有切端向前？与唇支持一起观察
59 嘴唇过突	→	←S）观察人工牙位置、牙龈形态以及口腔前庭的空间（volume）
60 嘴唇塌陷	→	←S）观察人工牙位置和倾斜程度，是否存在咬合高度较低
61 希望颊部更饱满	→	←S）观察是单纯调整牙龈形态，还是将全部牙弓扩大
62 口周的皱纹明显	→	（同上）

"疼痛！"		
63 义齿佩戴时，牙龈疼痛	→	• 印模不佳 • 聚合不良 • 黏膜过硬过薄 • 压力印模，吸附力过大（吸附义齿）
64 咀嚼时，牙龈疼痛	→	• 义齿基托边缘过长 • 受压移位导致下沉（←S）在义齿的黏膜面缓冲（咬在哪，哪里就痛）
65 说话时，牙龈疼痛	→	• 义齿基托边缘过长、过厚 ←牙龈内侧？外侧？
66 有时突然出现疼痛	→	• 受压移位 • 咬合紧
67 义齿摩擦导致牙龈疼痛	→	• 义齿移动 ←什么状态时移动？义齿摘戴时？
68 舌体疼痛	→	• 人工牙排列位置（狭窄） • 舌侧凹凸不平，锐利……
69 唇颊黏膜疼痛	→	• 过于突出 • 锐利……
70 口腔干燥疼痛	→	• 口腔干燥症
71 吞咽时舌根部疼痛	→	• 义齿基托边缘过长，或是咀嚼时有早接触
"异物感不消失！"		
72 牙间有空气通过	→	←S）从侧面观察覆𬌗、覆盖
73 口内空间狭窄	→	• 咬合较低 • 人工牙排列位置 • 义齿基托较厚
74 上颌义齿腭部粗糙感觉不适	→	←S）若有腭皱襞等，去除、抛光
75 上颌义齿腭部过于光滑感觉不适	→	←S）制作腭皱襞……切削研磨或者添加补充
76 想除去上颌（上腭）基托	→	←S）在上颌义齿基托上制作腭部形态，调磨封闭
77 食物堆积在牙齿之间	→	• 牙龈形态
78 食物容易黏在牙齿上	→	• 唾液的问题 ←S）充分地抛光
"感觉异常！"		
79 感觉不到味道，吃饭没有食欲	→	• 老化？
80 很难感觉到食物的温度	→	• 金属基托义齿无腭部义齿
81 义齿戴入后，恶心想吐	→	• 上颌义齿后缘不适合
82 长时间佩戴，腭部有紧缩感	→	• 吸附义齿 • 紧咬合
83 义齿戴入后，下颌有麻木感	→	• 颏孔受到压迫
84 饮酒后，义齿脱落	→	• 喝酒后，失去理性，仿佛动物……
85 义齿太重	→	• 吸附义齿 ←S）减轻重量（尝试制作复制义齿）
86 义齿过大	→	←S）首先调整边缘的厚度，其次检查长度
87 吃饭时，腭部疲劳	→	• 咬合高度过低
88 吃饭时，舌体疲劳	→	• 咬合平面过高
"无法说话！"		
89 无法好好说话	→	• 咬合高度
90 很难发出sa行的音节	→	• 咬合高度，腭皱S形曲线
91 发音含糊不清	→	• 义齿的固位 • 舌体过大、舌部空间不足
92 无法吹口哨	→	• 咬合高度过高 • 人工牙过于突出
"全身状况异常！"		
93 流口水	→	• 咬合高度过低。体质原因？
94 不明原因的身体向前倾斜	→	• 咬合高度过低
95 身体向右侧倾斜	→	• 左右高度不一致
96 身体向左侧倾斜	→	（同上）
97 颞下颌关节疼痛	→	• 正中关系位偏移
98 眉间及颈部肌肉疼痛	→	• 正中关系位及咬合高度不协调
99 义齿戴入时，肩部僵硬	→	（同上）
100 高尔夫的分数急剧下降	→	• 咬合高度 • 正中关系位有误

患者对义齿佩戴和使用上的不满，总结为以下内容，符合时，在□内标记。

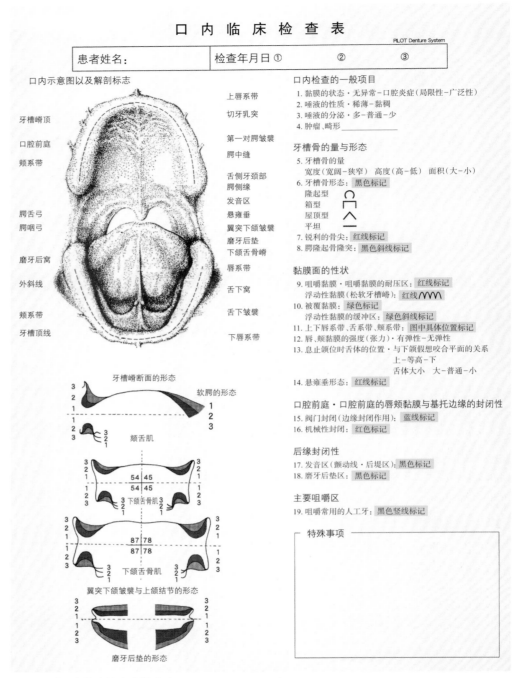

图1-7 "口内临床检查表"(参考Pilot Denture System)

通过客观检查，掌握现有病例的状况

　　掌握患者的问题和原因（诊断）是为了制订出适当的治疗计划。因此术者需要认真倾听患者的主诉，并通过客观检查，具体掌握和评价患者现在的① 运动生理能力；② 功能的损伤；③ 形态的损伤等状态（现有症状），避免患者以及术者含糊不清的经验以及直觉感受，进行客观地评价，并进行记录。

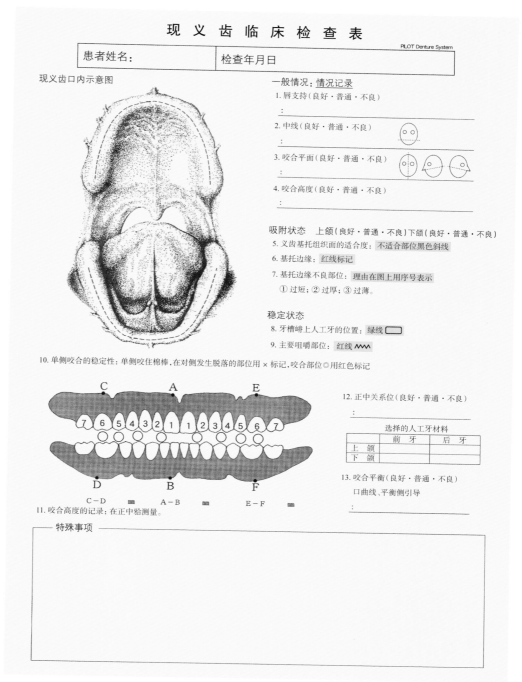

图 1-8 "现义齿临床检查表"（参考 Pilot Denture System）

深水等人在灵活应用试验义齿系统（Pilot Denture System）的全口义齿检查诊断的基础上，设计了"口内临床检查表"（**图 1-7**）以及"现义齿临床检查表"（**图 1-8**）。根据检查表，对口内情况以及使用中的现义齿进行系统检查，讨论患者的主观诉求，为何疼痛（如何不痛？）、为什么不稳定（如何才能稳定？）等，使存在的问题及解决方案直观明了。

这些信息应为口腔医生与技师共同拥有，然后再考虑如何治疗及制作义齿（初印模、材料、修复体的设计等）由患者与口腔医生共同确认，朝着相同目标一起努力。

四、分解，可以明确现状和问题的诊断

分解后可以发现的问题

1. 没有固位装置的全口义齿在口内稳定行使功能的原理

疑难的事情，或者感觉困难的事情，往往混杂着许多因素，多数情况下难以弄清楚整个事情的要因，将其分解（拆分）开来进行思考，这是将疑难问题简化处理的一种方式。

全口义齿的疑难问题也应分解后进行剖析。有牙颌时，牙齿通过牙周膜牢固地植立于牙槽骨中，牙根与牙槽骨紧密结合在一起，但是牙齿缺失后，黏膜面与义齿基托通过唾液接触，代替天然牙列行使口腔功能，因此困难重重。首先将全口义齿在口内固位的原理进行分解，如**表1-3**所示。

这样分解后就可以知道，全口义齿舒适地贴合于黏膜面上，可以增加固位力、支持力、夹持力，这些都是全口义齿正常发挥功能的基础。为了确保义齿具有较大的面积，首先应在柔软但具有固定形态的咀嚼黏膜不产生变形或移位的基础上，进行印模制取。

2. 如何处理才能在柔软的黏膜面获得支持力呢？

首先，在不变形、不移位的黏膜面进行印模制取，义齿基托以静力学（力学的分支）与黏膜面密切接触，而不会受到来自黏膜面的脱位力（回弹力），获得不脱落、不浮起、不晃动的基本关系。另外，咬合以及咀嚼会对黏膜面产生与固位力方向相反的压力，因此义齿基托获得与之相对抗的、不产生疼痛的支持力，也是十分必要的。

另外，咬合与吞咽时的咬合接触，使所有牙齿或者两侧磨牙产生均匀接触，在这样的压力下，咬合基托整体下沉，压迫黏膜。黏膜面较硬或较薄的部分（由黏膜的受压位移量以及厚度决定）如果产生小范围的早接触，就不得不在义齿基托组织面的相应处进行调改，或者在印模制取时先进行缓冲处理（选择加压性印模；印模材在较硬的黏膜处进行加压）。

表1-3 没有固位装置的全口义齿在口内稳定行使功能的原理

	发挥功能的力	分 解	行使的功能及其原理	功能的发挥	影响因素
19世纪初发现，义齿基托不依靠弹簧也可以与黏膜面紧密贴合，行使口腔功能	固位力	附着力	• 液体的唾液对黏膜或义齿基托浸润 • 表面张力（凝聚力）、毛细现象	• 增加贴合性（适合、接近） • 表面积大	• 不合适 • 表面积小
		黏结力	• 唾液的黏性	• 黏性强 • 接触面积大	• 没有黏性 • 接触面积小
		吸附力	在一定表面积的板状物内部形成负压，若气体或液体无法从周围进入，则可以通过大气压力进行加压（$1\,cm^2 \cdot 1\,kg$）	• 负压大 • 表面积大	• 气体进入 • 表面积小
	支持力	纵向压力的承受力	• 通过扩大受压面分散，抗压缩力 • 压力均匀分布	• 受压面垂直于压力 • 调整受压变形量 • 扩大面积	• 滑动现象 • 集中于一点 • 面积小
	夹持力	横向压力的承受力	通过倒凹或凹凸的形态产生夹持力以及矢量的抵抗力	• 利用黏膜面的倒凹或凹凸的形态 • 制作精度高 • 外力的应用（唇、颊肌力）	• 不合适

注：不产生功能的力是脱位力，即黏膜面制取压力印模，黏膜面复原的过程中产生的回弹力作用于义齿基托，导致固位力丧失。

表 1-4　全口义齿病例难易程度评估表（支持力与固位力、咬合的诊断）

		① 牙槽嵴	② 黏膜	③ 颌间关系 矢状面	③ 颌间关系 冠状面	④ 舌体与口腔周围肌肉	⑤ 咬合	⑥ 唾液	⑦ 其他：有无麻痹，精神不安，饮食习惯等
1 良好	上颌	•牙槽嵴：丰满 •合适的倒凹	•咀嚼黏膜：充分 •具有良好的弹性	•平行 •Ⅰ类	•平行	舌体 大小合适，位置正常	•正中𬌗位：稳定（集于一点）•肌位、牙位一致	•黏结性 •适量	
	下颌	•基托面积：足够				口腔周围肌肉 口腔前庭具有充分的空间			
2 较好	上颌	•牙槽嵴：尚存 •无倒凹 •基托具有一定的面积	•咀嚼黏膜：具有 •弹性：具有	•基本平行	•基本平行	舌体 稍大，位置正常	•正中𬌗位尚稳定（1mm程度的偏移）	•黏性 •基本适量	
	下颌					口腔周围肌肉 口腔前庭具有一定的空间			
3 稍有难度	上颌	•牙槽嵴吸收 •存在无法利用的大倒凹	•咀嚼黏膜：不足 •松软牙槽嵴：较少 •弹性：不足	•稍有倾斜 •Ⅱ类	•稍有倾斜	舌体 稍大，稍后缩	•正中𬌗位：稍不稳定（2mm程度的偏移）•滑动型（肌位、牙位不一致）	•无黏性 •基本适量	
	下颌	•基托面积：小 •颌骨：无明显吸收	•具有骨隆起			口腔周围肌肉 部分紧张			
4 困难病例	上颌	•牙槽嵴：吸收明显 •无倒凹	•咀嚼黏膜：不足 •松软牙槽嵴：中等程度	•后方具有滑走区（Ski Zone）•Ⅲ类	•反𬌗 •左右吸收差别较大	舌体 较大，舌后缩	•正中𬌗位：一定程度不稳定（3mm程度偏移）	•浆液性 •不足	
	下颌	•基托面积：小 •颌骨：有	•弹性：无			口腔周围肌肉 部分紧张，口腔前庭较浅			
5 疑难病例	上颌	•牙槽嵴：无 •倒凹：无	•基本都是被覆黏膜 •松软牙槽嵴：重度	•上下颌都是前方吸收	•上颌极度狭小倾斜大	舌体 肥大	•正中𬌗位：不稳定（4mm程度偏移）	口腔干燥症	
	下颌	•基托面积：极小 •颌骨：较小	•非常坚硬的黏膜 •上腭具有较大面积的浮动性黏膜			口腔周围肌肉 紧张度高，无口腔前庭	•肌位、牙位严重不一致		

咀嚼时，食物位于咀嚼部位的咬合面上，然后被咬碎或者咬断，在牙列的一侧产生咀嚼压力，若其正下方黏膜面的受压中心有足够的支持力，义齿可以保持稳定；但如果没有足够的支持力，那么从该部位到远处基托边缘之间的黏膜面上有较强的早接触，并以早接触部位为支点产生旋转力，所以首先应将义齿基托组织面的早接触部位进行相应的调整。

当解剖形态与生理条件较好时，即牙槽嵴条件良好、咀嚼黏膜足够、唾液有黏性，或者是上下颌牙槽嵴平行且咀嚼力与支持面垂直等，就不需要获得固位力中的吸附力。但是当全口义齿的稳定条件判断为较差，或者是患者对全口义齿固位力有更高诉求时，就需要在不产生脱位力的关系下对义齿基托边缘进行封闭，当有脱落倾向时会由于大气压力而产生瞬间吸附力，具体方法请参考第二章中的解说。

3. 将问题进行分解，可以判断全口义齿病例的难易程度

如上所述，当感到困难时，将问题进行分解，就可以更好地看到整体。将影响全口义齿修复效果的因素分成7类，制作成"全口义齿病例难易程度评估表"（**表1-4**）。

颌位关系记录决定全口义齿制作的成败，因此专门制作了颌位关系记录及口外检查表（**表1-5**实例展示于第二章）。

表1-5 颌位关系记录及其相关项目的检查表

检查基础基托（即检查印模）

1. 模型上的精度（适合性）：边缘的位置、形状是否良好。是否上浮。是否晃动不稳或上下浮动。
2. 口内固位力（密合度）：是否具有牵引力（上下、左右、前后）。脱位的难度。
3. 口内支持力（受压移位程度）：加压后各部位（各方向）的移动，脱位的难度。
4. 口内基托外形的边缘（协调）：长度、厚度（形状），尤其是各系带的位置与方向。
5. 开口时，舌体与口腔周围肌肉行使功能时（稳定程度）：是否上浮、脱落。

上颌咬合基托（咬合平面与自然的唇支持，美观性与身体长轴的协调十分重要）

6. 上唇唇支持的检查和调整（口唇的面积、鼻唇角、鼻唇沟的协调及自然感）。
7. "前方参考"前牙切缘（长度）的检查与调整（上颌前牙切缘的形态）。
8. "前牙区咬合平面与面貌相协调"的检查和调整。
 （1）面部轮廓（面部整体的立体性、容貌、左右对称性、非对称性、下颌角、颏部的偏移）
 （2）瞳孔连线（水平或是倾斜）
 （3）左右耳的位置（高度与位置）
 （4）口裂（水平或是倾斜）
 （5）人中（垂直或倾斜）
 （6）身体长轴和面部整体的平衡是否协调
 （7）头颅X线侧位片
9. 后方参考点的检查和确定（耳垂的上缘、中、下缘）。
10. 矢状面参考点的检查和调整（前方参考点、鼻翼下缘与后方参考点与左右平衡）。
 （1）鼻翼耳平面或是修复学平面
 （2）前牙区咬合平面如何调整
 （3）头颅X线侧位片

下颌咬合基托（作为人工牙排列位置的参考，下颌咬合堤十分重要）

11. 下唇支持的检查和调整（口唇的面积、颏唇沟的协调及自然感）。
12. "前方参考点"前牙切缘（长度）的检查和调整（干湿线、切缘的形态）。
13. "后方参考点"磨牙后垫的检查和调整（上缘、1/3、1/2）。
14. 咬合堤是否位于舌体与颊黏膜的中性区？检查和调整（舌侧空间，舌体高度、舌体位置）。

咬合高度profile（Ⅰ、Ⅱ、Ⅲ类导致测量值变化）

15. 旧义齿及现义齿咬合高度的检查。
16. 解剖学咬合高度（美学）的检查和调整（头颅X线片分析）。
17. 生理学咬合高度的检查和调整（息止颌位、发音、吞咽、咬合等）。
18. 参考有牙颌时的照片。

▌从上下颌的颌间关系获取全口义齿的咬合关系

  检查上下颌的颌间关系，首先想象有牙颌时牙齿的植立方向及其与功能的关系。
  所有牙缺失的无牙颌患者进行咬合重建时，首先需要恢复面貌及咬合功能，想象有牙颌时牙齿是如何植立、如何咬合的，这点十分重要。佩戴义齿的患者，可以通过观察其容貌获得合适的人工牙排列位置，并检查咬合高度偏低还是偏高等。对于存在的问题，可以在实际操作过程中，边观察边使用蜡等材料进行调整，并观察调整效果。

参考线的标记与人工牙的选择和初次颌位关系记录（照片可以提供重要的信息）

19. 中线的确认和标记（身体长轴与面貌相互协调）其他参考线的确认和标记。
    （1）口角线
    （2）笑线、说话线（Speaking Line）
20. 外貌与人工牙的选择（选牙板，登士柏公司）。
    （1）体型：纤细型、健壮型、肥胖型
    （2）面型：冠状面额状面的4种基本形态

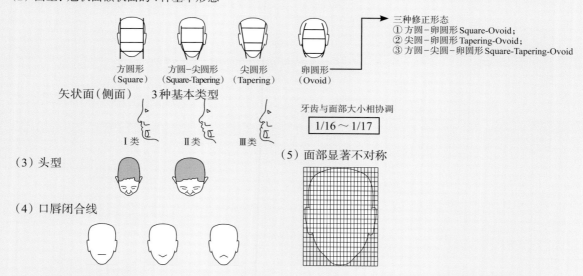

方圆形（Square）　方圆-尖圆形（Square-Tapering）　尖圆形（Tapering）　卵圆形（Ovoid）

三种修正形态
① 方圆-卵圆形 Square-Ovoid；
② 尖圆-卵圆形 Tapering-Ovoid；
③ 方圆-尖圆-卵圆形 Square-Tapering-Ovoid

矢状面（侧面）3种基本类型

Ⅰ类　Ⅱ类　Ⅲ类

牙齿与面部大小相协调
1/16～1/17

（3）头型

（5）面部显著不对称

（4）口唇闭合线

    （6）前牙区人工牙的确定　形态：模型（Model Guide）　色调：比色板（Shape Guide）　材质（树脂牙、陶瓷牙）
    （7）前牙区人工牙的假想排列
21. 咬合基托进行初次颌位关系记录。

二次颌位关系记录（最不允许出现误差的重要位置）

22. 单侧咀嚼时支持与固位的检查，主要咀嚼侧及主要咀嚼部位的确认。
23. 水平颌位的检查与确定（咬合记录）。
    （1）哥特式弓描记
    （2）叩齿（前后左右均匀接触很重要）
    （3）吞咽位（前后左右均匀接触很重要）
24. 面弓转移以及矢状面髁导斜度的测量及其在𬌗架上的设置。
25. 磨牙区人工牙的确定［人工牙品牌、大小和材质（树脂牙、陶瓷牙）］。
    （1）𬌗曲线的确认
    （2）咬合样式的确认

其他

26. 唇、颊、舌黏膜磨光面的印模。

　　有牙颌时，正常牙列（正常的面貌）占人群的70%～75%，上颌前突为20%～25%，反𬌗为4%～6%，目测并推断上下颌的颌间关系，并对比患者有牙颌时的面部照片（**表1-6**）。
　　牙齿缺失过程中，会出现习惯性的咬合功能异常，当有牙颌为Ⅱ类-1分类，水平覆盖5 mm以上时，可以推测有牙颌时下颌位置就不稳定，无牙颌时正中𬌗位更不稳定，需要格外注意。对于Ⅲ类骨性下颌前突的病例，牙齿缺失后，上颌前牙区牙槽嵴吸收较多，恢复正常面貌的支持与固位更为困难。无论如何，正确理解患者有牙颌时的形态及功能，对咬合重建的影响深远，需要进行充分的咬合检查，并以此为参考。

表1-6 通过检查，假想无牙颌上下颌的颌间关系

有牙颌时颌间关系	有牙颌示意图（安氏错𬌗畸形分类图）	特 征	发生比率	
			安氏	Strack
Ⅰ类		上下颌牙弓的近远中关系正常。	69.2%	74%
Ⅱ类		与正常相比，下颌牙弓位于上颌牙弓的远中。 1分类：两侧下颌远中咬合，上颌前牙前突伴口呼吸。	12.4%	20%
		2分类：两侧下颌远中咬合，伴上颌前牙内收，正常鼻呼吸。 Spee曲线过陡。	14.2%	
Ⅲ类 本图为骨性反𬌗		反𬌗分为牙性、骨性和功能性。 上下颌颌间关系近似Ⅰ类，接近正常，但前牙为牙性反𬌗；当下颌牙弓偏向于上颌牙弓近中时为骨性反𬌗，下颌常常向舌侧倾斜。	4.2% （3.86%须山）	6%

1. 矢状面观

矢状面观察牙槽嵴的颌间关系，以及牙槽嵴相对于咬合平面的倾斜度，可以从力学角度预估全口义齿是否稳定（**图1-9**）。

（1）**上下颌牙槽嵴平行时** 上下颌牙槽嵴平行的病例（**图1-9A**），将咬合平面与牙槽嵴设定为平行关系，咬合平面上人工牙排列，咬合压力和咀嚼压力可以垂直传递作用于牙槽嵴，一般不容易出问题。即使牙槽嵴吸收，只要保持平行关系，也很难成为困难病例。

（2）**上下颌牙槽嵴前方倾斜时** 与磨牙区牙槽嵴相比，前牙区牙槽嵴出现较大的吸收，大幅度向前方倾斜的病例（**图1-9B**），咬合及咀嚼时，咬合向量会将义齿向前移动（推动现象），造成义齿不稳定，并且义齿移动还会导致疼痛，义齿容易脱位，属于比较困难的病例。

吸收严重以及该部位有偏移的情况，往往表示有牙颌时也存在力学上不利的咬合，或者是咀嚼习惯导致力的方向以及作用部位发生了偏移。如果是上颌，就要考虑如何将咬合力及咀嚼压力分散于牙槽嵴上，调整黏膜受压位移量也很重要。可能的话，需要将义齿基托后缘延长以加强封闭。同样，在下颌，如果可能的话，将下颌舌骨嵴处及舌下区的基托延长以加强封闭，此外加强磨牙后垫后方周围的封闭也很重要。

上下颌牙槽嵴均向前方倾斜时（**图1-9B：a**），往往是最困难的病例。仅上颌或者仅下颌牙槽嵴向前方倾斜时（**图1-9B：b，c**），调整咬合平面，使之与倾斜的牙槽嵴尽量保持平行，人工牙排列时倾斜的牙槽嵴应与咀嚼及咬合时的𬌗力方向垂直。

无牙颌颌间关系示意图	特　征
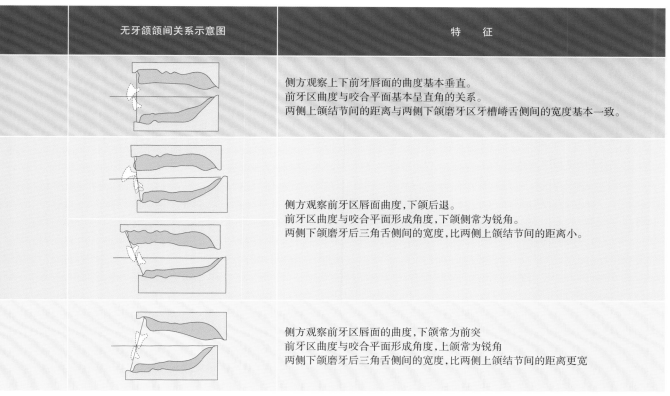	侧方观察上下前牙唇面的曲度基本垂直。 前牙区曲度与咬合平面基本呈直角的关系。 两侧上颌结节间的距离与两侧下颌磨牙区牙槽嵴舌侧间的宽度基本一致。
	侧方观察前牙区唇面曲度，下颌后退。 前牙区曲度与咬合平面形成角度，下颌侧常为锐角。 两侧下颌磨牙后三角舌侧间的宽度，比两侧上颌结节间的距离小。
	侧方观察前牙区唇面的曲度，下颌常为前突 前牙区曲度与咬合平面形成角度，上颌常为锐角 两侧下颌磨牙后三角舌侧间的宽度，比两侧上颌结节间的距离更宽

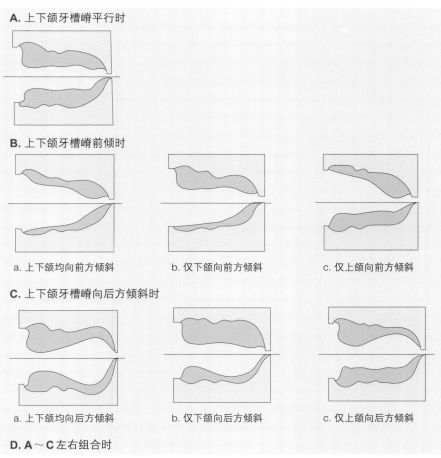

A. 上下颌牙槽嵴平行时

B. 上下颌牙槽嵴前倾时

a. 上下颌均向前方倾斜　　　　b. 仅下颌向前方倾斜　　　　c. 仅上颌向前方倾斜

C. 上下颌牙槽嵴向后方倾斜时

a. 上下颌均向后方倾斜　　　　b. 仅下颌向后方倾斜　　　　c. 仅上颌向后方倾斜

D. A～C 左右组合时

图1-9　上下颌牙槽嵴矢状面观
A～C各状态分别对应不同的人工牙排列位置的方法，详见**图3-13**（130页）

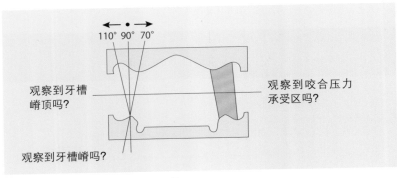

图1-10　上下颌牙槽嵴冠状面观

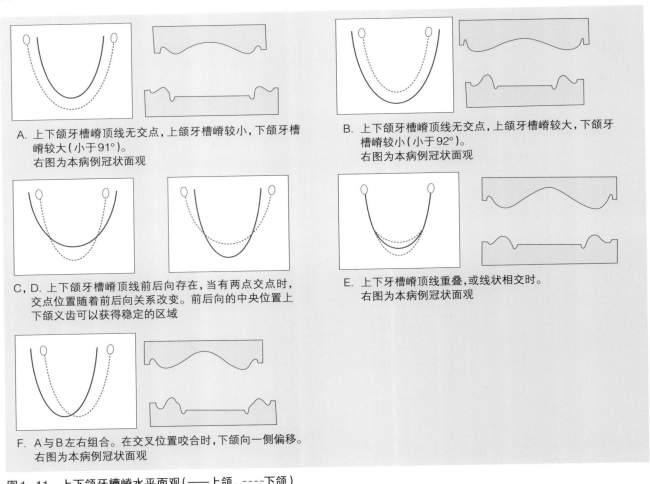

A. 上下颌牙槽嵴顶线无交点，上颌牙槽嵴较小，下颌牙槽嵴较大（小于91°）。
右图为本病例冠状面观

B. 上下颌牙槽嵴顶线无交点，上颌牙槽嵴较大，下颌牙槽嵴较小（小于92°）。
右图为本病例冠状面观

C、D. 上下颌牙槽嵴顶线前后向存在，当有两点交点时，交点位置随着前后向关系改变。前后向的中央位置上下颌义齿可以获得稳定的区域

E. 上下牙槽嵴顶线重叠，或线状相交时。
右图为本病例冠状面观

F. A与B左右组合。在交叉位置咬合时，下颌向一侧偏移。
右图为本病例冠状面观

图1-11　上下颌牙槽嵴水平面观（——上颌、----下颌）

　　（3）上下颌牙槽嵴向后方倾斜时　磨牙区牙槽嵴向后方倾斜的病例（**图1-9C**），是导致磨牙区游离端义齿损伤的主要原因。

　　义齿一般不会向前方产生大的移动，但若人工牙排列时没有充分考虑牙槽嵴吸收的形状，义齿就会移动，并出现疼痛，甚至会进一步加速牙槽嵴的吸收，因此人工牙的排列应形成符合牙槽嵴吸收形态的𬌗曲线，将咬合和咀嚼压力垂直传递至支持面，尤其是下颌后方的滑走区（Ski Zone），应该排列较小的人工牙，且上下颌人工牙之间应保留3 mm以上的间隙，保证咀嚼时不接触。

2. 冠状面观

通常上下颌牙槽嵴顶连线与咬合平面的角度，可以帮助判断牙槽嵴有无颊舌向大幅倾斜吸收及确定承压区（耐压面）（**图1-10**）。无论如何，咬合高度的设定、下颌颊棚区及舌侧边缘的位置和形状、上颌腭部形状及印模质量在很大程度上影响临床观察的结果。人工牙的排列位置以及人工牙的大小与咬合面横𬌗曲线的设计，可以改变力的作用方向。

正确认识立体的空间与形状，将牙槽嵴的支持面分为上下、左右、前后的最小单元，并根据得到的不同形状进行受力分析（有利的受力方向），最后再进行组合，获得对上下颌牙槽嵴整体的认识。

3. 水平面观

在水平面上，将上下颌重合，观察上下颌牙槽嵴顶线。

- 上下颌牙槽嵴顶线前后平行，没有重叠或交点的病例（**图1-11A，图1-11B**）
- 上下颌牙槽嵴顶线-前-后，存在两个交点的病例（**图1-11C，图1-11D**）
- 上下颌牙槽嵴顶线部分线状重合，存在两个交点的病例（**图1-11E**）
- 上下颌牙槽嵴顶线左右平行，存在一个交点，下颌偏移的病例（**图1-11F**）

观察牙槽嵴时，多数情况下会进行力学分析。义齿是患者唇、颊、舌及牙槽嵴使用的工具，需要充分观察器质性缺损的解剖标志，想象有牙颌时牙齿的植立方向，并与生理性的口内空间（Mouth Volume）以及义齿间隙等信息相结合，这一点非常关键。

即使是同一病例，也有着无数的断面。需要对空间进行充分认识后再进行人工牙的排列。

上下颌牙槽嵴，不仅是颌间关系、大小、形状、黏膜厚度，而且性状也呈现出多种多样的变化，首先需要认识各病例特点。

专题：立体断面可以获得……

模型断面形状的观察，可以使用形状采集量规（Sinwa测量公司#77970），它可以在不切割模型的情况下观察重要部位的形状。此处以咬合平面作为参考，从冠状面进行观察，但是咬合平面与人工牙咬合面的观察方法不同。在矢状面观察牙槽嵴顶时，需要明确滑走区等位置。

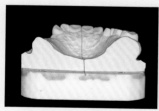 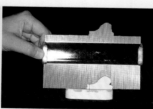 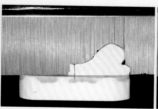 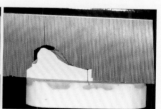

图A　上颌模型后方观　　图B　形状采集量规放在模型上　　图C，D　形状采集量规显示出7|7部位的形状，检查左右两侧牙槽嵴的吸收程度

第二章

任何人都能制作出：不痛、不脱落、可以咀嚼、"没有不适感"的全口义齿

一、本章序言：患者满意的、不痛、不脱落、可以咀嚼、"没有不适感"的全口义齿的机制

若无法正确地认识自然现象，则无法获得无异物感的、固位与支持良好的全口义齿，相当于无法获得患者的满意。

即使是无牙颌，义齿基托如果可以与黏膜面紧密接触且不脱落，义齿就可以在口内充分发挥其功能，这一现象的发现据说是在19世纪初，正是工业革命在全世界蓬勃发展的时代。全口义齿的制作经历了从手工雕刻象牙，到在型盒中进行橡胶基托成型的技术革新，以及橡胶基托更新为丙烯酸树脂的过程，直至今日，人们已经可以借助计算机，使用CAD/CAM的技术方法制作义齿。

在此期间，由于加工材料和加工方法的不断发展，义齿的成型精度有了飞跃式提高。然而，全口义齿通过与黏膜面的紧密接触来获得固位和支持的原理始终未变。但是，许多年轻牙医仍感觉，即使不是特别困难的病例，也很难为患者制作出"不痛、不脱落、可以咀嚼"的义齿。

全口义齿黏膜面上固位与支持的原理始终如一，这是因为在三万多年的时间里，人体结构并没有发生太大的变化，固位与支持的原理作为一种自然现象而存在，也应该是"没有变化"的。为了更好地利用这一原理提升固位与支持作用，需要进一步提高义齿基托的成型精度。但是，即使精度提高了，为什么还是很难获得患者对义齿的满意呢？

在本章中，堤嵩词先生针对这个问题，在全口义齿临床修复经验不甚丰富的年轻牙医平冈秀树的协助下，在临床实践中摸索取得成功的途径，整理了患者满意的全口义齿的制作诀窍（know-how）。但首先，我们需要正确认识机体及材料的自然性质及其理化特性。最重要的是，机体具有感受内外刺激的感觉功能，如果刺激超过生理范围，则会出现异物感、不适感和疼痛，直接导致患者产生不满的情绪。

吸附义齿的吸附，指的是"相互吸引"的现象。以吸盘为例，由于内部和外部的气压和水压差，吸盘会对作用对象施加压力，这种难以脱位的力称为吸附力，但如果空气或水从周围进入，吸附力会瞬间消失。

柔软的黏膜面产生较大吸附力时，由于大气压的作用，黏膜面受到义齿基托的压力，将义齿基托边缘的黏膜吸入形成负压，黏膜面则由于受压呈现充血状态，产生不适感和疼痛。与吸盘原理相同，如果空气从某处边缘进入，则义齿的吸附力丧失，固位力也会急剧减少或消失。也就是说，这种类型的义齿，当义齿基托边缘出现细小空隙的话，义齿就会脱落。

术者对吸附义齿会有成就感，但过大吸附力对于佩戴义齿的患者来说，会出现异物感和不适感，长时间佩戴还会感到疼痛，导致无法佩戴。如果对义齿基托边缘及系带进行调改的话，则会失去吸附力，义齿容易脱落，成为不良义齿。

吸附义齿在印模制取时，由于印模材的压力，会对黏膜面产生过大的压力，边缘整塑也会对义齿边缘处的黏膜过度加压。另外，树脂聚合时的热收缩，或热收缩没有获得石膏固化膨胀的适当补偿等，会导致制作的义齿收缩，表现为比口内实际情况小的倾向。多大的吸附力会导致异物感及疼痛尚不明确，与牙槽嵴形状、黏膜面受压移位量、咀嚼黏膜及被覆黏膜的面积及附着情况、患者主观感受的差异等因素有关，但无论如何，都要正确地认识到，印模制取时的加压状态和义齿聚合时的成型精度对患者佩戴义齿的感受有较大影响。

有吸附力的、不脱落的义齿，对无牙颌患者来说是非常重要的。但更理想的义齿是，基托与生理状态下的黏膜面紧密接触而无压力，通过唾液获得黏结效果，不产生异物感（没有任何感觉），当从黏膜面取下义齿时，产生瞬时的吸附力，即大气压产生较大的压力将义齿基托压入黏膜面，换而言之，"只有在义齿取下的瞬间，才会成为有吸附力的、不会脱落的义齿"。

咀嚼黏膜充分且富有弹性，对牙槽嵴具有保护作用及夹持力，唾液富有黏性，神经和肌肉功能健全，颞下颌关节的运动完全没有异常……然而，临床上这种理想状态的病例并不多见。多数情况下会存在或潜在某些方面的问题。如果不能认识到问题出现在哪里，问题是什么，难点是什么，并进行相应的分析，就无法应对复杂的疑难病例。术者应该培养将复杂和疑难的问题分解为简单问题来解决的能力。

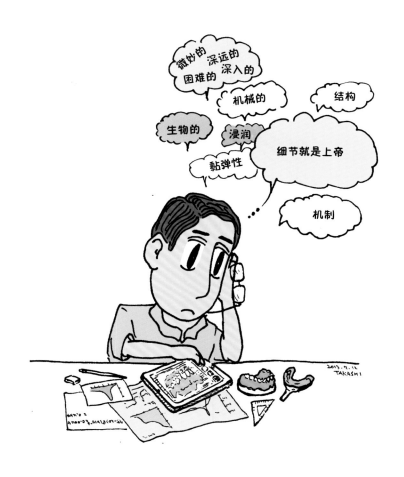

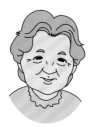

全口义齿明明不是自己的真牙，为什么不会脱落或上浮呢？

为什么可以吃饭、说话、唱歌呢？

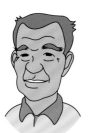

牙齿缺失后，缺牙区还有黏膜覆盖。支持牙齿的牙槽嵴成为剩余牙槽嵴。

黏膜既有与骨紧密结合，没有动度的非可动咀嚼黏膜。
也有不与肌肉紧密结合，附着在唇颊黏膜上的被覆黏膜。
舌体上覆盖的是特殊黏膜。
牙龈与颊黏膜移行处（口腔前庭沟），是与任何位置都非紧密结合的被覆黏膜。
这是舌体及唇、颊组织能自由运动的原因。

口腔内的唾液（液体），薄薄地覆盖在黏膜表面，将其浸润。

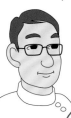

液体，相对于固体来说具有"**浸润**"的特性。玻璃板与玻璃板之间进水后会紧密地黏结在一起。同理，若制作出与黏膜面紧密贴合的义齿基托，则液体的唾液就能将黏膜面与义齿基托紧密地黏结在一起了。

毛细现象是指将细小的玻璃管插入浸润液体中，越细的管子，液面上升越高。同理，水的表面张力（作用）也是如此。隐形眼镜的佩戴就是利用这个原理。

义齿若与黏膜面紧密黏结，则会产生非常强的黏结力。面积越大，黏结力越强。

若空气从全口义齿的边缘进入，则黏结力就会丧失。义齿的边缘应在不妨碍黏膜运动、不产生脱位力（反作用力）的情况下，将周围柔软的黏膜整体轻压，紧密封闭（**边缘封闭**）。

因此，在印模制取时，柔软的黏膜面避免受压而变形非常关键。
另外，基托的成型精度对全口义齿与黏膜面的紧密贴合也至关重要。

黏膜具有黏弹性，因此稍硬的黏膜与非常柔软的黏膜、较厚的地方与较薄的地方，受压变形与移位的程度不同。黏膜受压移位的程度，还有局部和整体的区别（**受压移位量**）。

这里的形态就是液柱的半月形凹面哟，是空气进入的一种形式。

【液体的浸润，表面张力（毛细现象），玻璃板黏结与破坏的机制（液柱的半月形凹面）】

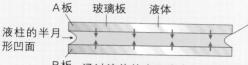

A板　玻璃板　液体

液柱的半月形凹面

因玻璃板浸润，液体减少而形成

B板　通过液体的表面张力与玻璃板紧密黏结（贴合）不脱落。

A板

液柱的半月形凹面移动

B板

将B板分离需要较大的力

液体的表面张力产生较强的黏结力，从边缘将玻璃板分开需要更大的力，边缘的半月形凹面封闭作用被破坏，玻璃板就能被分离。

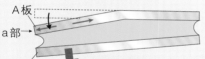

A板

a部→

B板

边缘液柱的半月形凹面没有被破坏，黏结力就可继续维持。

想用较大的力向下拉B板将其分离时，若A玻璃板的a部随之一起向下移动，液体边缘处表面张力保持不变，液柱半月形凹面的边缘封闭就不会破坏，玻璃板也不会被分离。

玻璃管越细，管中的水柱越高。

间隙越狭窄，水的黏结力越大。

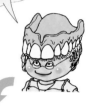

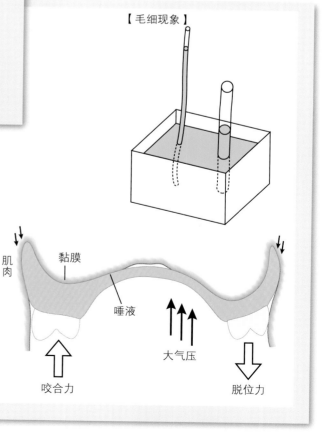

【毛细现象】

【毛细现象】图下方：

肌肉　黏膜　唾液

大气压

咬合力　脱位力

A板相当于黏膜面，B板相当于义齿基托。

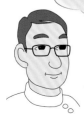

由于表面张力与毛细现象，只要有唾液，义齿就能与黏膜面黏结在一起。但唾液其实与水不同，具有黏性，黏稠性越大，黏结作用越强。

为了防止脱落，不能有空气从基托边缘进入，不能破坏液柱的凹面。

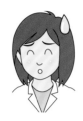

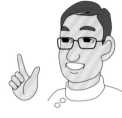

为了在无牙颌上制作出不脱落的全口义齿，印模制取时需要注意什么呢？

睡液的浸润作用、毛细现象、表面张力产生的力不会产生不适感，因此要充分利用。

就好像吸盘，义齿与黏膜面有一定的空隙。为了避免空气从边缘进入空隙，需要将边缘的黏膜加压紧密封闭。这样，义齿与黏膜面之间空隙内的空气排出，内部压力下降，在大气压的作用下，义齿压入黏膜，产生吸附力。

并且只有在取下时，义齿才会受大气压力的作用产生吸附力。

义齿边缘如果出现小的缺口，边缘封闭（封锁）稍有不足，则义齿失去吸附作用，容易脱落。

长时间强力吸附形成的负压会导致黏膜面充血，或边缘黏膜受压产生不适感或疼痛。

义齿边缘应制作成脱位时难以产生脱位力的形态。边缘不能过长。不能形成支点。义齿基托组织面与黏膜面形成无压力的关系。

对具有黏弹性和弹性的黏膜面，应制取无压力印模，避免黏膜的变形或移位。
（1）最小压力或无压力印模的制取。使用具有流动性的印模材。避免形成密闭状态下的高压，在狭窄、较深的位置用注射器注入印模材。取适量的印模材放在托盘上，制作排溢道，缓慢加压。使用可塑性印模材时，要在瞬间将托盘放置到位。假若黏膜面受压，则应给与充分时间等待变形的黏膜面恢复原形。
（2）印模取出时，绝对不能出现因印模与托盘剥离而导致的变形。尽量选择较硬的印模材（印模糊剂、石膏等）。
（3）"黏结"印模与"吸附"印模要分开制取。**首先制取黏结印模。**
（4）准确处理，去除支点。
（5）最后是获得边缘封闭，若大气无法从边缘进入，则取下时产生瞬时吸附。边缘封闭利用的是基托边缘内侧与黏膜的紧密接触。

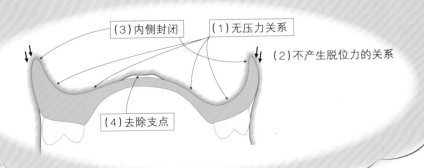

（3）内侧封闭　（1）无压力关系

（2）不产生脱位力的关系

（4）去除支点

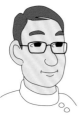

黏结力对全口义齿的固位很重要，这一点我们已经知道了，想要获得吸附力的话，义齿基托的边缘封闭十分重要。
这里，让我们来复习一下全口义齿的固位力与义齿基托边缘位置与形态的关系。

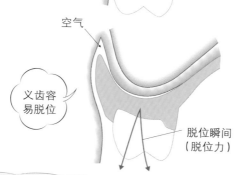

将义齿基托设计在坚硬的黏膜面……

将义齿基托加压（封闭）于柔软的、不容易产生脱位力的黏膜上……

空气

义齿容易脱位

脱位瞬间（脱位力）

空气

柔软的黏膜受压后随着义齿基托边缘一起不沉，不会破坏封闭。

义齿难以脱位

脱位瞬间（脱位力）

义齿基托边缘设计在坚硬的黏膜上，则义齿一旦出现脱位的趋势，义齿基托边缘的黏膜无法随之一起运动，破坏了唾液液柱的半月形凹面，空气进入，黏结力破坏。

将义齿基托边缘加压至不使柔软的黏膜产生脱位的程度，当义齿出现脱位趋势时，义齿与牙槽嵴分离，但义齿基托边缘柔软的黏膜随之一起运动，空气很难进入。

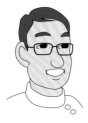

也就是说，为了避免脱位的发生，义齿基托边缘的形态要与此时柔软的黏膜面加压的形态和位置匹配。

你已经明白义齿基托边缘获得固位力的原理了！另外，义齿的固位机制，分为基础固位和封闭固位两个概念呢（来自Uhlig）。

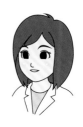

基础固位

物理学的
生物工程学
的前提

封闭固位　■内侧面封闭
　　　　　　□外侧面封闭

■内侧面
□外侧面

基础固位指的是义齿基托与被覆黏膜面上的固位力。
封闭固位指的是义齿基托边缘与黏膜面的固位力，包括牙槽嵴的内侧面固位和颊舌侧的外侧面固位。

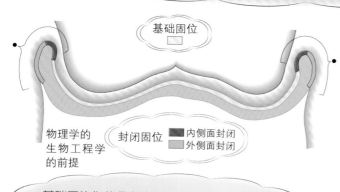

义齿基托边缘通过与牙槽嵴接触的内侧面部分及与颊舌侧接触的外侧面部分，形成功能性的封闭。

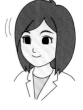

二、术者对所展示病例的概述

从本章开始，将运用机体与材料的性质，开展临床操作及技师操作。从知识、技术、工作的流程以及患者的因素等各要素，对本书最先展示的图例重新进行深入的思考，如何才能制作不痛、不脱落、可以咀嚼、十分舒适、令患者满意的全口义齿。

全口义齿的制作一般是由临床医生和技师共同完成，双方需要准确把握自己及对方的工作重点，"为什么、如何、做到什么程度、如何操作、按照什么样的顺序、时间及如何改进等"，站在对方的立场并用共通语言完成自己的工作部分，以患者为中心的理念可以使团队合作更牢固、更顺畅。

平冈先生工作的医院在当地的一个小镇上，院内的全口义齿患者并不是特别多，但每次进行全口义齿治疗时都感到困难。常常有淡淡的爱莫能助的感觉。这里介绍的病例是与全口义齿技师堤嵩词先生配合完成的第5、第6个无牙颌患者。这时，医院开业已经8年，与堤嵩词先生具有共通语言，想"再一次学习全口义齿技术，磨砺自己的修复水平"。因此，一方面，希望通过与堤嵩词先生的讨论，从口腔技师的理念和思考方式出发，处理临床问题；另一方面，也希望按照自己的意愿确定治疗方向，这个病例由平冈先生与堤嵩词先生共同完成。

2009年8月，患者因使用了10年的义齿发生折裂来到本院就诊，希望为其制作一副新的义齿。计划在对义齿进行修理和调整的同时，利用现义齿获得稳定的咬合。同年12月，为其制作了硬质树脂牙的新义齿，患者佩戴后牙槽嵴状态良好，咀嚼功能恢复良好，因此在人工牙上可以看到显著的磨损痕迹。

在佩戴了两年零七个月后，从2012年7月开始，为制作第二副义齿（陶瓷牙）进行新一阶段的治疗。平冈先生采纳了堤嵩词先生的意见，第二副义齿制作前先为其制作治疗义齿，进行咬合训练。患者在治疗过程中反应良好，但在最终义齿蜡型试戴时，第一次对美观提出了诉求，因此不仅重新排列了人工牙，同时也将磨光面的颜色进行调整，制作出具有优异美学效果的美学义齿。

在两个阶段的治疗中，平冈先生一边与堤嵩词先生展开交流，一边观察患者的各种变化，并按时间顺序进行记录，整理成文以供大家阅览。

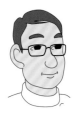

A医生从事口腔行业7年多了。作为口腔医生，无论是种植还是活动义齿，是时候开展全口的咬合重建了。

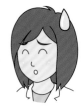

是……我知道了，但是，同样都是无牙颌治疗，全口义齿与固定于牙槽骨的种植体上部咬合重建的种植修复完全不同。在柔软、可动的黏膜上建立咬合及制作全口义齿，相关的修复知识，我很欠缺，完全没有信心，也终于体会到当年平冈先生爱莫能助的感觉。

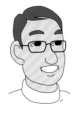

种植全口义齿更接近冠桥修复的方法。即使如此，学习全口义齿制作及全口咬合重建，对种植修复帮助很大。同时，种植义齿的思考方法也可以应用于全口义齿的治疗中。

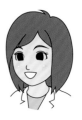

是这样的呢！我要更加努力地学习全口义齿修复，学习无牙颌印模的制取方法，与口腔技师讨论学习，制作出功能良好的义齿形态。

"共通语言"

人类使用语言进行交流。在同一环境和时间点，人们用语言进行报告、联络、讨论等，这是人类共通的认知活动。另一方面，文化在社会、公司、家庭、地球、国家和地区等范围内形成，即使是相同的语言，社会的认识、公司的认识、家庭的认知……其细微差别和意义也不完全一样。

口腔医生和口腔技师的立场不同。即使是口腔技师，也分为综合类的技师、种植和全口义齿专长的技师、自费技师、保险技师等不同的工种，即使使用同样的术语，词语的含义在深度和广度上也不相同。自己和对方使用相同的语言，以为有着相同的认知，但其实两者对该语言的思考、视角也都可能存在较大的区别。

使用同一个单词可以想到同样的事情、看到相同的事物，就代表具有"共通语言"。

——"为什么"要有共通语言

"为什么"这个词是对意义的追求。作为生物的人类失去了部分生理结构，使用人工材料修复缺失的组织结构，恢复其功能，尤其是全口义齿修复时，在牙齿全部缺失的情况下进行咬合重建，需要全口义齿在口内保持一定的固位与稳定。

因此，通过印模制取、颌位关系记录、人工牙排列、聚合和打磨调整等步骤制造出的非自然的物品，应与机体相互协调。在制作过程、技术和方法中探寻"为什么"的前提是口腔医生与口腔技师要有"共通语言"。

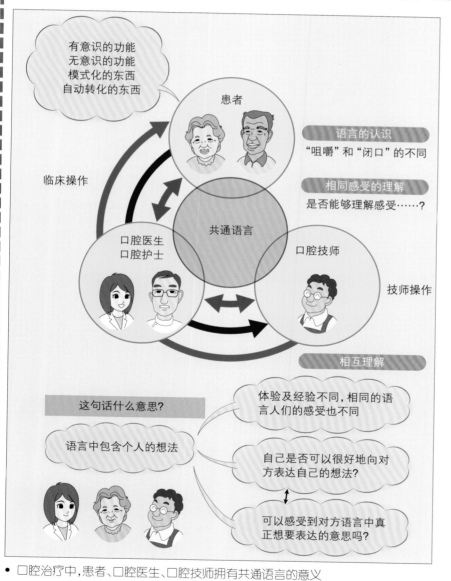

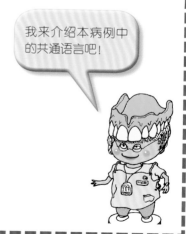

• 口腔治疗中，患者、口腔医生、口腔技师拥有共通语言的意义

三、从初诊到戴上第一副义齿的经过

病例概要	再制作一副新义齿
初诊日期：2009年8月13日	医学特殊事项：无
患　者：初诊时61岁的女性	职　业：无业（邮局退休后，在家从事农业）
主　诉：昨晚，下颌义齿折裂，要求尽快修复。然后，希望	性　格：大方开朗，喜欢说话

▌初诊

时间：2009年8月13日，该日仅修理义齿，没有照片。

一天前，患者10年前在其他医院制作的下颌义齿折裂，来院要求修理。当日即将正中处折断的下颌义齿进行应急修理。患者个性开朗，非常健谈，平冈先生在技工室修理义齿的期间，患者与工作人员交谈了很多情况。

- 这是制作的第一副全口义齿
- 持续使用了10年，戴用良好，无特殊问题
- 担心人工牙磨损以及此次义齿折裂是否会对义齿的寿命有影响
- 修理之后，义齿可以继续使用吗？还是需要重新制作

现义齿除了基托折裂外，人工牙磨损也很严重，尤其是前牙区，上下颌义齿呈现嵌合式咬合，因此希望重新制作义齿①。

▌治疗开始前的检查

时间：2009年8月18日至9月3日。

1. 资料的采集

作为检查用资料，常规采集了面部照片、未佩戴及佩戴现义齿时的口内照、全景X线片、未佩戴及佩戴现义齿时的研究模型，同时还拍摄了下颌运动视频。所有资料及下颌运动观察结果如下。

（1）面部检查（**图2-1**）②

下颌没有明显的左右偏斜，已经习惯了现义齿。可以清楚地看见上颌义齿前牙区的人工牙。

（2）全景X线片检查（**图2-2**）

下颌左侧骨密度增高。颌骨丰满。牙槽骨部分吸收，但尚丰满，颞下颌关节区的关节窝、髁突均未见明显异常。

（3）口内及义齿的检查

3| 及下颌左侧磨牙区可见牙槽嵴吸收，其余牙槽嵴尚丰满、咀嚼黏膜良好，总体牙槽嵴条件良好。左右、前后的颌间关系几乎没有偏移③。黏膜健康，但左下黏膜可见小的溃疡（**图2-3**）。

问诊可以得到很多信息。

真挚地倾听患者的主诉和需求，这时最重要的不是术者的思考和判断，而是充分了解患者的主观感受（需求、想法、真实的感受）。并且，不仅是主诊的口腔医生，口腔技师、医院全体相关的工作人员都应该认真倾听每位患者的诉求。

术者需要倾听患者的诉求，并且将患者的心情和感觉感同身受。口腔医院服务的对象是人，这个阶段是否能取得患者的信任非常关键。

面部特征需要检查什么呢？

患者面部的所有信息。

不仅是观察义齿的美观与比例，还需要观察义齿所导致的丰满度不足、不协调、不适合等，如果不能恢复患者的美观，患者就无法获得喜悦感和满足感。

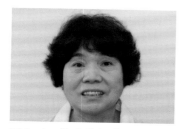

图2-1 治疗前佩戴旧义齿的面貌(2009年8月27日)

下颌没有明显的左右偏斜,现义齿使用良好。可以清楚地看见上颌义齿前牙区的人工牙。上唇皮肤有凹陷吗?

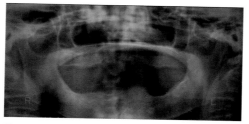

图2-2 治疗前全景X线片(2009年8月18日拍摄)

下颌左侧骨密度增高。下颌骨较丰满,牙槽骨部分吸收,但尚丰满,颞下颌关节区的关节窝、髁突均未见明显异常。

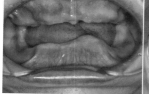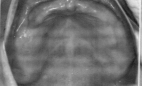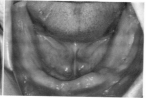

图2-3 治疗前的口内照(未佩戴旧义齿时)(2009年8月27日)

下颌左侧磨牙区与 3 部分牙槽嵴吸收,其余牙槽嵴尚丰满、咀嚼黏膜良好,总体牙槽嵴条件良好。下颌左侧见溃疡,但患者本人并不在意。

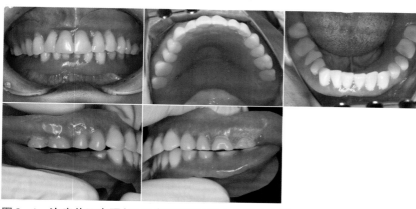

图2-4 治疗前口内照(旧义齿佩戴时)及义齿的咬合情况(同日)

上下颌义齿磨牙区人工牙磨损明显。咬合平面成反Monson曲线,前牙区及后缘可见接触压痕。尤其是右侧磨牙区人工牙磨损明显。右侧咬合平面低于左侧,下颌稍向右侧偏斜。上颌义齿右侧前牙区的基托边缘折裂。下颌义齿后缘,由于人工牙磨损,导致咬合高度降低,咬合接触丧失。但义齿通过前后的接触维持着咬合关系,因此看上去仍仍保持着较好的咬合关系。

现义齿上下颌磨牙区人工牙(树脂牙)磨损明显④。咬合平面成反Monson曲线,前牙区及义齿后缘可见接触压痕。人工牙磨损导致咬合高度降低,咬合接触丧失,通过下颌后缘的磨损与对颌保持接触以维持咬合关系。上颌右侧前牙区义齿基托边缘折裂(**图2-4**)⑤。

(4)研究模型的检查

为了制作研究模型,使用藻酸盐印模材和注射器制取完整的印模,包括所有的边缘及解剖标志。义齿佩戴时的印模,也同样要制取完整。

将获得的研究模型制作成标准模型(**图2-5**、**图2-6**)⑥、⑦,作为咬合抬高、义齿基托边缘设计时的参考。

③ 上下颌牙槽嵴的颌间关系极大程度决定了义齿制作的难易程度,需要仔细检查。

(1)矢状面观察上下颌牙槽嵴是平行呢?还是不平行呢?

(2)冠状面观察上下颌牙槽嵴连线与咬合平面的角度是在75°~115°之间呢?还是>115°或<75°呢?

④ 树脂牙磨损的原因可以分为以下两点。

(1)咀嚼。咀嚼食物时产生的摩擦引起磨损。咀嚼越多的部位磨损越重。

(2)磨牙等。非咀嚼时牙齿与牙齿的接触导致磨损。

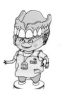

该病例, 6 磨损最严重。全口X线片显示,牙槽骨与牙槽嵴黏膜形态良好,可以提供足够的支持力。

义齿最初制作时设计的覆盖关系决定了磨损的方向。

⑤ 义齿折裂,需要仔细检查其发生的原因。

按照折裂线基本可以将折裂部分完美地对接,即便如此,在粘结之前,还是要将折裂的义齿在口内佩戴并进行检查。

检查基托与黏膜的适合性是否良好,若折裂处产生间隙,则考虑义齿基托不适合,折裂处使用即时聚合树脂等修理后,还需要进行重衬处理。

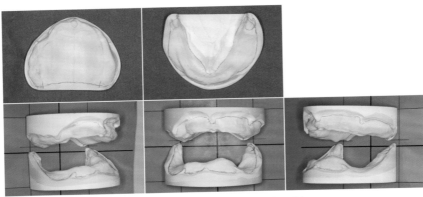

图2-5　无牙颌的研究模型（标准模型）（2009年9月3日）
总体上看，牙槽嵴较为丰满。

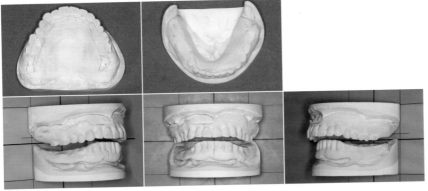

图2-6　带有现义齿的研究模型（标准模型）（同日）
可见较大的咬合间隙，反Monson曲线，义齿基托边缘伸展不足等。

（5）下颌运动的观察

实际观察患者的咀嚼运动，发现下颌的开闭口终末位与牙尖交错位出现"偏移" ，义齿在牙尖交错位锁结（人工牙由于磨损不接触，这是上下颌义齿接触最广泛的位置），无法向前及侧方运动。咀嚼运动可以切断或压断食物，但是磨动（咀嚼运动）较困难。

义齿基托组织面与黏膜面适合性良好，不易脱落。

2. 与技师的沟通

将上述资料与义齿加工单（**图2-7**，尤其是全口义齿病例，相比于诊疗记录，平冈先生更习惯记录于义齿加工单上）一起发送给堤嵩词先生，义齿加工单上记录着患者的现状，通过义齿加工单与堤嵩词先生讨论治疗计划（堤嵩词先生的PTDLABO是商业化的技工所，通过宅急便发送模型等，关于病例的讨论，则通过传真或电话进行）⑨。

讨论的结果是首先调整现义齿，将调整过程中获得的信息用于制作新义齿。此时的目标是"获得合适的咀嚼运动"。

具体来说，必须恢复磨损导致的咬合高度降低，因为在抬高咬合高度的同时形成稳定的咬合，需要进行咀嚼的训练及黏膜面的调整。这样就能延伸义齿基托，提高义齿基托的稳定。将① 稳定的咬合接触，

共通言语

• **标准模型**

标准模型是以日本人牙齿的平均值作为参考，将软组织到模型基底部的距离标准化，使模型的观察更加简单易行。

标准模型还便于形成假想的咬合平面等，并在模型上进行初步诊断及咬合基托的制作。

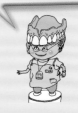

通过标准模型或安装在𬌗架上的模型，可以观察到

• 颌间关系是什么样的

• 该颌间关系与现义齿的咬合平面是什么样的关系等。

可以获得很多的信息。

对存在的问题要进行深入思考，并提出可能的解决方案。

经常咀嚼和咬合，人工牙与食物摩擦后产生磨损，人工牙与人工牙之间的咬合接触减少。不仅是人工牙，甚至连牙槽嵴也会被破坏，失去正中咬合，无法分辨咬合位置。

这还会进一步导致咀嚼循环（咀嚼运动）不流畅，上下颌义齿锁结（Lock），或者下颌出现偏移等情况。

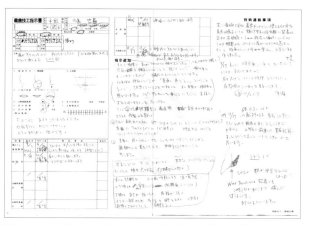

图2-7　义齿加工单上关于建议咬合抬高、义齿基托边缘伸展的说明

人工牙由于咬合磨损导致咀嚼不良，拟定的治疗方案为，在标准模型上将咬合抬高、义齿基托边缘延长，从而获得咬合的稳定。堤嵩词先生建议使用诹访先生的Ken Articulator 𬌗架，将右侧髁球上抬1 mm，将切导针上抬4 mm，在咬合面添加即时聚合树脂制作咬合平板（Splint）来抬高咬合。

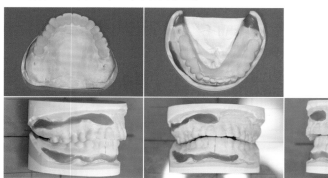

图2-8　制作咬合平板抬高咬合，并对义齿基托边缘进行修整（2009 年 9 月 17 日）

在𬌗架上，通过在咬合面添加即时聚合树脂制作咬合平板，以建立人工牙的功能性咬合，将咬合抬高至可以建𬌗的高度。将基托扩大至覆盖整个磨牙后垫，延伸义齿基托的边缘。

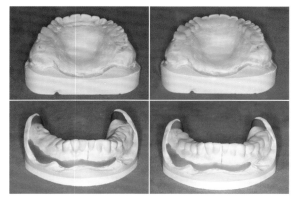

图2-9　现义齿的模型（左）及咬合面做成平板后的模型（右）

制作标准模型进行比较。人工牙磨损形成反 Monson 曲线，咬合面添加即时聚合树脂制作咬合平板以恢复牙冠形态，伸展不足的义齿基托边缘添加石蜡进行延伸。

顺畅的下颌运动；② 义齿基托的稳定，作为新义齿制作时医技共同努力的目标，开始进行治疗。

　　义齿调整时，为了获得假想的最终义齿的形态，在磨损的咬合面上使用即时聚合树脂修复牙冠，做成咬合平板（**图2-8～图2-9**）⑩⑪，义齿基托的调整量在模型上用石蜡表示。

⑨

共通语言

· "看"指的是

　　不是单纯地看，而是认真地观察。大脑中反复回想，思考看到的事物，进行分析和比较。

共通语言

· "写"，将看到的东西写出来

　　将感受、思考与理解写出来。一看到写的内容，在主观及客观上就如同看到事物本身一样。

　　义齿加工单的书写十分重要。诊疗记录是写给自己看的内容，而义齿加工单是医技沟通的重要文件，其书写应使用与口腔技师相通的语言。

　　看到文字就知道自己的感受，就像记日记一样。

⑩

　　义齿的固位力、支持力与黏膜面保持良好的关系（=适合性良好），义齿基托面积越大，越不容易出现异物感和脱位力。

　　因此，抬高咬合、扩大义齿基托边缘时，若患者同意，可以在现义齿或者旧义齿上操作（若不同意则可以制作复制义齿），在模型上进行改善。

　　经验丰富的医生，虽然会在口内用即时聚合树脂等直接修理义齿，但最好先在模型上进行部分调整才更易于理解。

　　如果人工牙的磨耗导致咬合面呈现出倾斜的形态，则以残留的形态以及磨损较小的牙为参考，或者是以全新的人工牙为参考制作咬合平板（Splint），起到恢复咬合的作用。

⑪

　　制作咬合平板，可以恢复因磨损而失去的咬合面形态。

　　我明白了用蜡恢复义齿基托边缘的形态的用意了。

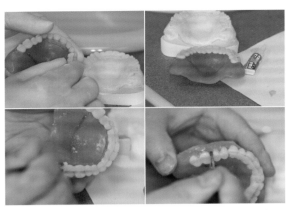

图2-10 临床上进行咬合面调整（2009年9月17日）
将义齿的咬合面抬高后，让患者佩戴，并在临床反复添加树脂进行调整。

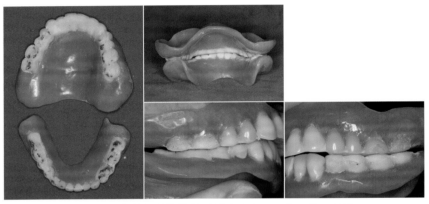

图2-11 咬合面及义齿基托边缘修整后的义齿（2009年9月17日）
前牙区添加树脂保持接触，磨牙区也有稳定的咬合接触。

检查后的治疗流程

1. 对现义齿进行调整，以便进行咬合治疗

时间：2009年9月17日。

首先，向患者解释需要对咬合面进行修整以便后期进行咬合治疗；然后，使用即时聚合树脂对咬合面进行添加和调整，大约耗时1小时，这是减轻患者负担的好办法。

对咬合面的功能形态进行调整，去除早接触，确认前方、侧方运动顺畅后诊疗结束，患者回家。咬合高度抬高的幅度，应在患者可以接受的范围内。以标准模型的平均值为参考，从软组织的标志点推测咬合高度的可接受范围（**图2-10**）。

时间：2009年9月26日、10月2日。

进食方面，与治疗前相比，患者感觉没有太大的差别。调改下颌左侧磨牙区，减轻因咬合导致的溃疡。告知患者，为了获得充分的咬合支持，需将义齿基托延长。然后，在口内直接进行上颌义齿的修理，下颌义齿在模型上用树脂制作咬合平板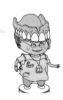。

(12)
标准模型的应用（第三章第三节"标准模型的制作"参照第112页）。

义齿调整时，最好按照咬合面→组织面的顺序进行。

该病例，在义齿基托边缘延长后，组织面涂布黏膜调整材（COE-SOFT）后进行咬合调整。

义齿的表（咬合面）与里（义齿基托的组织面），无论哪一面都可以称为关节。

"表"是人工牙与人工牙的接触形成的关节。

"里"是义齿基托组织面与黏膜面形成的关节。

(13)
义齿的改造，对于经验丰富的医生来说可能是十分简单的，但是对于我这种经验不足的医生来说还是很难啊。

即使这样，使用树脂制作咬合平板的方法，对于经验不足的医生来说，也是很容易掌握的方法呢。

时间：2009年10月6日至26日。

将轻微溃疡处、树脂修理后的粗糙部分、咬合面的早接触等部位进行细致的调整。患者的舌体没有感觉不适，也没有黏膜疼痛的抱怨。在允许的范围内，尽量将上颌结节颊侧的义齿基托边缘逐渐延长（**图2-11**）。

佩戴2周后，患者对咬合抬高适应良好，但观察到开口运动不稳定的现象。仔细观察口内情况，上下颌后牙几乎没有咬合接触，前牙区呈现出深覆盖（**图2-12**、**图2-13**）的状态。也就是说，在这2～3周的时间内，下颌向后方移动了。

这可能是因为咬合抬高后，髁突慢慢回到原有的位置，将正中𬌗位调整至闭口的终末位。将记录口内颌位关系的上下颌义齿安装于𬌗架上，使用即时聚合树脂调整，将上颌磨牙的咬合面内收，下颌磨牙外展，调整咬合接触。前牙区，在下颌人工牙的唇侧添加树脂，形成1mm的覆盖（**图2-14**～**图2-16**）⑯⑰。调整后，再次确认患者的开闭口运动及前伸、侧方运动状态有无异常。

大多数的修理在临床进行，因此磨光面不甚光滑，使用即时聚合树脂制作的咬合面也更容易磨损。告知患者，可以开始进行最终义齿终印模的制取及颌位关系记录了。

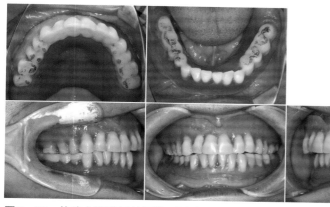

图2-12　从咬合调整开始至第4周时，口内的情况（2009年10月22日）
磨牙区咬合不稳定，前牙区覆盖过大，可能是咬合时下颌向后方移动所致。
与图2-4（第33页）的正面观相比较，上下颌中线基本一致。

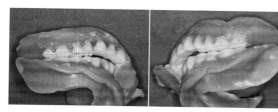

图2-13　义齿上下颌的咬合情况（10月22日）
前牙覆盖为8.8mm，过大；磨牙覆盖（咬合接触面积小）也过大。

14

对于初学者来说，咬合面与组织面的调整无法一次完成是十分正常的。这时，可以分次进行操作。一次过度的调整，也会让患者有很大的负担啊。

果然确认患者的主诉与需求是关键呢！只有确认了需求，口腔医生才能决定如何进行治疗。

15

抬高咬合高度，咬合时下颌前伸的问题得到解决。

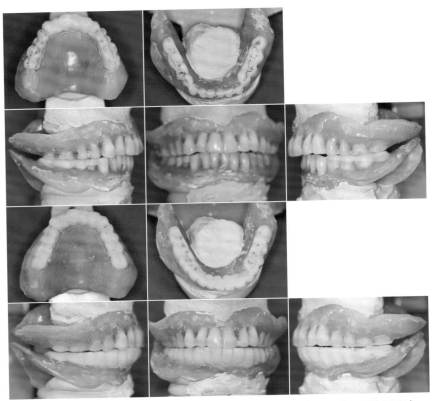

图2-14、图2-15　按照患者的咬合习惯进行义齿的调整（2009年10月26日）

义齿安装于𬌗架上，使用即时聚合树脂调整，将上颌磨牙的咬合面内收，下颌磨牙的咬合面向颊侧拓展。前牙区，将树脂添加在下颌人工牙的唇面，形成约为1mm覆盖。

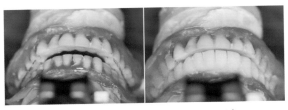

图2-16　调整前后的覆盖情况（10月26日）

覆𬌗1mm，覆盖2mm，调整前牙的覆盖使前牙具有稳定的接触。

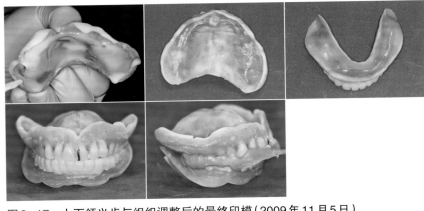

图2-17　上下颌义齿与组织调整后的最终印模（2009年11月5日）

上颌佩戴1日，下颌佩戴3日后制取的动态印模。

 16

在临床进行的图2-14~图2-16的义齿调整。

相对于蜡，即时聚合树脂是口腔医生更常使用的材料。比石膏或蜡使用的机会更多，义齿形态的稍微调整，利用午休时间在临床就可以完成。

 17

下颌义齿的前牙呈现向前调整的趋势，如果在上颌前牙的舌隆突处添加即时聚合树脂，也可以恢复咬合，但是：

- 合适的牙列位置
- 准确的正中𬌗位
- 合适的覆盖
- 合适的覆𬌗

很难同时获得。

 18

组织调整剂的黏性（流动性）可以调整，因此在使用时，应根据实际需要进行相应的调整，这点十分关键。

（1）流动性较高的状态（初期流动性：奶油状＝涂布于托盘上，放入口内）……无压的，不对黏膜产生变形＝ 印模材 使用

（2）、（3）黏弹性的状态……可以缓冲压力，使应力均匀地传递（均一的功能性压力、缓解疼痛）＝ 黏膜调整材 使用

（4）密闭型，与黏膜一起产生变形＝ 动态功能性印模材 使用

即最终印模，是将组织调整剂（下图）混合后，在具有流动性的液体状态下进行制取。

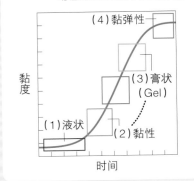

38

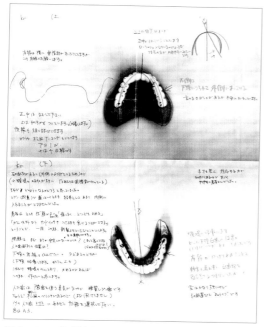

图2-18　印模制取后,将义齿寄给技师时附加的笔记(2009年11月5日)

将义齿复印在纸上,在纸上记录前牙的位置、方向、排列等人工牙的信息。

图2-19　堤嵩词先生的笔记(2009年11月17日)

对平冈先生的疑问、希望等做简短的回答。

2. 终印模制取与颌位关系记录

时间:2009年10月29日至11月5日。

整体上没有什么问题了,开始进行上下颌义齿终印模的制取。

将上下颌义齿作为印模托盘,细节修整后,使用组织调整剂(松风)进行黏膜的调整和动态印模的制取(**图2-17**)⟨18⟩⟨19⟩

第二日,患者来院时,首先检查确认印模状态有无问题,使用颌位关系记录材料进行颌位关系记录。为了确认义齿间隙,使用注射型3M Imprint Ⅱ从口角注入观察。

在义齿上标记中线,并将义齿复印,在纸上标记出希望修整的部位(**图2-18**),将作为终印模的义齿、颌位关系记录、照片记录、义齿加工单等全部寄给堤嵩词先生。此时,将① 黏膜面的印模,② 可能的咬合高度,③ 上颌中切牙的位置,④ 现有义齿使用的状态,这四点信息一同寄送,同时,也诚实地传达"虽然我不认为此时下颌基托形态是最好的状态,但目前治疗只能到此为止了"等信息。

3. 蜡型义齿试戴

时间:2009年11月17日。

堤嵩词先生寄来的工作模型安装在𬌗架上,人工牙排列完成,位于基础基托上。此外,还附有堤嵩词先生的笔记(**图2-19**)。笔记上简单列出一些要点,内容如下。

⟨19⟩

组织调整剂有两种用途:① 黏膜状态的调整;② 义齿制作时用作动态的印模材。这里使用的是用途②。

动态印模不需要上下颌同时制取。诊疗中和患者约定时间进行即可。

共通言语

· 动态印模

所谓动态印模,就是在旧义齿或治疗义齿上放置具有长时间持续流动性的印模材或是黏膜调整材,用其记录与义齿基托接触的黏膜面在日常行使功能时的动态形态。

以前,常规使用的是口内温度下具有黏性的印模膏(GC)等材料,但近年,多数情况下会使用组织调整剂类的黏膜调整材。使用时,术者对义齿基本形状的掌握以及组织调整剂厚度和流动性的控制等十分重要,咬合关系对其也有很大的影响。

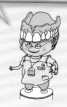

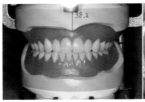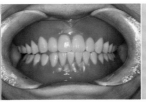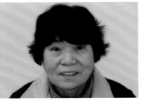

图2-20 蜡型义齿的试戴（2009年11月17日）
殆架上与口内试戴的情况。下颌向左侧偏斜。

图2-21 试戴后堤嵩词先生的意见（2009年11月18、19日，传真）
确认现状与目标，简述试戴的问题等。

⟨20⟩
图2-20的蜡型义齿，殆架上和口内试戴的区别你看出来了吗？

安装在殆架上的义齿上下颌中线是对齐的，但在口内佩戴时，下颌向左侧偏斜。

是呢。将旧义齿以及现义齿进行最少量的调整，并将该义齿作为治疗义齿（作为印模和颌位关系记录）用于新义齿的制作，之前义齿的信息果然影响了新义齿的制作。

⟨21⟩
与口腔技师的沟通还包括费用的问题。

技师的材料费、时间等，要坦率明白地说出来。清楚告知制作过程中产生的费用等，使口腔医生有费用的意识，这也是一项重要的共识。

蜡型义齿制作前需要注意：① 舌侧空间的扩大；② 原有天然牙植立的情况；③ 左侧偏侧咀嚼习惯，下颌向右偏斜等情况，然后再制作蜡型义齿、进行蜡型义齿的试戴（**图2-20**、**图2-21**）。若无问题，再进行最终硬质树脂人工牙义齿的制作。

新义齿的试戴

时间：2009年11月30日。

新义齿佩戴（**图2-22**）。义齿的组织面与咬合高度合适。患者立

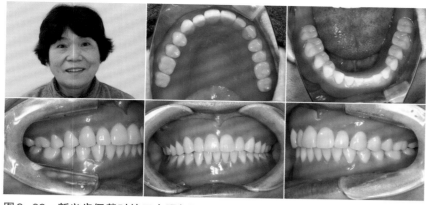

图2-22　新义齿佩戴时的口内照与面貌（2009年11月30日）
患者觉得没有什么问题，但此时下颌向左侧偏斜。

刻感受到与之前义齿的差别，这也是理所当然啦，佩戴的感觉很好。

时间：2009年12月1日。

义齿佩戴后第二天，患者兴奋地表示，"像柿子一样圆形的东西也可以吃了！以前都是小口小口地慢慢咬，现在可以大口大口地吃了，大米饭也好好吃！好香啊！改变这么多，真令人惊喜！"将患者的感觉整理如下：

- 牙齿的切割能力良好，不用费力咀嚼
- 味觉改善，品尝到以前感受不到的味道
- 与之前义齿大不相同

患者非常满意。从患者的反馈，可以得到这样的启示，即人工牙的形态及排列位置等可以改变患者的主观评价。

咬合高度、人工牙排列、义齿基托组织面以及磨光面等㉓，是义齿重要的组成部分，应与技师密切配合，共同完成。

时间：今日（2014年8月），回顾整个义齿的治疗过程。

这段时间，平冈先生经历了较多的理想与现实中的治疗。为了制作出患者所需要的"良好的可以使用的义齿"，在各种各样的演讲、书籍、杂志上学习到，美观的、左右对称的义齿是理想的义齿。然而现实的感受是，根据患者的反馈，将旧义齿调整，"虽与理想状态不完全一样，但患者可以很好地接受"，小心谨慎地一步一步地进行治疗。

当时，作为口腔医生，在临床上很重视与患者的沟通，虽然觉得时机还不成熟，但内心里一直在疑惑，"如果现在不制作新义齿，到底什么时候才能制作呢？"

经验稍微丰富一些后，平冈先生更多地关注调整是否充分，同时认真地倾听患者真实的想法，并仔细观察患者在各个时间点的反应，关键是在下次操作之前确定进一步的治疗方案。制定全口义齿的决策，很多时候需要"心脑并用"。

㉒

良好的咀嚼，不仅能提高咀嚼效率，也改变了食物味道的感受呢。

不仅通过"咬断食物感受到味道"，而且还通过咀嚼碾碎食物来品尝味道，为了将食物碾碎，不仅咬合面要充分接触，还要形成充分的排溢道，才能将食物的味道挤压出，并与唾液混合，从而提升味觉。

㉓

义齿基托表里成为一个整体以行使功能，与黏膜的关系为不紧不松、适当贴合，并且咬合不高不低，上下颌形成良好的咬合关系。

满足审美的基础上，义齿还应满足咀嚼或发音等功能，舌体、唇颊黏膜对人工牙的排列具有重要的作用。也就是说，相对于咬合，首先将人工牙设计在颊舌运动自如的位置，这一点非常关键。

舌体将食物运送至咬合面，避免落入颊部，下颌运动时，人工牙与人工牙之间的接触将食物咬断、咀嚼、碾碎。并在下颌的反复运动中与唾液充分混合，将食物中的味道挤压出来，这就是咀嚼循环。

四、第一副义齿佩戴后的复查→第二副义齿的初诊

▌第一副义齿佩戴后的复查

2009年11月末佩戴新义齿（本院调整后的第一副义齿）后，每3～6个月定期复诊检查（**图2-23**）。

患者可以舒适地使用义齿，也能认真地清洁（每次进食后清洗，夜间放在清洁剂中浸泡）。定期复查时发现，上颌义齿磨牙区颊侧有牙结石，因此用柠檬酸进行专业清理去除牙结石。

1. 观察过程中的要点

定期检查的目的是确保使用中的义齿没有问题，并进行清洁等，同时观察患者是否可以很好地使用义齿。主要观察以下三方面。

- 咬合：正中𬌗位（咬合、咀嚼的位置）是相当宽的区域。义齿使用一段时间后，正中𬌗位是患者能接触的舒适的咬合位置吗？虽然患者表示，"在任何位置都可以咀嚼了"，但是实际上一定要有一个咬合最稳定的位置，即髁突稳定的位置㉕㉖。

- 义齿基托的形状：由于旧义齿基托的伸展及调整不充分，下颌义齿基托外形左右对称性不佳（**图2-23**、**图2-24**）㉗～㉙。这种状态，在使用过程中真的没有什么问题吗？——由于时间等原因无法对旧义齿进行充分调整，作为术者有些遗憾。

- 人工牙的磨损：在佩戴时完全没有预料到，但在佩戴3个月时观察到 $\frac{6}{6}$ 的咬合接触较弱（**图2-23B**）。在佩戴后的第7个月，50 μm厚度的咬合纸可以轻松拉出（**图2-23C**）。由于旧义齿（之前那副）人工牙磨损明显，因此也特别注意观察这副义齿树脂牙的磨损情况。人工牙的磨损会导致颌位变化。

2. 观察功能运动时的颌位

从以上几方面对该病例进行观察与讨论，在Posselt图上，牙尖交错位与开闭口终末位一致㉖，在放松状态下进行Posselt功能运动，观察颌位并用照片与模型进行记录。

- 关于咬合：佩戴初期，上下颌中线相对，呈现出一致的关系，但也出现过向左约1.5 mm的偏斜。佩戴约3个月时中线一致，因此可以推断，旧义齿的颌位基本正确。只是，有些人叩击点与正中关系位一致，也有人叩击点在正中关系位前后左右约1 mm的较大范围内。对于该患者，我们认为正中𬌗位不是病理性的状态，而是在生理性的范围内。

㉔ 柠檬酸清洁义齿，在250 mL、40℃左右的温水中加入一勺柠檬酸，将义齿浸泡5～10分钟，牙结石软化后，用探针或者牙周刮治器将牙结石去除。由于用硅橡胶磨头等调磨时基托容易受损伤，尽量不使用慢机打磨。

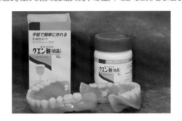

㉕ 对于义齿来说，建颌的目标是生理性的髁突中心位与人工牙的牙尖交错位一致。

㉖ **共通言语**

- **Posselt图形**[1]

1952年Posselt发表的，以切点的运动轨迹来反应下颌运动的特征，将切点在矢状面和水平面的运动轨迹相叠加，形成立体的下颌边缘运动范围的图形。

重点在于这一"立体的"图形，也是哥特式弓描记板在不同高度下所获得的水平面形态的叠加。

这一图形还可以将下颌息止颌位、正中关系位、牙尖交错位、习惯性开闭口路径等的意义、概念及相互的关联性表示出来。

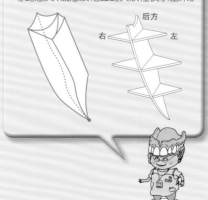

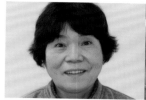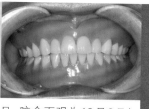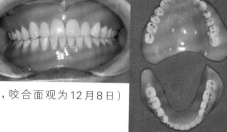

A. 佩戴后（2009年11月30日，咬合面观为12月8日）
可见中线偏斜

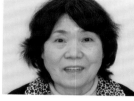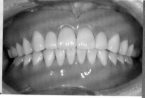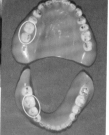

B. 约3个月后（2010年3月18日）$\frac{6}{6}$的咬合接触较弱。
中线一致

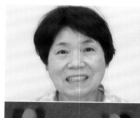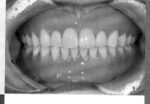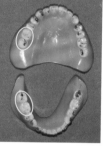

C. 约7个月后（2010年6月29日）$\frac{6|}{6|}$咬合接触更弱。中线一致

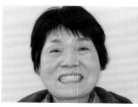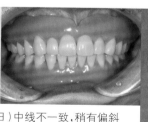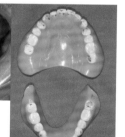

D. 约1年后（2010年12月1日）中线不一致，稍有偏斜

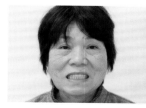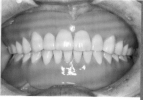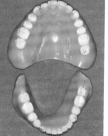

E. 约2年后（2011年12月7日）中线一致

图2-23　第一副义齿佩戴后的经过

■ 关于义齿的左右对称性

　　人类的身体左右虽然并非完全对称（Symmetric），但人类的眼睛、头颅左右基本对称，保持着平衡的美感。对于功能良好的义齿来说，因为并非完全对称，常常看起来感觉不完美或不舒适。

　　具有美感的对称以及稍稍不对称（故意设计成左右不对称）的义齿基托，其印模的制取不是通过印模获得（Impression Taking），而是通过印模塑造（Impression Making）来进行。也就是说，术者要以"特定的方式"来制取印模。

　　想要获得印模塑造的技能，术者不仅需要掌握牙齿的形状，将人工牙制作得如同自己的牙齿一样，还要正确掌握具有良好美学效果的牙列形态以及牙龈、口腔前庭沟的形态。

(28)

　　无牙颌的口腔前庭沟与口底的被覆黏膜，由于牙齿及咀嚼黏膜的缺失，导致原有的口内空间发生变化，口腔本部为了适应牙列缺失后的生理状态，产生适应（Adaptation）变化，形成左右非对称形态。

　　如果出现上述情况，就需要先使用组织调整剂这样的材料先将适应后的形态恢复后，再进行印模的制取和模型制作。

　　这就是进行组织调整与使用治疗义齿的适应证吧。

　　是呢。使用治疗义齿的过程中，可以诊断义齿的功能与形态，并对治疗效果进行评价，因此，对于术者来说，面对较困难的病例时，治疗义齿是一种很有意义的选择。

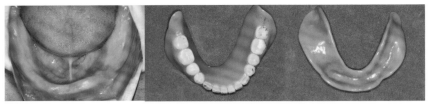

图2-24　左右形状不对称的下颌牙槽嵴与下颌义齿（本照片是义齿佩戴2年后的情况）㉗～㉙

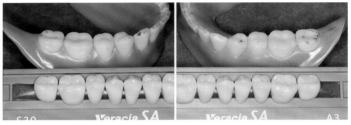

图2-25　佩戴2年后，下颌磨牙区人工牙的情况㉛

咀嚼导致树脂牙出现明显磨损，$\frac{6}{6}$无咬合接触。下图为同类人工牙的新品（Veracia）。

㉙ 要想获得义齿外形的平衡（Balance），必须对口腔前庭沟与口底被覆黏膜进行印模塑造。

制作出不长不短、不厚不薄的功能形态。

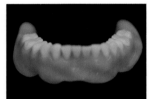
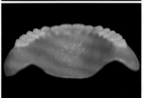

▲ 食物导致人工牙磨损，形成反Monson曲线（Anti-Monson）。

- **关于义齿基托的形态**：义齿基托的外形左右不同，担心使用过程中可能不合适，但患者并没有表示不满。

该患者的适应性极强。"人类之所以为人类，是因为人类可以使用工具"，但是每个人的适应性都是不同的，差别很大。该患者就属于适应性较强的人。咀嚼时无问题。用山本先生的全口义齿咀嚼效率判定表㉚进行检查，结果也是所有食物基本都可以吃。

- **关于人工牙的磨损**：人工牙的磨损非常快。分别在3个月、6个月、1年、2年时进行观察，发现牙尖（主要发生在上下颌进行咀嚼的功能尖）出现渐进性磨损，清晰可见（**图2-25**）㉛。虽然硬质树脂牙的材质不断提升，但因磨损等原因，依然有其使用年限。根据该患者的咀嚼力、生活饮食习惯，我们可以推断出义齿的使用年限约为2年。

另外，由于旧义齿磨损严重，导致咬合高度降低、下颌向前移位。对患者来说，保持适当的咬合高度可以维持咬合的生理性健康。

询问了患者的饮食习惯等，没有特殊的喜好，也没有职业上特殊的咬合习惯（频繁进食酸性食物，或是像木匠一样含着钉子，口内也并未处于酸性环境，也没有咬紧牙的习惯）。

㉚ 山本为之先生的判定表，主要针对城市患者进行判定（译者注：详见第89页图2-95）。

不同地域的患者，日常饮食的种类及制作方法不同，因此对患者进行咀嚼评价时，需要考虑各地域饮食习惯的差异。

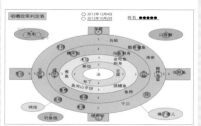

3. 决定再次制作全口义齿

由于关注到短时间内人工牙形态的变化，但是在佩戴后2年内定期检查期间，平冈先生也说过"人工牙是有使用年限的。但将使用舒适的义齿再次制作其实是非常困难的，需要谨慎考虑"，患者仍表示出重新制作义齿的兴趣。

丰田等人提出，"全口义齿修复的临床意义"是：① 对疾病变化的预防以及健康状态的维持；② 异常状态的检查与治疗；③ 形态与美观的改善与恢复；④ 功能的改善与恢复；⑤ 精神抑制的解放与社会生活的恢复等[2]。

该患者60多岁依然保持年轻的状态，为了能够长期维持这种状态，平冈先生认真考虑后决定继续维持现有的咬合高度，对人工牙的磨损等进行处理，经过2年6个月后，为了再次制作新的义齿，决定开始进行治疗。

为了重新制作全口义齿，开始治疗

> **病例概要**
>
> 再次就诊：2012年7月17日
> 患　　者：64岁的女性
> 主　　诉：人工牙超过使用年限，希望制作新义齿
> 医学特殊事项：无。健康年轻
> 职　　业：无业（之前在邮局从事相关工作。现从事农业）
> 性　　格：个性开朗健谈，非常配合治疗

1. 新义齿的制作目标："制作咀嚼功能良好的义齿"

对于患者来说，新的全口义齿的制作目标是保持合适的咬合高度，制作咀嚼功能良好的义齿。因此使用的方法是：① 为了减少咬合高度的变化，人工牙使用陶瓷牙；② 陶瓷牙的调整较为困难，初期先使用树脂牙制作治疗义齿（临时义齿），进行功能性调整后，形成合适的最终义齿的形态；③ 将义齿的形态等（基托大致的形态）以及将来的变化告知患者，让患者了解。

2. 再次治疗开始前的检查与诊断

患者健康年轻。全身健康良好。可以按时复诊。

口腔剩余牙槽嵴吸收不甚明显，咀嚼黏膜尚可。2009年12月佩戴义齿后，使用良好，可以认为患者的适应能力良好（**图2-26**～**图2-29**）㉜～㉞。

模型是检查与诊断的关键，关于模型的制作会在后文详细描述。

根据"全口义齿病例难易程度评估表"，结合检查结果，对该病例的难易度进行分析（**图2-30**），可以判断出该病例能够制作出比现义齿更好用、更耐用的义齿，于是开始治疗。

㉛

你是如何理解不同种类人工牙磨损的呢？

人工牙易磨损程度的排序为，树脂牙→硬质树脂牙→陶瓷牙。造成磨损的原因可能是：① 食物中的纤维性物质对人工牙咬合面的摩擦造成磨损；② 咬合习惯造成上下颌人工牙之间的摩擦；③ 酸蚀等。

是呢。不同种类人工牙易磨损程度各不相同，咬合越好的义齿越容易造成人工牙的磨损。陶瓷牙以及金属牙能够抵抗咀嚼时食物产生的较大摩擦力，但是患者若有紧咬牙或者夜磨牙习惯，即使陶瓷牙也会有风险。

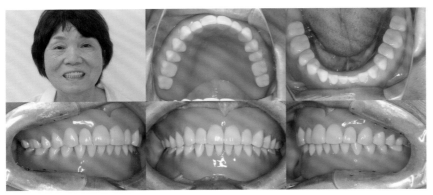

图2-26 全口义齿佩戴2年7个月后，再次就诊时的面貌与口内照（义齿佩戴时）（2012年7月17日）

义齿的固位、稳定尚可，人工牙磨损明显，但患者已经习惯。

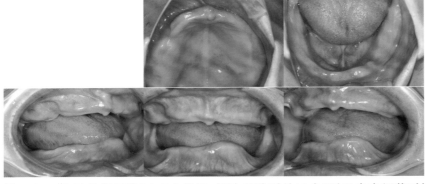

图2-27 全口义齿佩戴2年7个月后，再次就诊时的口内照（义齿未佩戴时）（2012年7月17日）

无特别的变化，黏膜状态健康。

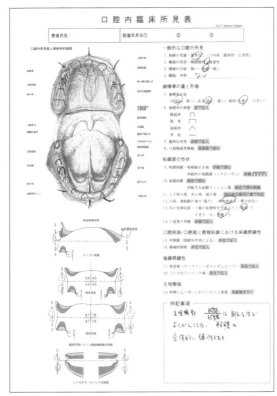

图2-28 全口义齿佩戴2年7个月后，再次就诊时的口内临床检查表

32
　"口内临床检查表"如图2-28所示，咀嚼黏膜的部分为红色，被覆黏膜部分为绿色。黏膜的形状不同，因此印模的制取方法也不一样，用图表的方式来表示，使术者更清楚地意识到两者的区别。

33
　经验丰富的口腔医生，见到患者之后，大脑中已经有如图2-28、图2-29的印象了。但是，对于经验不足的医生来说，需要通过图示以及文字的方法记录获得的初步印象。

　是呢。全口义齿体积庞大，与口腔周围组织的大小及形态密切相关。因此在印模制取之前，需要将口内检查与X线片等信息整合，才能形成全口义齿大小及形态的概念。

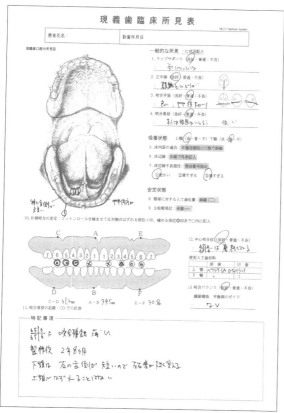

 34

通过检查，才能充分了解现状，找到问题所在，对现义齿进行正确地调整十分关键。

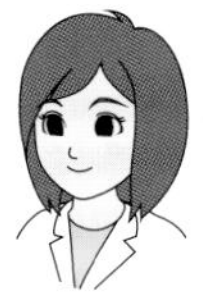

图2-29　全口义齿佩戴2年7个月后，再次就诊时的现义齿临床检查表 �33 �34

 35

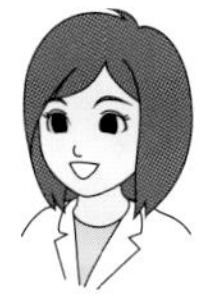

判断出难易程度不高时，心里就会想着，很好，能做到！

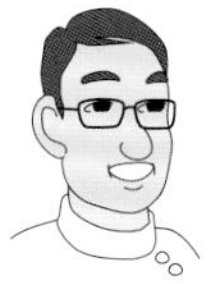

	①	②	③ 颌间关系		④	⑤	⑥	⑦ 其他：
	牙槽嵴	黏膜	矢状面	冠状面	舌体与口腔周围肌肉	咬合	唾液	有无麻痹、精神不安、饮食习惯等
1 良好	上颌：•牙槽嵴：丰满•合适的倒凹 下颌：•基托面积：足够	上颌：•咀嚼黏膜：充分•具有良好的弹性	•平行•Ⅰ类	•平行	舌体 大小合适，位置正常 口腔周围肌肉 口腔前庭具有充分的空间	•正中殆位：稳定（集于一点）•肌位、牙位一致	•黏结性•适量	
2 较好	上颌：•牙槽嵴：尚存•无倒凹•基托具有一定的面积 下颌：	上颌：•咀嚼黏膜：具有•弹性：具有 下颌：	•基本平行	•基本平行	舌体 稍大、位置正常 口腔周围肌肉 口腔前庭具有一定的空间	•正中殆位尚稳定（1mm程度的偏移）	•黏性•基本合适	
3 稍有难度	上颌：•牙槽嵴吸收•存在无法利用的大倒凹 下颌：•基托面积：小•颌骨：无明显吸收	上颌：•咀嚼黏膜：不足•松软牙槽嵴：较少•弹性：不足 下颌：•具有骨隆起	•稍有倾斜•Ⅱ类	•稍有倾斜	舌体 稍大、稍后缩 口腔周围肌肉 部分紧张	•正中殆位：稍不稳定（2mm程度的偏移）•滑动型（肌位、牙位不一致）	•无黏性•基本合适	
4 困难病例	上颌：•牙槽嵴：吸收明显•无倒凹 下颌：•基托面积：小•颌骨：有	上颌：•咀嚼黏膜：不足•松软牙槽嵴：中等程度 下颌：•弹性：无	•后方具有滑走区（Ski Zone）•Ⅲ类	•反殆•左右吸收差别较大	舌体 较大、舌后缩 口腔周围肌肉 部分紧张，口腔前庭较浅	•正中殆位：一定程度不稳定（3mm程度偏移）	•浆液性•不足	
5 疑难病例	上颌：•牙槽嵴：无•倒凹：无•基托面积：极小 下颌：•颌骨：较小	上颌：•基本都是被覆黏膜•松软牙槽嵴：重度•非常坚硬的黏膜•上腭具有较大面积的浮动性黏膜 下颌：	•上下颌都是前方吸收	•上颌高度狭小倾斜大	舌体 肥大 口腔周围肌肉 紧张度高，无口腔前庭	•正中殆位：不稳定（4mm程度偏移）•肌位、牙位严重不一致	•口腔干燥症	

图2-30　该病例的固位力与支持力，基于咬合的诊断"全口义齿病例难易程度评估表" ㉟

各项指标应用于判断全口义齿制作的难易程度。咬合问题应考虑使用治疗义齿。

当然，不是说通过检查诊断就可以很好地完成治疗，而是能通过这个表格，准确分析病例的难易程度，对治疗效果进行预判，从而进一步提高疗效。对于术者来说，治疗开始以前能准确地判断义齿制作的难易程度，具有重要的临床意义。

治疗过程中即使出现变化，只要按照预判的难易程度进行，术者就可以轻松应对，这也是平冈先生的经验。

但是，这张"全口义齿病例难易程度评估表"只是估算，其内容也是根据术者的主观印象进行记录，往往没有绝对的标准。那么病例的治疗会不会如我们想象的那样顺利呢？

五、治疗义齿的初印模：标准模型的制作

▌治疗义齿是……

为了给该患者再次制作新的全口义齿（以下称为第二次治疗），经过了使用治疗义齿的过程，制作出与咬合相适应的形态及功能的最终义齿。

● 为什么有必要使用治疗义齿呢？

口腔的修复体，是恢复缺失的天然牙及其缺损组织的人造物，是兼具功能与美观的一种修复方式。同时，也是为了满足人类需求而制作的工具。

在制作满足各种条件的最终作品之前，先制作试用品并不断改进，以满足患者和术者的需求，最终为患者提供更好的商品。治疗义齿就是义齿"制造业"的一种试用品。

本病例中，患者在使用过程中似乎没有出现任何问题，只是逐渐出现人工牙的磨损（咬合磨损），考虑到义齿基托边缘形态以及咬合高度并不是患者本身固有的，决定先使用治疗义齿进行治疗。

▌治疗义齿的初印模制取

时间：2012 年 7 月 20 日。

印模制取时获得黏膜的形态十分困难。对容易变形的黏膜组织进行印模制取时，是要获得黏膜面的实际形状？还是获得黏膜下方骨组织形态？义齿基托边缘是否也包含口腔前庭沟及口底黏膜的形态？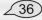

由于很难从黏膜面上复制出功能性义齿的形态，本次印模制取时尽量避免产生压力，获得黏膜原本的形态，于 2012 年 7 月 20 日制取初印模。

1. 使用器材

● 成品托盘：上颌为网状托盘（Hayatsu），下颌为 Schreinemakers 托盘（Yoshida）

● 软蜡片（GC）

● 藻酸盐印模材（Morita）

● 自动调拌器（GC）

首先，口腔医生临床操作的步骤包括

● 检查、诊断

● 印模制取（初印模、精密印模）

● 颌位关系记录（垂直向、水平向）

● 蜡型义齿的试戴（功能性、美观性）

● 终义齿的佩戴

● 咬合调整

请尽量避免遗漏。

不仅仅要将各个步骤完成，而且还要充分理解每个阶段的工作意义和重点并正确操作。

是的！

印模制取的目的是复制全口义齿基托形状与黏膜面的关系，制作出不大不小、不松不紧、能充分发挥功能的义齿。

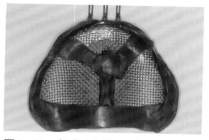 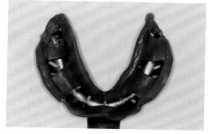

图2-31　托盘（上颌：网状托盘，下颌：Schreinemakers托盘）上制作止点
使用软蜡片（GC）形成托盘的边缘以及在坚硬的黏膜部位轻轻加压。托盘边缘基本充满口腔前庭。

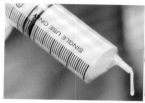 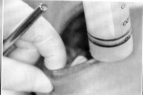

A,B. 在商品说明书的基础上，多加20%的水使藻酸盐印模材更加柔软，使用注射器注入口腔前庭及口底处 ⁀38

C. 在托盘上也放置适量印模材，口内就位后，等待其固化。完全固化前避免施加较大的压力

图2-32　初印模的制取

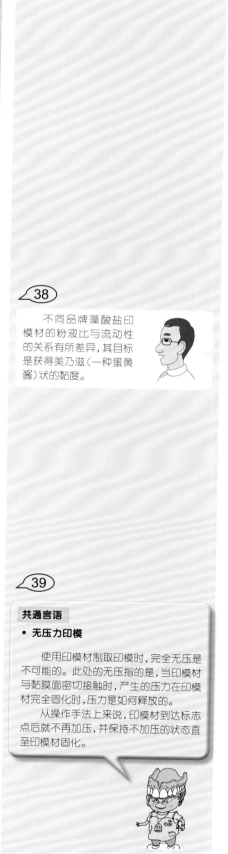

⁀38

不同品牌藻酸盐印模材的粉液比与流动性的关系有所差异，其目标是获得美乃滋（一种蛋黄酱）状的黏度。

- 称重器（Tanita）
- 注射器50 mL（Terumo）
- 量筒
- 水

2. 初印模制取的步骤

在商品说明书的基础上，多加水调整粉液比以获得更为柔软的藻酸盐印模材 ⁀38，放在成品托盘上。

（1）**成品托盘的选择**：口内视诊，选择大小合适的成品托盘并进行试戴。

（2）**在托盘上制作止点**：重要的是获得黏膜面本身的形态，尽可能制取无压力印模 ⁀39。因此，需使用柔软的藻酸盐印模材，为了将托盘放置在适当的位置，需要制作止点（**图2-31**）。

- 止点一般位于与骨紧密附着的咀嚼黏膜上坚硬的部位（腭部、牙槽嵴上坚硬的部位），共三处，以获得托盘的稳定。

- 为了使柔软的藻酸盐印模材具有一定的厚度，在腭部及牙槽嵴坚硬的部位放置口内温度下可以变形的软蜡（GC）。

- 在腭部或牙槽嵴较硬的部位将软蜡按压成一定的形态，然后将其置于冰水内冷却，制作止点，以获得托盘的稳定。

- 再将软蜡片切成4 mm的宽度形成托盘的边缘，将其调整至比前庭沟短1～2 mm。

⁀39

共通言语

- **无压力印模**

使用印模材制取印模时，完全无压是不可能的。此处的无压指的是，当印模材与黏膜面密切接触时，产生的压力在印模材完全固化时，压力是如何释放的。

从操作手法上来说，印模材到达标志点后就不再加压，并保持不加压的状态直至印模材固化。

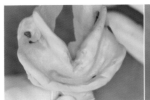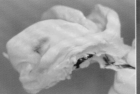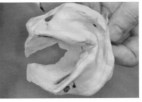

图2-33　下颌无压力初印模的制取（2012年7月20日）
避免过度与不足，使用藻酸盐印模材尽量在无压力的状态下获得标志点的形态。
右侧用铅笔确认黏膜面的标志点。

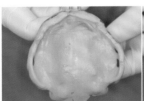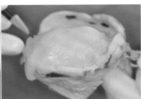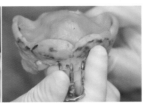

图2-34　同上，上颌无压力初印模

- 为了避免黏膜受压变形，检查口腔前庭处托盘边缘的形态。柔软的藻酸盐印模材不能塑形，因此托盘边缘的形态要尽量与前庭沟形状一致，避免印模伸展不足。

（3）**使用注射器将印模材注入口内——托盘就位**：口腔前庭沟底与口底、较深的腭中缝等部位，可以先使用注射器注入一些印模材，然后再将盛有藻酸盐印模材的托盘，轻轻地放入口内就位（**图2-32**）。进行肌功能修整，获得边缘的形态。

（4）**无压力印模**：印模材放入适当的位置后，在无压力的状态下等待印模材固化。

印模上黏膜面的细微形态清晰可见。使用柔软的藻酸盐印模材制取印模时，一定要避免加压[39][40]。

印模制取时，为了防止托盘偏移，需要制作止点，以保证托盘位置的稳定，并实现印模制取的目的。

（5）**托盘的取出**：托盘取出时，如果产生了较大的脱位力就会导致印模变形。托盘取出时应用气枪从边缘吹入空气，避免印模从口内取出时产生较大的脱位力。印模材柔软脆弱，需要十分小心。

口腔黏膜柔软纤细，操作稍有不当就会产生溃疡，印模的变形会影响到后续修复体制作的精度，因此印模制取是关键的步骤，初印模作为最初模型的基础，需要格外注意[41]。

（6）**印模面的确认**：仔细检查印模面（**图2-33**、**图2-34**）上标志点是否清晰可见，并能在石膏模型展现出来。

技师对制作标准模型的认识

技师按照标准模型的要求，对本病例的研究模型进行了修整（**图2-35**）。

标准模型在一定程度上可以观察和分析口内的形态。即使牙齿缺

40
印模的边缘比较薄也没有问题，这正是制取无压力印模的结果。只是，用此印模灌注石膏模型时容易产生变形，需要注意。

41

初印模的制取需要十分细致呢。

初印模是决定所有一切的第一步，即使是为了制作个别托盘的印模，也需要认真操作。

我也这么认为，疑难病例的单颌（仅上颌或仅下颌）印模的制取，很多时候会花费1个多小时的时间。

"印模制取的形态" = "义齿与黏膜面的关系"，因此，必须仔细地制取初印模。

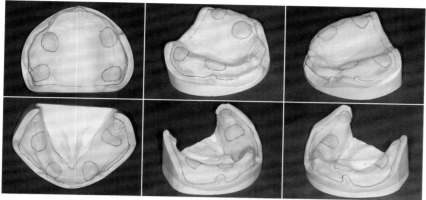

图2-35　技师按照标准模型的要求制作的研究模型（2012年8月2日）
上颌结节较大，下颌磨牙后垫不清晰，咀嚼黏膜丰富健康，下颌左侧牙槽嵴吸收比预想的要严重，牙槽骨及下颌骨尚丰满。
照片中○为制作个别托盘止点的位置（设置在坚硬的黏膜上）。

失，口内的某些标志点也很少发生改变，将这些标志点作为参考就可以制作出立体化的标准模型，以便观察者分析口内的情况（详细可见第三章第四节）㊷㊸。

1. 制作标准模型的基本要求

上颌

（1）左右两侧中切牙根尖对应处（A点）与翼突下颌皱襞的起始点，共3点。

（2）A点向上8 mm，翼突下颌皱襞起始点向上25 mm为上颌模型的基底面。

下颌

（1）与上颌相同，左右两侧中切牙根尖对应处（B点）与磨牙后垫最上点，共3点。

（2）B点向下12 mm，磨牙后结节最上点向下30 mm为下颌模型的基底面。

2. 模型诊断

仔细观察模型，可以发现

● 上颌结节较大，下颌磨牙后垫受压变形

● 咀嚼黏膜丰富，状态健康

● 上下颌口腔前庭沟等处的被覆黏膜没有明显移位，形成合适的口腔前庭形态

● 下颌左侧牙槽嵴的吸收比预想的要严重，但即使如此，牙槽骨及下颌骨尚丰满，可以满足咀嚼的需要。

可以期待获得良好的支持力。经过每个步骤细致的操作，也可以期待获得良好的固位力㊹。

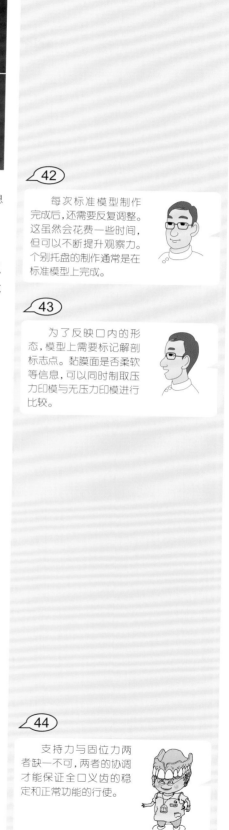

㊷ 每次标准模型制作完成后，还需要反复调整。这虽然会花费一些时间，但可以不断提升观察力。个别托盘的制作通常是在标准模型上完成。

㊸ 为了反映口内的形态，模型上需要标记解剖标志点。黏膜面是否柔软等信息，可以同时制取压力印模与无压力印模进行比较。

㊹ 支持力与固位力两者缺一不可，两者的协调才能保证全口义齿的稳定和正常功能的行使。

六、治疗义齿的终印模：标准工作模型的制作

▌全口义齿的印模材……

口腔用的印模材多种多样，临床应该根据不同的目的选择相应种类的印模材进行印模制取。

1994年平冈先生毕业于口腔医学系。讲义和实习中学到"制取初印模时使用藻酸盐印模材，个别托盘制取终印模时使用硅橡胶印模材"。之后也一直"就是这样"操作，完全没有任何疑问。在实际义齿治疗的过程中，才知道制取初印模的材料和方法有很多种。

藻酸盐印模材、硅橡胶印模材、印模膏、石膏印模材、氧化锌丁香酚类印模材、动态的组织调整剂以及模型修正技术（Altered Cast Technique）和边缘整塑技术（Flange Technique）等中使用的含有蜡的印模材，这些都是现在常用的印模材。

义齿用印模材需要具备的条件，简单说应该包括3点。

（1）复制印模制取对象的形状，不会造成变形和变性。

（2）复制印模制取对象的形状时可以施加必要的压力。

（3）印模制取后，制作模型时不发生变形或变性。

1. 各种印模材的特性

没有一种十全十美的材料，每种材料都有其优缺点，印模材在印模制取时性质各不相同，可以分为静态印模材和动态印模材。

"静态印模材"又分为

• "黏弹性"的印模材，如藻酸盐印模材、硅橡胶印模材（固化后成为弹性体）；

• "可塑性"印模材，如石膏印模材、氧化锌丁香酚类的印模材以及印模膏（硬化后无弹性）。

• "动态印模材"指的是组织调整剂、蜡和印模膏（温度软化型）。以获得长时间功能状态（运动以及运动状态）下的形态为目的。

2. 选择印模材时，需确认其物理性质

全口义齿印模制取的对象是具有黏弹性的黏膜面（静态印模）。具有黏弹性的物体，如何在不变形的状态下制取印模？大脑中首先形成的想法是，使用流动性好且与黏膜面适合性好又难以加压的印模材，但在实际使用时，依然不是很清楚哪种材料是最合适的。现将各种印模材置于木棉豆腐、鸡胸肉等食材上，比较它们的特性和再现能力（**图2-36**～**图2-38**，表2-1）。

○45
印模材的组成不同，其物理性质及特性也有所不同，术者需要充分了解其性质。

但是石膏印模是不是有点过时了呢，我在口腔医院的时候也没有人教过，完全不知道怎么使用。
氧化锌丁香酚类印模材的种类好像也减少了呢，是只有好的东西才保留下来了吗？印模材的选择很困难呢。

○46

共通语言
• **义齿基托用印模材的条件**

下颌运动及行使发音、咀嚼等功能时，唇、颊、舌伴随着下颌的运动一起大幅度地运动。与肌肉紧密附着的被覆黏膜也是会移动的。

印模制取时需要考虑如何在运动中制取黏膜面的形态，以及如何形成良好的边缘封闭防止单侧咀嚼等行为导致义齿脱位。也就是说，印模需要制取的是黏膜面的运动状态，并在黏膜面受压（封闭）的条件下制取其形态。

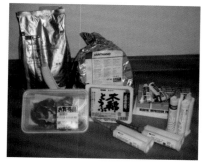

图2-36　实验用的物品
印模制取的对象：木棉豆腐和鸡胸肉。
使用的印模材：粉液比为液体增加
20％的藻酸盐印模材、4种硅橡胶印
模材（1种高黏稠度、2种常规黏稠度、
1种注射型）、氧化锌丁香酚类印模材
（印模糊剂）、石膏印模材（Xanthano）、
印模膏。

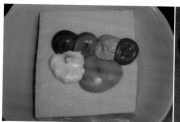

A. 在木棉豆腐上涂布各种印模材

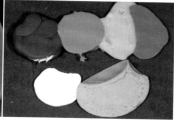

B. 固化后各种印模材的再现性

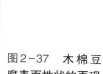

图2-37　木棉豆
腐表面性状的再现

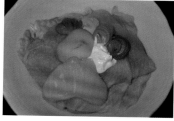

A. 在鸡胸肉上涂布各种印模材

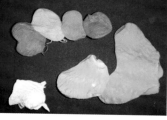

B. 固化后各种印模材的再现性

图2-38　鸡胸肉
表面性状的再现

表2-1　各种印模材再现性、操作性的对比实验

印模材的特征	藻酸盐印模材*	硅橡胶印模材**	石膏印模材***	氧化锌丁香酚类印模材****	印模膏
流动性（flow）	随着粉液比的变化而改变	商品种类众多	良好（◎）	良好	良好（但是需要进行适当的温度管理）
固化需要的时间	—	5～6分钟	3分钟	6分钟	较短
印模制取对象的变形与变性	—	—	固化产热	—	需要加热（注意不要烫伤）
操作性	根据粉液比	好	较差	一般	—
木棉豆腐印模的表面性状	无（豆腐内含有的卤水会与藻酸盐产生反应，无法制取其印模）			水分较多，对边缘形态的再现较困难	
鸡胸肉印模的表面性状				呈现出尖锐的凹凸感	
缺点		加压会导致印模变形。随时间会慢慢固化	由于流动性较好，需注意不能误吸	有刺激的味道	

*：按照厂商指定的粉液比增加20％的水调拌，**：1种高黏稠度、2种常规黏稠度、1种注射型，***：Xanthano，****：印模糊剂。

53

3. 用于制取无压力印模的印模材的讨论

全口义齿基托的固位力是最重要、最基础的固位力[47][48]，制取静态印模时，黏膜面在无压力状态下制取的印模面是基础固位的基本。如何真实再现咀嚼黏膜的状态？具有黏弹性黏膜面的印模制取十分困难，要避免反复施压在黏膜面产生的变形，因此制取无压力状态下的印模是十分必要的。

前面的实验可见，无论是木棉豆腐还是鸡胸肉，石膏印模材及氧化锌丁香酚类印模材制取的印模面上可以看到锐利的表面形态[49]。两种印模材在无压（或弱压力）的状态下可以获得细腻的组织形态，可以利用这个特征获得倒凹及黏膜皱襞处的机械固位力。

好的印模材是无论施加多少外力，力都不会向黏膜转移，而是从印模材四周流出，这在使用石膏印模材时可以准确地感觉出来。但是，使用石膏印模材时，石膏容易从上颌流入咽喉，第二佳选择是氧化锌丁香酚类印模材。

本病例中，根据印模材的特性进行选择：① 上颌：个别托盘＋氧化锌丁香酚类印模材；② 下颌：个别托盘＋石膏印模材，进行治疗义齿精细印模的制取。

石膏印模材和氧化锌丁香酚类印模材都属黏性流体，与具有加压性和弹性的硅橡胶印模材等不同，对边缘形态的复制较为困难，需在研究模型上决定边缘位置，口内确认后再制取印模。边缘位置上属于动态印模的部分（功能印模），需要通过治疗义齿在使用过程将其功能形态复制。这部分内容会在治疗义齿部分详细叙述。

█ 本病例治疗义齿的终印模制取

时间：2012年8月2日。

1. 个别托盘的准备

终印模的制取，需要获得充分的义齿间隙，因此不能使用成品托盘，而要使用个别托盘。个别托盘与研究模型的标准模型都由技师制作。个别托盘的形态需要考虑到使用的印模材及印模制取的方法

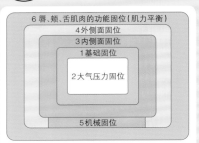

▲全口义齿义齿基托固位的种类与机制

义齿的固位中，基础固位最为重要。获得基础固位的同时，大气压力固位、内侧面固位、外侧面固位、机械固位、肌力平衡固位都有各自的意义。

共通语言
- **固位力的种类**

（1）**基础固位**：义齿基托面通过唾液与黏膜面在无压关系下获得紧密贴合的关系。面积越大，基础固位力越大。

（2）**大气压力固位**：由于黏膜面整体的受压位移量不同，在较硬的黏膜部位与义齿基托间制作空隙，咬合力作用于义齿基托和黏膜面时，空隙内的空气被排出变成真空状态，增加固位力。

（3）**内侧面固位**：在与柔软的被覆黏膜接触的义齿基托边缘内侧面（基础固位面）施加不会导致脱位的外力，使其与黏膜密切接触，形成边缘封闭作用，防止外界空气进入。

（4）**外侧面固位**：通过具有一定黏稠度的印模材在义齿基托边缘外侧面柔软的被覆黏膜施加不会导致脱位的压力，利用黏膜的反作用力将义齿基托边缘包裹，从外侧防止外界空气的进入。

（5）**机械固位**：通过牙槽嵴上的倒凹以及抵抗义齿脱位方向的倒凹形成的固位力。

（6）**唇、颊、舌肌肉的功能固位**：通过口腔周围肌肉与黏膜的功能性压力，将义齿向牙槽嵴方向加压（肌力平衡）。

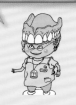

图2-39 堤嵩词先生对研究模型和个别托盘制作的意见（2012年8月2日，传真）
个别托盘的制作，在较硬黏膜上制作较大的止点，在上颌行1.0 mm，在下颌行1.5 mm缓冲，提示试戴时要检查义齿基托边缘的长度。

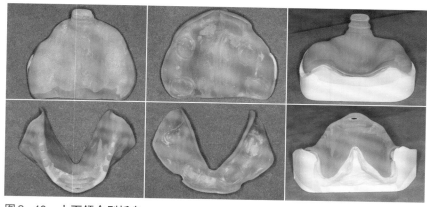

图2-40　上下颌个别托盘

上颌的黏膜面铺一层硬蜡（1.0 mm），下颌铺一层石蜡（1.5 mm以上），在坚硬的黏膜处去除蜡制作3、4个较大的止点。
上颌托盘：使用氧化锌丁香酚类印模材，需1 mm的间隙。
下颌托盘：使用石膏印模材，需1.5～2 mm的间隙。

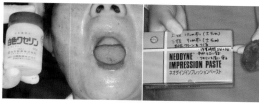

A. 印模用氧化锌丁香酚容易与皮肤粘连，印模制取前先在口周涂抹凡士林

B. Nedyne Impression Paste（外包装上标记注意事项）和上颌个别托盘

C. 在个别托盘上放入适量的印模用氧化锌丁香酚

图2-41　上颌印模制取前准备（2012年8月2日）

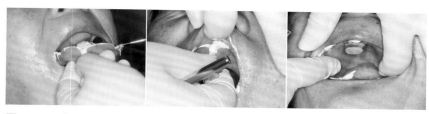

图2-42　个别托盘放入口内，在一定的位置上保持稳定（2012年8月2日）⑩

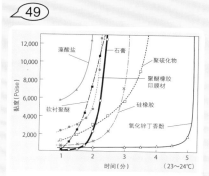

▲ 各种印模材的固化时间与黏度变化[3]

如图所示，与其他印模材相比，石膏印模材曲线最初比较平缓，然后突然升高。

这是因为塑性流动性较大，固化快。
另一方面，固化后没有弹性的印模材，取出时容易破损，这种印模材与石膏模型易结合，模型灌注前需要使用分离剂。

⑩

对于物理性质具有可塑性的印模材，不能缓慢地压入黏膜面，而是应在位置确定之后，对印模面垂直加压，一气呵成。只有这样，印模材才可以流入细小的部位。然后托盘保持在正确的位置直至黏膜面形态复原。

（图2-39、图2-40）。

　　上下颌托盘边缘过长，会妨碍系带等肌肉附着处可动黏膜的运动，需要检查确认，印模制取之前需要进行磨改、添加等调整。

2. 氧化锌丁香酚类印模材＋个别托盘制取上颌终印模

　　（1）**前处理**：氧化锌丁香酚类印模材容易与皮肤粘连，因此印模制取前应在口周皮肤涂抹凡士林（**图2-41**）。温度升高会导致固化加快，为了降低口内温度，可以事先含漱冰水30秒至1分钟。
　　（2）**印模材的准备-放入口内**：按照说明书的指示调拌氧化锌丁香酚印模材，在托盘上盛放适量的印模材，放入口内（**图2-42**）⑩

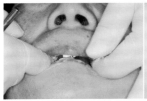 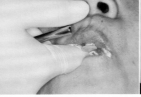 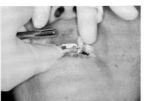

A. 将托盘放入口内，按压就位　　B. 稳定托盘的同时，嘱患者做吸吮运动，挤压颊黏膜　　C. 牵拉上唇系带

图2-43　上颌精密印模的制取
保持托盘位置的同时，制取功能运动状态的印模。

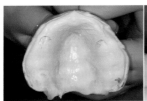 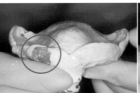 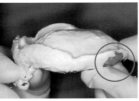

图2-44　口内取出的上颌印模
印模材适量，覆盖咀嚼黏膜。托盘放入口内，到达止点后加压，多余的印模材溢出。照片中，○部分印模材不足，而不是咀嚼黏膜的问题。

（3）**个别托盘的保持与功能运动**：个别托盘置于一定的位置后，应保持稳定。氧化锌丁香酚类印模材的流动性强且固化缓慢，因此需要较长时间地保持托盘不动。为了在模型上明确标记系带的形态，嘱患者做吸吮或噘嘴的动作。术者还应用手指牵拉口唇等，在一定程度上模拟功能运动（**图2-43**）。

（4）**个别托盘的取出**：印模固化后将托盘取出（**图2-44**）。取出时，从印模的边缘注入空气，需要注意的是，不能对托盘和印模材施加应力。

3. 石膏印模材+个别托盘制取下颌终印模

下颌终印模使用石膏印模材制取。石膏印模材是具有高度可塑性的材料，可以获得黏膜面细节的形态。

（1）**前处理**：下颌终印模用石膏印模材制取，唾液较多会影响其流动性，印模制取前应让患者漱口；为了降低口内的温度还可以使用冰水含漱。

（2）**印模材的准备——放入口内**：按照说明书的指示称量石膏印模材的粉剂，装入聚乙烯塑料袋内。称量水后注入袋中混合（**图2-45**）。有沙沙的感觉时表明石膏材料正在固化。将袋子一端剪开，像挤奶油一样，将印模材挤到托盘上。

（3）**个别托盘的保持与功能运动**：唇颊黏膜及舌体为了防止误吞会紧张，使用成品托盘无法获得适当的义齿间隙，因此需使用个别托盘。与上颌相同，稳定托盘的同时嘱患者做功能运动，直至材料固化（**图2-46**）。

（4）**个别托盘的取出**：取出下颌托盘时，为避免产生应力，需从印

51

固化后变硬的印模材，弹性形变能力减弱，容易破损，若能将印模材完整取出，则可以表明该印模材的可信度较高。

52

共通言语
• **古老的印模材**[4-6]

☆ **蜡：最古老的口内印模材**
普鲁士的口腔医生Phillipp Pfaff在1756年最早发表了口内印模的制取方法，他将蜡（蜜蜡）用热水加热后制取印模。更早之前，日本就出现了木制义齿，愿成寺（日本和歌山县）的尼僧仏姫（于1538年去世）用黄杨木制作的上颌义齿，是现存的最古老的木制基托的义齿。
据推测，木质基托的义齿制作时，用加入熟石灰的蜜蜡与水调拌（当时是蜜蜡、石灰及麻油混合）作为印模材（模型）使用。

☆ **石膏印模材**
石膏印模究竟是谁开发的、什么时间应用的，并没有一个明确的记载。但是据推测，应该比1756年出现的蜡印模材稍晚。
印模用石膏的组成，主要成分是普通石膏。此外，还添加硫酸钾作为固化膨胀调节剂，硼砂作为固化时间调节剂，淀粉作为强度调节剂。加入淀粉的目的是，在热水的作用下，淀粉膨胀，印模破坏，这样将模型取出时较为容易。Gysi制作全口义齿时，在印模制取、石膏模型灌注后，将印模和模型整体放入热水中，然后再取出模型（参考附录1）。

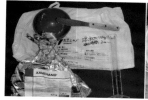 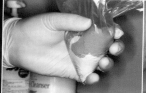 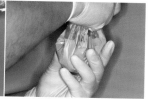

A. 石膏印模材 　　　　 B,C. 称量后，放入聚乙烯塑料袋中，注入适量的水，在袋中混合

图2-45　使用石膏印模材（Xanthano）制取下颌精密印模的准备

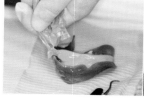 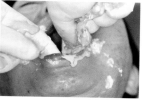

A. 石膏混合后，将袋子的　　　B. 托盘放入口内
　一端剪开，放入托盘

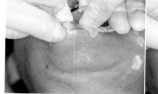 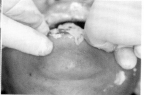

C,D. 保持托盘稳定的同时，嘱患者进行功能运动，等待印模材固化

图2-46　下颌精密印模的制取

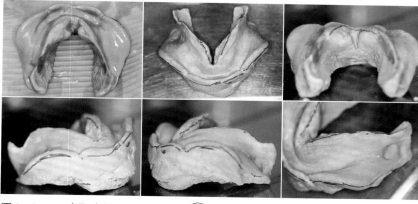

图2-47　口内取出的下颌精密印模[53]
获得整个边缘的形态。灌注石膏模型时，在印模边缘用红笔标记，以便后续围模。围模后，薄薄地涂一层凡士林以便印模和模型分离，灌注石膏，制作工作模型。

模边缘注入空气（图2-47）。

　　Gysi在20世纪30年代拍摄的影片中，依然可见用石膏制取印模[52]的步骤（附录1）。石膏是非常古老的材料[52]，之后各种各样的印模材先后诞生，在临床和教学上几乎看不到石膏印模材。虽然石膏印模材在使用时可能出现误吞及破损，但它仍不失为一种能够很好地实现临床目的的好材料。对于口腔医生而言，最关键的是能根据使用目的和方法，选择适当的印模材。

印模制取时应包含磨牙后垫、口腔前庭沟及口底等。

需要获得口内整体的状态。想要试试使用石膏制取印模呢。

对于可塑性强的印模材，需要一气呵成地垂直加压。
石膏印模材具有独特的高度可塑性，托盘到达止点后，应一气呵成地充分加压，如若不然，被覆黏膜将无法充满印模材，边缘处也会变浅导致形态不完整，这点需要注意。

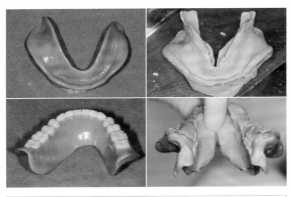

图2-48　使用中的下颌现义齿（2009年11月未佩戴）与本次制取的下颌终印模

外形完全不同，舌系带左右基本对称。简直不像是同一个病例。

图2-49　堤嵩词先生对终印模的评语（2012年8月3日，传真）

堤嵩词先生指出了使用带有止点的托盘获得的下颌前牙区印模的不足，以及虽然制取到磨牙后垫的形态，但根据该患者的咬合关系，她可能只有前牙咬合，建议调整治疗义齿的咬合高度。

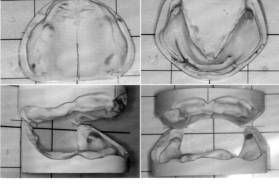

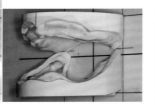

图2-50　标准工作模型

54

下颌应该越过下颌舌骨嵴及外斜线，对口底及口腔前庭沟的被覆黏膜施加合适压力制取印模时，获得的不仅是牙槽骨的印模，还包括下颌骨体的印模。下颌骨无较大移位的话，左右基本对称。

55

为什么下颌现义齿与终印模的形状不同呢（图2-48）。

现义齿（第一副义齿）是在旧义齿的基础上反复修整并使用后获得的形态。使用旧义齿制作的义齿，其形态受到旧义齿的影响和限制。

制作新义齿时，有时需要从旧义齿的修整开始，像这样一边修整旧义齿一边进行新义齿的制作，患者往往更能接受。

义齿制作方法也不止一种呢。需要与患者商量，选择合适的方法。

标准工作模型的制作

上下颌印模从口内取出，使用硬石膏灌注模型后送到技工所，由技师制作标准工作模型及咬合基托。

从2009年11月开始使用至2012年的义齿，下颌义齿基托形态左右不对称，本次制取的下颌印模为左右基本对称的形态，磨牙后垫的状态良好，平冈先生十分开心（**图2-48**）。但是堤嵩词先生批评平冈先生未能熟练地使用带有止点的托盘，对印模制取的认识依然不够深刻（**图2-49**、**图2-50**）。

专题：复习——能反映口内真实情况的印模

大部分黏膜面都非常柔软，柔软中还带着弹性及黏弹性。成为无牙颌后，通过黏膜面与义齿基托的关系，获得保持义齿不脱位的固位力和恢复咀嚼功能的支持力是十分必要的。

除了咬合及咀嚼时有较大的咀嚼压力作用于黏膜面之外，安放于患者口内黏膜上的，或者被黏膜面包裹的义齿基托的重量，约为 40 g，两者间依靠唾液而非物理作用力与黏膜形成黏结力。基托与黏膜面关系，对患者来说感觉"没有不适感"。也就是说患者忘记了口内佩戴义齿这件事，十分舒适。避免义齿边缘过长，过突。即不产生脱位力，义齿大小合适，即使在大张口时、说话时，也可以充分行使功能。

如果与黏结和支持密切相关的咀嚼黏膜具有良好的弹性、合适的印模制取、正确的模型制作、义齿基托精度良好的话，则口内唾液会将黏膜面与义齿基托黏结，两者通过唾液舒适地贴合在一起。这就是合适的印模，用一句话概括，**获得具有黏弹性的柔软的咀嚼黏膜的真实状态，没有发生变形**。

地球上，液体对固体来说，具有"浸润"的特性。最理想的、不让柔软的固体黏膜产生变形并能获得黏膜真实形态的印模材是具有液体性质的材料。在压力不大的情况下，印模材黏附在黏膜上，在黏膜不变形的情况下自然固化。下图"各种印模材固化时间与黏度变化"中明确表示了该要点[49]。

取适量尽可能接近液体的印模材置于托盘上，然后最低程度对黏膜施加压力，尽快与口腔黏膜接触，图片显示时间十分重要。该实验在 23～24℃ 室温内进行。但是诊室的温度是多少度？患者的口腔温度是多少度？这些也要考虑在内。

制取印模的口腔医生，通常将印模材及混合水等保存于冰箱，从调拌至放在托盘上及放入口内的过程需要尽快。患者需要提前用冷水漱口降温以作准备。托盘放入口内时，托盘面应与黏膜面平行，避免施加额外的压力。避免黏膜面的变形或移位，取出托盘后还需要观察印模是否变形。

请再看一次图表，除了氧化锌丁香酚及现在很少使用的聚硫化物印模材，其他材料基本经过 90 秒后都会发生急速上升的固化反应。如果印模材在这个时间放入口内，则会对黏膜加压致其变形。

再次强调，舒适的黏结义齿的印模制取，**需要将印模材在"液体"状态下放入口内**。

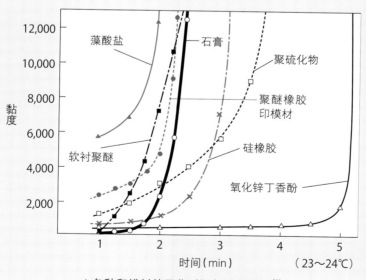

▲各种印模材的固化时间与黏度变化[3]

专题：获得组织真实形态的印模制取方法是什么？冠状面上，无牙颌各种印模法与骨及黏膜的关系

——如何复制柔软的黏膜面的形态

图A是上颌无牙颌冠状面的示意图，无牙颌的黏膜，除了舌体是特殊黏膜，其他黏膜分为咀嚼黏膜和被覆黏膜两种。咀嚼黏膜有一定弹性，与牙槽骨紧密结合，无法自行移动，在黏膜较厚的部位或者有黏膜下组织存在的部位，可显示出柔软性与被压缩性。即出现大的受压移位及受压变形的变化[7~9]。

被覆黏膜是相对柔软具有较大黏弹性的组织，牙槽骨表面的被覆黏膜与牙槽骨紧密结合。唇颊黏膜与活动性高的肌肉紧密结合，肌肉的运动会造成黏膜的运动。在口腔前庭沟及口底的被覆黏膜不与骨及肌肉结合，运动幅度更大，呈现疏松的状态[10]。

被覆黏膜不仅会随肌肉而运动，也承担着边缘封闭的作用。吞咽时，口内产生负压，被覆黏膜紧贴在人工牙和基托上产生加压作用。

——印模与黏膜面变形、移位的关系

黏弹性指的是固体的弹性性质及液体的黏性性质的综合，像弹性体一样会变形，回复形变需要时间[11~13]。Kydd的报告显示[14]，用5 g/mm² 压强压迫黏膜10分钟产生的移位量，10分钟之内会回复90%，完全回复需要4小时。印模制取时，印模材的压力使黏膜产生的变形移位，无法在印模材固化的时间内恢复，因此在黏膜变形与移位的情况下制取印模是不合适的。

如何才能用印模材获得黏膜面不变形、不移位状态下的印模呢？在此，对黏膜下组织与骨的形态、托盘与义齿基托的空间、印模材的流动性及黏性的物理学关系，都要有充分的认识。下面用各种示意图来说明。

必须明确的是咀嚼黏膜的变形与移位是如何对义齿基托的黏结力产生恶劣影响的，还要掌握功能运动时产生脱位力的原理。

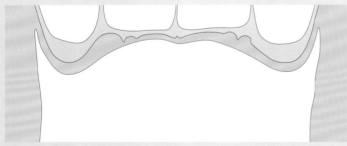

图A　无牙颌冠状面上骨与黏膜的示意图

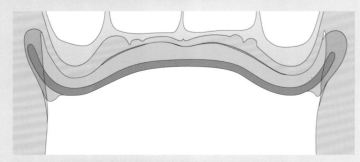

图B　使用标准粉液比的藻酸盐印模材的示意图

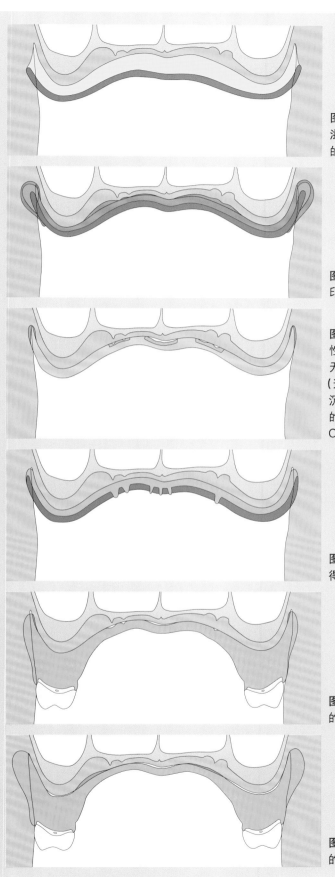

图C 将粉液比中的液增加10%～25%,美乃滋(一种蛋黄酱)状藻酸盐印模材的无压力印模的示意图

图D 使用黏性印模材边缘整塑后,制取压力印模时黏膜面的示意图

图E 在坚硬的黏膜处使用红膏制取选择加压性印模的示意图

无压力印模制备的模型上制作精密成型的托盘(透明托盘),在黏膜上加压,义齿基托面最大下沉(最大受压移位)。修整坚硬的黏膜面对应处的托盘部分,然后放入充分软化的印模膏(ISO COMPOUND,GC)。

图F 使用MCL托盘(与印模膏联合使用),获得无压关系的示意图

图G 佩戴无压力印模制备的模型上精密制作的义齿的示意图

图H 佩戴压力印模制备的模型上制作的义齿的示意图

七、治疗义齿的颌位关系记录

全口义齿制作时的颌位关系记录

全口义齿是恢复无牙颌所丧失的口腔功能与形态的工具。在功能及形态得以恢复的同时，还要考虑到口内应具有适当的空间。

颌位关系记录需要确定患者唇颊黏膜的支持、容纳舌体运动的舌侧空间以及行使吞咽、发音等功能时的咬合高度等。为了获得美学的前牙排列位置及生理性的磨牙排列位置，需要确定合适的咬合平面、与肌肉相协调的髁突的稳定位置以及上下颌正确的颌间关系，这是一项艰巨的工作。

全口义齿修复的效果由"印模制取"和"颌位关系记录"所决定，这是全口义齿制作过程中两个非常关键的步骤。颌位关系记录由两部分组成：① 垂直向位置关系；② 水平向位置关系，术者仔细观察后才能确定。

（1）垂直向位置关系是用带有蜡堤的咬合基托（以下，简称为蜡堤）获得的上下颌垂直向的位置关系。

（2）水平向位置是在哥特式弓描记后，在获得的下颌运动信息的基础上进行诊断，从而确定的上下颌水平向的位置关系。

垂直向颌位关系记录

1. 蜡堤记录垂直向位置关系的步骤

通过蜡堤，口腔医生先确认唇支持、口内整体空间、舌与颊的关系、咬合平面以及前牙的位置等。

（1）**蜡堤的确认**：技师在标准工作模型上制作的蜡堤（**图2-51**）⟨56⟩，首先在口内检查蜡堤是否就位良好，从而验证印模的质量。

⟨56⟩

▲ 标准模型及咬合基托的关系

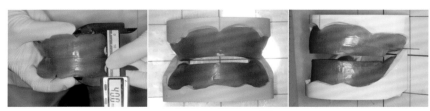

图2-51 标准模型上制作带有蜡堤的咬合基托⟨56⟩
照片显示，蜡堤放在标准模型上的情况。在标准模型上可以观察牙槽嵴上下、左右的位置关系，但前后向位置关系的确认还需要参考患者的面貌等模型以外的其他因素。

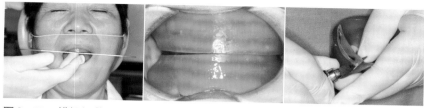

图2-52 蜡堤佩戴时咬合平面的检查（2012年8月10日）

唇支持良好，左侧咬合平面偏低。通常调整上颌，但考虑到会破坏唇支持，在此调整下颌。

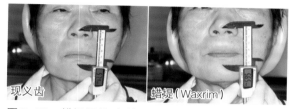

图2-53 蜡堤佩戴后，检查鼻下点与颏点的距离

鼻下点与颏点的距离，现义齿佩戴时为57.4 mm。佩戴蜡堤时为56.5 mm，低了约1 mm。但佩戴蜡堤时反而看起来更高，可能是由于下颌前突，实际测量的距离反而更低。

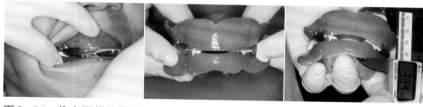

图2-54 将上下颌位置关系固定，从口内取出蜡堤

注入少量印模材糊剂，使用金属固定装置（Fixing Metal）固定。颌间关系从40 mm降低为38.4 mm，一般认为36～40 mm都没有问题。

颌位关系记录所使用的基础基托的精度和最终义齿越接近，获得的信息就越正确。此时若有问题，可能是颌位关系记录时出现了问题。对到目前为止的所有操作进行确认，以确保后续步骤的顺利进行，这是非常重要的一步。

（2）**各部位关系、状态的检查**：佩戴咬合基托的情况下，与患者共同确认唇支持、舌侧空间、咬合平面、前牙位置等，获得患者的同意与认可（**图2-52**、**图2-53**）⟨57⟩。

2. 患者垂直向位置关系的观察与颌位关系记录（2012年8月10日）

蜡堤确认后，在标准模型上上下颌前牙区基托的高度平均为40 mm。但将蜡堤放在模型上准备拍照时，发现前后向位置不合适，上下颌模型基底部距离不足60 mm，并且上下颌模型前后向位置出现偏斜。⟨58⟩。

上颌的唇支持等未出现问题。上下颌蜡堤戴入口内，只有左侧接触。检查咬合平面，发现左侧咬合平面偏下（**图2-52**）。本来应该修

⟨57⟩

将旧义齿、现义齿及咬合基托等定点测量并进行比较是一件十分重要的工作。基托"外侧"与"内侧"的比较也是非常必要的。

例　A

38mm

内

B

外

⟨58⟩

从这个状态，注意到了上下颌的颌间关系吗？

……

之后会明白的。请继续看吧。

整上颌蜡堤，但患者佩戴时唇支持感觉良好，因此保留上颌蜡堤的形态。将下颌左侧蜡堤削除1mm，嘱患者"请用后牙咬合"。在下颌磨牙区蜡堤上放置直径约1mm的长条状的铝蜡（Aluwax），软化后让患者轻轻闭口，获得印记，然后在该位置继续用咬合记录印模材进行标记，使用金属固定装置（Fixing Metal）固定（**图2-54**）。

将上下颌蜡堤整体取出，可以观察到下颌咬合平面降低且位置靠前。比较佩戴旧义齿与佩戴蜡堤时的颌间距离，发现佩戴蜡堤时降低了1mm。由于该患者下颌的前后向运动幅度较大，这实际上是患者在前后方向上的最大咬合接触位，所以平冈先生没有信心确定该位置就是正中关系位。

使用蜡堤记录垂直位置基本OK。水平位置及下颌位置用哥特式弓描记来确认，需要技师在咬合基托上先安装哥特式弓描记仪。

水平向颌位关系记录

哥特式弓是在两侧的关节窝与髁突、口内描记板与描记针形成三点支持的稳定关系下，诊断与记录髁突稳定位以及下颌运动情况的工具⑤⑨⑥⑩。通常描记的图形呈箭头状，在箭头顶点（Apex）附近（0.5～1mm）可见叩击点（Typing Point）。描记通常在患者放松的状态下进行，但是对于不熟悉的患者来说，有一定难度⑥①⑥②。即使事先进行了一些练习，患者在第一次描记时还是遇到了很多困难，反复出现问题。

1. 第一次哥特式弓描记（2012年8月24日）

首先检查技师已经调整过的左侧咬合平面，然后使用选牙板选择合适的人工牙、标记中线等，作为人工牙排列的参考（**图2-55**、**图2-56**）。

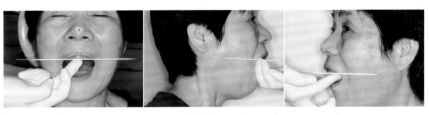

图2-55　检查并确认技师修整过的咬合平面（2012年8月24日）
调整后，左侧咬合平面偏低的问题得以解决。咬合平面与鼻翼耳平面的关系良好。

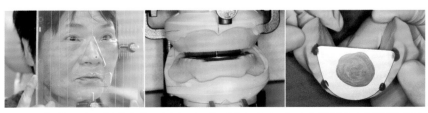

图2-56　使用选牙板确定前牙区人工牙的形态与大小，在咬合基托上安装哥特式弓
以颜面大小的1/16为参考，使用选牙板选择人工牙的大小。

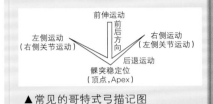

⑤⑨

共通言语

● **哥特式弓**

哥特式弓，是在任意咬合高度下，描记下颌最后方的左右侧方及前伸后退运动的路径，其形态与中世纪哥特式建筑屋顶（Arch）的结构相似，因此Gysi称为"哥特式弓"。

哥特式弓描记图为Posselt图形在一定咬合高度下的水平面的截面图，顶点可以推测为髁突稳定的位置。也就是说，Posselt图形是将不同咬合高度描记图形进行立体化的叠加，是三维的哥特式弓。

前伸运动
前后方向
左侧运动　　　右侧运动
（右侧关节运动）　（左侧关节运动）
后退运动
髁突稳定位
（顶点，Apex）

▲ 常见的哥特式弓描记图

⑥⑩

作为哥特式弓描记的准备，正确地制作哥特式弓的基础基托也很重要哦。设想有牙颌时坚硬的牙齿之间的接触，因此描记针与描记板要固定良好不会脱落且描记针与描记板也要接触良好。

⑥①

哥特式弓描记的练习，不是在诊疗椅上进行，而是在一个普通的、有靠背的椅子上进行，在稳定的状态下更容易进行哥特式弓运动。

我会嘱咐患者咬牙，下颌前后、左右运动，再咬咬牙……反复几次。

⑥②

哥特式弓的描记运动，对于患者来说并非常规的运动，而是有意识地做前后、左右方向的运动。在描记板上显示的是自由运动的轨迹，其最后点与顶点的位置相同。

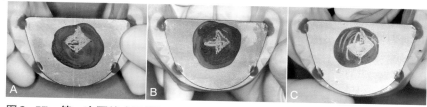

图2-57　第一次哥特式弓描记
虽然经过多次练习，但哥特式弓箭头无法获得。叩击点(红色)一定在前伸运动的直线上。哥特式弓描记的顶点很难确认(A,B)，患者下颌做自由运动后，描记出菱形的轨迹图，菱形的最后点为顶点(C)。

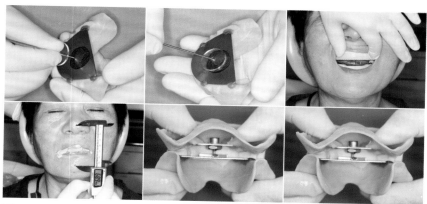

图2-58　哥特式弓描记困难
如果不将圆形固定盘的中心孔与顶点重合并固定，那么上下颌基托就无法固定在一起。固定圆形固定盘后，描记针位于圆形固定盘上，咬合高度增加。如果描记针不能准确进入圆形固定盘的中心孔内，则无法再现下颌位置，或者说不能准确地获得髁突的稳定位。

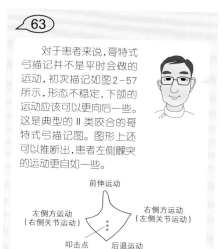

63
对于患者来说，哥特式弓描记并不是平时会做的运动，初次描记如图2-57所示，形态不稳定，下颌的运动应该可以更向前一些。这是典型的Ⅱ类咬合的哥特式弓描记图。图形上还可以推断出，患者左侧髁突的运动更自如一些。

　　　　　　前伸运动

左侧方运动　　　　　　　右侧方运动
(右侧关节运动)　　　　　(左侧关节运动)

　　叩击点　　后退运动

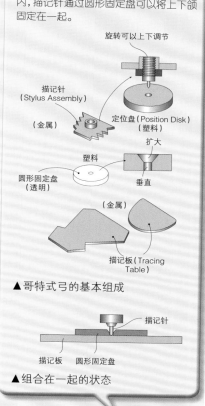

64

共通言语
● **哥特式弓的组成**

　　哥特式弓的基本部件是描记板和描记针。通过定位盘(Position Disk)，描记针在𬌗架上与咬合平面呈垂直关系；在口内，描记针通过圆形固定盘可以将上下颌固定在一起。

旋转可以上下调节

描记针
(Stylus Assembly)
(金属)

定位盘(Position Disk)
(塑料)

扩大

塑料

圆形固定盘
(透明)

垂直

(金属)

描记板(Tracing Table)

▲哥特式弓的基本组成

描记针

描记板　圆形固定盘

▲组合在一起的状态

　　在进行哥特式弓描记练习时，没有获得箭头的形状，而是呈现十字形。经过了一个多小时的练习，依稀可见哥特式弓的箭头形状，是前后向运动上数个散在的描记点组成的轨迹(**图2-57**)63。

　　由于叩击点在顶点附近，因此当将叩击点与圆形固定盘的中心重合时64，应该就可以获得正中关系位了。但实际放入患者口内后，发现咬合高度升高了，并且对于患者来说，要将描记针准确定位于圆形固定盘的中心非常困难。即便如此，平冈先生还是用印模石膏(Xanthano)将上下颌基托固定，但检查时还是发现描记针浮在固定盘上(**图2-58**)。完全失败。重复性不好的下颌位置不是髁突的稳定位。

　　此时，平冈先生也非常苦恼下一步应该做什么、如何操作，当日治疗结束，需要点时间思考下一步的操作。

　　最初，想通过哥特式弓确定正中关系位。自认为对哥特式弓描记有足够的了解才使用，但却变得越来越困惑。

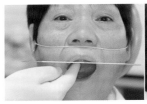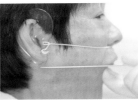

图2-59 再次检查咬合平面（2012年8月29日）

调整了咬合平面（因上颌结节较大，将咬合平面的后方设定在鼻翼耳平面稍向下的位置）。

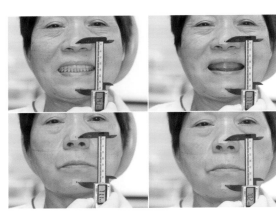

图2-60 再次检查咬合高度

微笑时，鼻点到颏点的距离，佩戴现义齿为74.3 mm（A），佩戴新义齿咬合基托为71.1 mm（B）；闭口时，佩戴现义齿为71.1 mm（C），佩戴咬合基托为70.2 mm（D）。可见咬合基托的咬合高度较低。从照片上可见咬合时下颌前伸。

2. 第二次哥特式弓描记（2012年8月29日）

自上次诊疗5日后，虽然平冈先生困惑依旧。但是也到了复诊时间，决定当日进行以下工作。

（1）咬合平面的确认（**图2-59**）

（2）咬合高度的记录（**图2-60**）

（3）上下颌咬合基托的固定与记录

（4）哥特式弓的再次描记

（5）描记针如无法准确进入圆形固定盘的中心，则在顶点前方0.5～1 mm处记录颌位关系。

诊疗前，平冈先生拿着上次的哥特式弓描记图，依然在想，为什么会这样呢？但还是决定尽快进入下一步的治疗。

当日，上述（1）～（3）项进行顺利，但在第（4）项哥特式弓描记时，还是无法获得最后退位。因此想选择最后退位之前1 mm的位置（Gerber的舒适性试验）进行固定，但仍然困难。最后选择的是患者比较自然的、再现性良好的、顶点前方1.7 mm的位置，作为安装圆形固定盘的位置并记录颌位关系（**图2-61**）。

3. 水平颌位关系的讨论

此时，堤嵩词先生指出患者的上下颌关系可能是Ⅱ类关系（**图2-62**），当时平冈先生还不能完全理解。可以预料在之后的临床描记中，下颌向后运动的路径，从哥特式弓描记图中也可以观察到肌肉用力向后牵拉的Ⅱ类关系的表现。现在回顾反思，其实第一次哥特式弓描记就是正确的。患者遵从指示，认真地进行下颌运动，只是平冈先生当时理解不足，诱导出错误的顶点。

⟨65⟩

共通言语

• Gerber Comfort Test（舒适性试验）

用哥特式弓检查患者的舒适度来评估水平颌位关系。哥特式弓的顶点是髁突的稳定位，将描记针定位于圆形固定盘的中央孔内，下颌在此位置保持2～3分钟。

这时，如果患者主诉不舒服的话，则将固定盘前移0.5 mm或更多，再次确认。

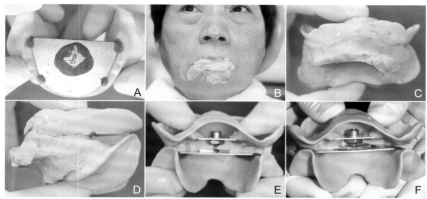

图2-61　第二次哥特式弓描记（2012年8月29日）
因为重复性不佳，最终选择顶点前方1.7 mm的位置，用石膏将上下颌基托固定在一起。
E为描记针浮起，不在圆形固定盘的中央孔内的情况，F为描记针落入中央孔内的情况。
在患者没有不适感的位置进行固定。

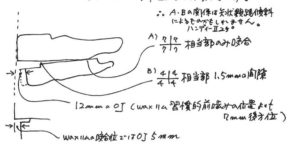

图2-62　哥特式弓描记后，将咬合基托送到加工所，堤嵩词先生的意见及此时𬌗
架上模型的状态（2012年8月30日）
堤嵩词先生指出，"患者上下颌颌间关系有可能是Ⅱ类，从咬合基托来看下颌位（咬合
位）与髁突稳定位的关系是好的"，但平冈先生当时并没有很好地理解。

该患者在制作第一副义齿（现义齿）时，初始的咬合高度较低，呈
现出前伸咬合的状态，将咬合高度恢复后，下颌大幅度后退。因此，平
冈先生开始以为患者是Ⅰ类咬合关系，顶点（正中关系位）位于下颌最
后方，由于强烈地希望患者不要前伸咬合，即使与患者的现状不一致，
作为术者还是选择了最后退位。也就是说，全口义齿治疗的每个信息
都与下一次诊断密切相关，需要从获得的信息进行正确的诊断，平冈先
生也进行了自我反省。

之后，平冈先生通过Anna Dubojska医师（波兰，Lods大学）学习了
Gerber颌位关系记录的方法，了解到使用哥特式弓进行诊断的必要性，
并且还需要同时配合面弓，才能更加深入地认识髁导。

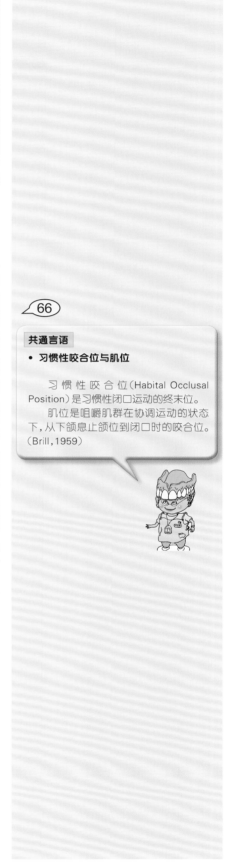

66

共通言语
• 习惯性咬合位与肌位

习惯性咬合位（Habital Occlusal
Position）是习惯性闭口运动的终末位。

肌位是咀嚼肌群在协调运动的状态
下，从下颌息止颌位到闭口时的咬合位。
（Brill，1959）

专题：全口义齿髁导测定与哥特式弓的应用

平冈先生使用哥特式弓进行颌位关系记录时，并不总是得到相同的形态，有时出现不确定的类型，类似本病例，读取时很难理解。即使如此，平冈先生还是认为在临床上可以更有效地应用。此时，虽然使用过面弓，但髁导的信息完全没有利用过。

Gerber理论临床中的应用

平冈先生于2013年1月参加了在苏黎世举办的实操课程"Condylator 𬭁架在下颌功能的诊断与治疗中的应用"[讲师为Anna Dubojska医师和Max Bosshart技师（瑞士，口腔技工中心），主办：Gerber Condylator Service社，日本销售商：Rinkai]，学习在临床上如何将机体功能的信息再现于Condylator 𬭁架上。之后，将Gerber教授的内容灵活应用于每一天的临床实践中。

Gerber教授是在Gysi教授之后，被任命为苏黎世大学口腔医学系修复科教授，创立了Gerber理论，并进行了Condylator架、Condyform人工牙等的开发以及下颌功能的研究。

Gerber理论通过患者髁导的检查测定、哥特式弓描记等对下颌功能进行诊断，目的是协助口腔医生为每位全口义齿患者制定治疗计划。Gerber颌位关系记录是将口外测定的矢状面的髁导和口内水平面进行的哥特式弓描记在Condylator 𬭁架上反映出来，并在𬭁架上模拟下颌运动（**图D ～ 图F**）。通过Gerber颌位关系记录，可以实际观察到髁导在矢状面上描记的轨迹，它不仅包括角度，还包括运动轨迹，与哥特式弓描记结合起来可以推测下颌的运动，再结合其他检查（问诊、X线片、模型分析等），可以系统地评价下颌的功能，用于后续的治疗。

从哥特式弓描记图可以读到什么？

如前所述，全口义齿的颌位关系记录包括：① 垂直向咬合高度的确定；② 水平向下颌位置的确定。

垂直向咬合高度，根据模型上标志点的测定，也就是用"标准模型"上的平均

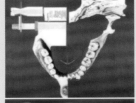

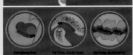

图A Condylator𬭁架上机体功能的再现（瑞士Condylator Service公司宣传册）

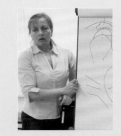

图B Anna Dubojska医师

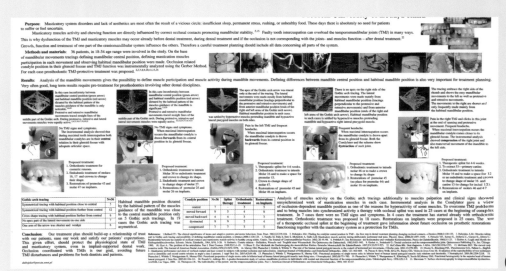

图C Dubojska医师发表的口腔修复治疗计划中颞下颌关节功能的研究报告（Dubojska医师授权刊登）

值，以及使用"咬合基托"来决定患者的咬合高度。

使用哥特式弓描记确定水平向位置时，需要在垂直向咬合高度确定后进行。哥特式弓的使用是为了确定水平向颌位关系并决定颌位，在实际使用中，像这位患者一样，能描记出标准图形的情况较少。这就意味着术者必须理解哥特式弓描记的意义，才能让描记的结果在诊断中助一臂之力。

图G是平冈先生在实际工作中遇见的具有代表性的哥特式弓描记图的示例（都是应用于颞下颌关节状态诊断的描记，包括有牙颌和无牙颌）。

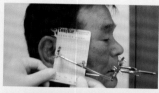 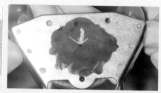

图D～F　Gerber颌位关系记录系统

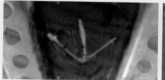 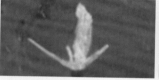 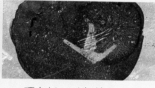 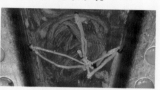

a. 接近正常的图像

b. 左侧关节运动较弱。右侧方运动路线与左侧相比，右侧关节运动幅度较大，左侧关节侧方运动幅度较小。左侧咀嚼较多

c. 顶点（Apex）与前后运动不在一条直线上。右侧关节可以向后方移位。可能由于右侧关节盘向前方偏移

d. 左侧方运动时，右侧髁突须向前移动1 mm才能做侧方运动。右侧关节异常（可能是由于关节盘前移位）

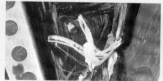 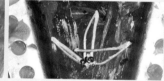 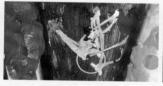 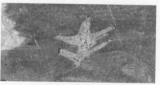

e. 同样，右侧关节运动出现问题。前方运动时右侧关节很难向前移动。Dr.Dubojska认为右侧关节无功能

f. 可以看到左侧关节的Bennett运动。左侧关节松弛，左侧关节盘突关系不好

g. 牙齿诱导紧，习惯性咬合位更强。即神经肌肉的记忆作用强。左侧关节运动受限。左侧方运动时，运动通路中断（o部），表现为右侧关节的弹响

h. 关节长期负担过重，出现两个描记轨迹（其中一处可能为假关节），此时需要进行咬合治疗

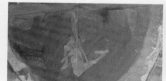 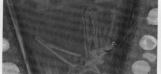 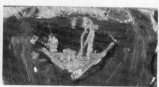 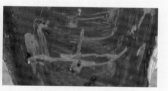

i. 右侧关节运动受限

j. 髁突稳定位不稳定

k. 描记轨迹呈锯齿状不连续，运动轨迹不顺滑。肌肉–神经–骨之间功能不协调

l. 无法进行哥特式弓描记。可能是由于咬合高度错误

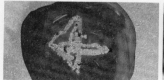 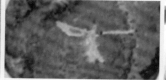 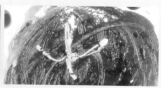

m. 肌肉支配作用过强

n. 习惯性咬合位与髁突稳定位不一致

o. Ⅱ类咬合的经典图像。后方大幅运动

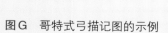

图G　哥特式弓描记图的示例

69

八、治疗义齿的蜡型义齿试戴

■ 观察蜡型义齿的咬合关系

颌位关系记录后，技师制作蜡型义齿（**图2-63**）⟨67⟩，2012年9月7日试戴。平冈先生感觉试戴会非常顺利，口内实际试戴后，患者认为美学"没问题""感觉很棒"，平冈先生也有同感。

1. 不稳定的咬合位：使用治疗义齿确定颌位的必要性

咬合检查时发现患者咀嚼时下颌前伸（**图2-64**）。患者最终的下颌位，需要根据治疗义齿实际使用后的结果确定，而不是单纯使用哥特式弓描记获得的结果。虽然哥特式弓的描记图对诊断有帮助，但是在治疗过程中感觉难度较大，因此坚信非常有必要用治疗义齿决定颌位。

该患者好像并没有"就是这里"的特定的咬合位置。也没有特别对义齿的不稳定产生抱怨，因为"哪都能咀嚼"，所以并没有不满。虽然常识是全部人工牙都能有咬合接触，并且在稳定位的位置人工牙同时咬合。至于咀嚼的范围，在人工牙排列时前牙没有接触，但在试戴时，下颌向前方移动，前牙发生接触。

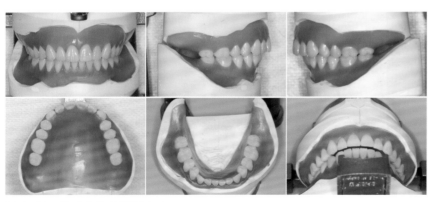

图2-63　治疗义齿的蜡型义齿
常规前牙不接触。覆𬌗1 mm，覆盖2 mm。下颌义齿后缘覆盖磨牙后垫。

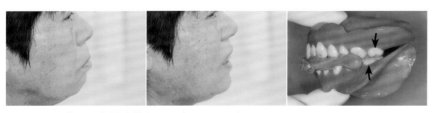

图2-64　蜡型义齿的试戴（2012年9月7日）
将蜡型义齿戴入口内，哥特式弓描记确定颌位关系的蜡型义齿在未咀嚼时，下颌会向前移动。

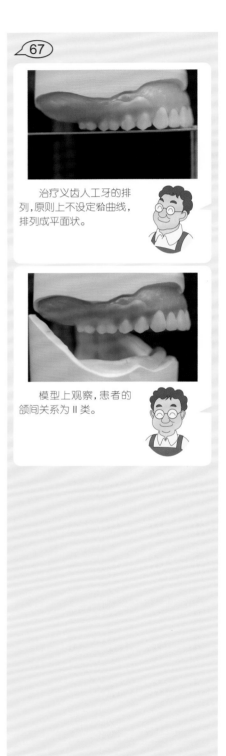

⟨67⟩

治疗义齿人工牙的排列，原则上不设定𬌗曲线，排列成平面状。

模型上观察，患者的颌间关系为Ⅱ类。

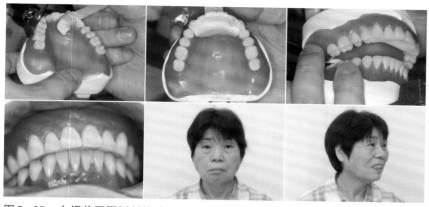

图2-65　上颌前牙腭侧制作咬合夹板,使前牙区形成咬合接触(2012年9月7日)
上前牙腭侧用即时聚合树脂制作咬合夹板,修改调整蜡型义齿,确保前后牙均有接触,
再次试戴时咬合良好,患者也很认可。

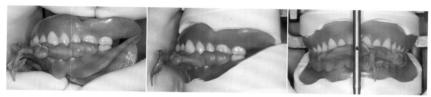

图2-66　咬合检查
带有咬合记录的蜡型义齿能原样放回𬌗架上。

2. 上前牙的腭侧制作咬合夹板,前牙区形成接触

　　蜡型义齿的前牙区通常不形成覆盖,前牙无咬合接触。哥特式弓描记获得的下颌位置具有良好的重复性,以此作为治疗义齿的起始点。使用即时聚合树脂,在上前牙区腭侧制作咬合夹板,使下颌前牙与其稳定接触,这样,上下颌人工牙的前牙及磨牙都是接触的状态(**图2-65**)。

　　固定在𬌗架上的有稳定咬合的上下颌义齿,再次戴入口内时,可以咬在确认的颌位上。患者也表示"不错,没有问题,前牙还是能咬上更好一些",然后将信息转达给技师,继续治疗义齿的制作(**图2-66**)。

3. 哥特式弓描记与功能咬合的区别

　　一般认为咀嚼运动是在一定范围内进行的,哥特式弓描记确定的颌位(在顶点后方1.7 mm)位于咀嚼运动范围偏后方的位置,可以将该位置设定为治疗义齿颌位关系的起点。但患者在跟平冈先生聊天的时候表示,她本人觉得如果能在舒适的位置上稳定咬合最好,因此也不要过于依赖哥特式弓描记的结果。

　　至今回想起来,哥特式弓描记所获得的水平颌位关系与患者认为的稳定的水平颌位的区别,可以理解为解剖学上髁突稳定位与实际神经肌肉支配的位置(即肌肉的习惯性颌位)的区别。因此,哥特式弓不只是提供一个"描记的结果",还是"诊断的工具"。

68
为什么患者要求前牙有咬合接触?

　　口腔的感觉感受器密集分布在前牙区的黏膜上,腭皱襞及其后方分布压力感受器[15]。
　　我们的假设是,压力感受器集中于口腔前方,对于Ⅱ类颌间关系,信息很难传递到硬腭。因此,患者通过下颌前伸让前牙区接触,才能有"咬合"的感觉。患者更能感觉到"咀嚼"的感受。

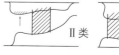　Ⅱ类

　Ⅰ类
（Ⅲ类）

九、治疗义齿的佩戴

　　本病例制作的治疗义齿，没有选择平板型治疗义齿，而是使用树脂牙，由技师加工制作（**图2-67**）⟨69⟩⟨70⟩。

　　平板型治疗义齿的平板上，可以在特定的咬合高度（垂直向颌位）下记录下颌水平运动的轨迹，通过对运动轨迹的观察，可以推测出咀嚼运动循环。但是使用这种类型的治疗义齿，患者原有旧义齿的信息全部丢失，需花费较长的时间进行功能恢复，使整个治疗时间延长。该患者原本就可以"咀嚼"，水平颌位也位于哥特式弓描记图箭头顶点附近，因此选择使用树脂牙，而不是平板型治疗义齿。

　　2012年9月18日　治疗义齿的佩戴（**图2-68**）。

▌治疗义齿佩戴时的检查

1. 非功能状态时的检查

　　口内试戴治疗义齿，从各个方面进行检查。印模是在尽量不对黏膜面施压的状态下制取的，并且使用了高精度的材料聚合成型，因此在义齿实际佩戴后进行观察，可以发现义齿，稳定不移动，黏结力良好。顺利戴入。佩戴后，确认有无异物感。也就是说在安静的非功能运动状态下是否存在问题。

　　检查治疗义齿在实际使用中的功能（咀嚼、发音、吞咽）状态，若有不适合则稍加调整，最终目的是义齿能舒适地使用。

2. 功能状态的检查

　　（1）开闭口状态的检查：佩戴后，轻咬合，检查是否处于稳定的状

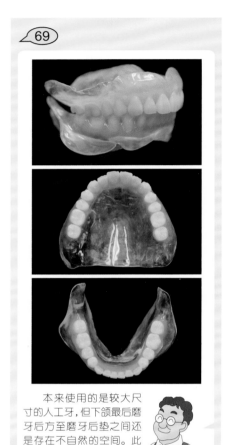

⟨69⟩

　　本来使用的是较大尺寸的人工牙，但下颌最后磨牙后方至磨牙后垫之间还是存在不自然的空间。此时有没有清楚地意识到这一点呢？

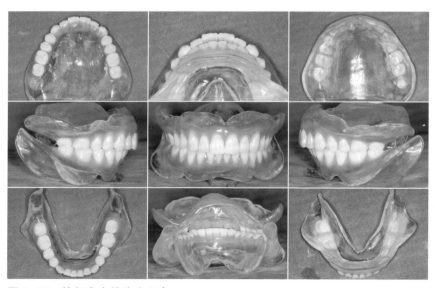

图2-67　技师寄来的治疗义齿

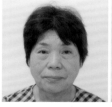

A. 治疗义齿佩戴时，闭口的状态　　B. 治疗义齿佩戴时，开口的状态

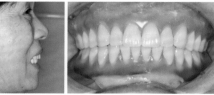

C. 前牙深覆盖　　D. 上下颌中线一致

图2-68　治疗义齿佩戴情况（2012年9月18日）

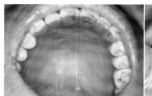
A. 上颌义齿佩戴时的咬合面。固位状态良好

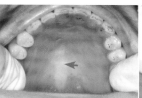
B. 6|6咬合压力过大,腭中缝处变白,为贫血的现象

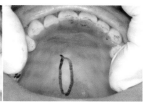
C. 标记贫血的部位

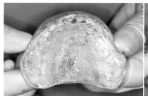
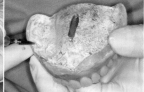
D、E. 同时调磨修整

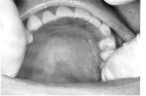
F. 调整后。用力按压也不出现贫血的现象

图2-69 临床调整上颌透明义齿基托

态,口唇的开闭口状态,检查最大开口时是否脱位。若此时上颌义齿脱落或者下颌义齿上浮,则怀疑可能存在义齿基托边缘过长的问题。

(2)**运动状态的检查**:义齿佩戴的状态下,嘱患者做快速叩齿运动和左右侧方运动。嘱患者运动同时,寻找咀嚼稳定的位置。

(3)**发音状态的检查**:发音如何,说话有困难的感觉吗?综合患者的主观感受,术者认真听取患者的诉求,客观地进行评价,同时还要检查咬合时有无不适。

(4)**吞咽位的检查**:少量饮水检查吞咽。吞咽时口腔周围肌肉及下颌舌骨肌等功能紧张。然后上下颌牙齿发生接触。有时也出现下颌后退的情况,询问患者有无不适感。此时需要了解患者是否能适应这种状态,而无须立刻进行处理。

(5)**黏膜面状态的检查**:义齿基托透明,因此可以看见义齿基托是否适合以及有无因压迫时产生的贫血带。黏膜下有骨组织,黏膜面厚度不均匀,因此义齿使用过程中可能会出现创伤性溃疡,基托与黏膜面压力较大的部分会产生贫血现象,可能此处存在支点。

虽然患者咀嚼黏膜丰富,观察透明义齿基托下黏膜面的状况,还是可以看见由于咬合面施加过大的𬌗力导致腭中缝区变白,此处为贫血现象(**图2-69**)。第一天仅有此处出现问题,使用压力指示糊剂(PIP paste)确定部位后进行打磨调整。

治疗义齿的佩戴与患者的趋动力

当听到患者表示义齿没有任何问题后,应当向患者说明,为了使义齿更加舒适且更好地发挥功能,在义齿佩戴的同时还需要不断调改⑦①⑦②。之后义齿可能会有不合适的地方。"也请患者带着希望,和我们一起,共同努力"。

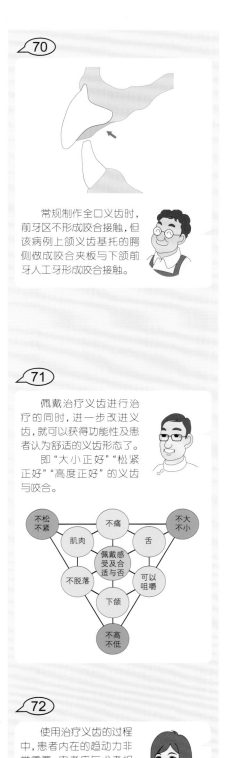

⑦⓪ 常规制作全口义齿时,前牙区不形成咬合接触,但该病例上颌义齿基托的腭侧做成咬合夹板与下颌前牙人工牙形成咬合接触。

⑦① 佩戴治疗义齿进行治疗的同时,进一步改进义齿,就可以获得功能性及患者认为舒适的义齿形态了。即"大小正好""松紧正好""高度正好"的义齿与咬合。

⑦② 使用治疗义齿的过程中,患者内在的趋动力非常重要,患者应与术者相互配合。

人与人之间的距离感很难克服,这也是临床中全口义齿制作的难点所在。

十、治疗义齿的治疗过程

治疗义齿的治疗过程分为：

流程A：制取静态印模，通过唾液使黏膜（以咀嚼黏膜为中心）与义齿黏结获得固位（基础固位），并在实际使用过程中进行调整。

流程B：使用动态印模材获得边缘封闭，抵抗功能运动时的脱位力……对义齿边缘处疏松的被覆黏膜进行组织调整，获得对抗脱位力的吸附力和夹持力（Gripping Force）（内侧面固位）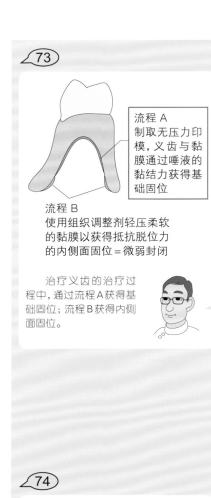。

本病例，从流程A→流程B的过程经历了约5周时间（A：约1周；B：约4周）。

流程 A：制取静态印模，通过唾液使黏膜（以咀嚼黏膜为中心）与义齿黏结获得固位（基础固位），并在实际使用过程中进行调整

具体来说，印模的制取以获得与黏膜面的黏结为目标。以咀嚼黏膜为中心的静态印模，在实际使用过程中，其他部位的黏膜由于边缘过长或义齿基托下方受压可能产生创伤性溃疡或者疼痛等不适等情况。

时间：2012年9月20日，治疗义齿佩戴2日后（**图2-70**）。

患者来院，主诉上颌正中处与下颌颊侧边缘附近（右侧外斜线处）感到疼痛。

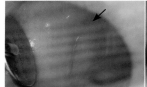

A. 下颌右侧颊黏膜产生创伤性溃疡

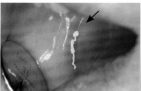

B. 溃疡处涂布Vitapex（黄色）

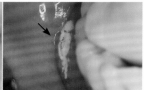

C. 佩戴下颌治疗义齿，义齿组织面复制出Vitapex的印记

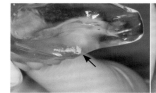

D. 基托上复制出的溃疡部位

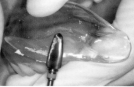

E. 对溃疡处的基托进行调整

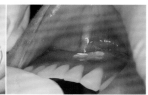

F. 上颌治疗义齿。在义齿上标记出患者主诉疼痛的正中部位溃疡的部位

图2-70　治疗义齿佩戴2日后的调整（2012年9月20日）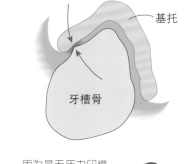

流程 A
制取无压力印模，义齿与黏膜通过唾液的黏结力获得基础固位

流程 B
使用组织调整剂轻压柔软的黏膜以获得抵抗脱位力的内侧面固位＝微弱封闭

治疗义齿的治疗过程中，通过流程A获得基础固位；流程B获得内侧面固位。

基托

牙槽骨

因为是无压力印模，咀嚼时义齿基托下沉，黏膜受到牙槽骨与基托的双重挤压。

上颌上唇系带与下颌右侧颊部，在义齿基托边缘处可见溃疡。诊断为义齿基托边缘过压、过长，在溃疡处涂布根管治疗药 Vitapex，将压痛点复制至义齿基托组织面，对该部位进行调磨。下颌义齿避免调磨过多。

关于咬合面，并没有明显的早接触或者𬌗干扰。饮食时也没有异常（虽然有些疼痛）。

时间：2012 年 9 月 21 日，佩戴 3 日后（图 2-71）。

上颌正中处的疼痛消失，但依然可见系带运动受阻的部位与颊侧外斜线的压迫，下颌两侧颊侧义齿基托边缘处疼痛持续。使用贴合点指示剂（Fit Checker）确认下颌义齿是否过长，如有过长，进行修改。观察颊系带走形，并将此处稍作调磨，磨牙后垫的后方与颊黏膜和舌下区黏膜形成边缘封闭，根据形态进行调整。

这时，只对义齿基托边缘进行调改，不对基托边缘进行加长处理。

时间：2012 年 9 月 25 日，佩戴 7 日后（图 2-72）。

完全没有疼痛的感觉了。即使咀嚼时也没有出现疼痛。可以舒适地吃饭。仅仅在一周之内，患者已经习惯使用新义齿，具有极高的适应能力。可以认为对黏膜的静态印模的调改已经可以了。

咬合关系没有进行大的调整，现义齿基本没有问题，仅需要做一些细微的调整，使用研磨糊剂（Tapping Paste，GC，细粒）在口内自动调整。自动研磨后，患者自觉"很轻松"，认为咬合关系良好。

这时，可以认为完成了流程 A（获得静态印模下黏膜面稳定的黏

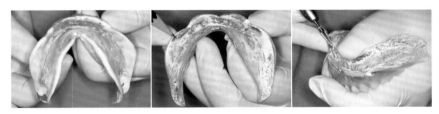

图 2-71　治疗义齿佩戴 3 日后的调整（2012 年 9 月 21 日）
颊侧义齿基托边缘持续疼痛，使用贴合点指示剂确认过长的部位，进行调整。

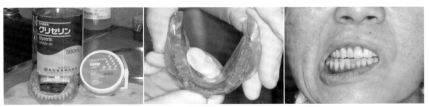

A. 使用器材。甘油及研磨糊剂（Tapping Paste，GC）　　B. 下颌治疗义齿咬合面涂布研磨糊剂　　C. 佩戴治疗义齿，口内研磨调整

图 2-72　治疗义齿佩戴 7 日后（2012 年 9 月 25 日）
口内研磨调整的目的是，进行无痛的功能调整，减少咬合干扰。

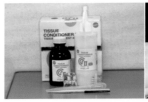 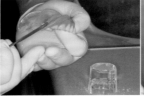 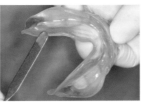

A. 边缘封闭使用的组织　　B,C. 因为用量少，所以在小玻璃杯中调拌，仅在下颌义
调整剂　　　　　　　　　齿基托的边缘涂布组织调整剂

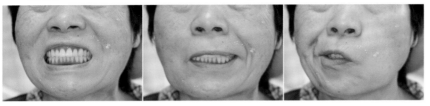

D～F. 佩戴治疗义齿，模拟功能运动

图2-73　治疗义齿佩戴14日后，使用组织调整剂进行边缘封闭（基托内侧面调整）（2012年10月2日）

图2-74　堤嵩词先生发来的关于义齿基托边缘封闭⑦⑦的传真

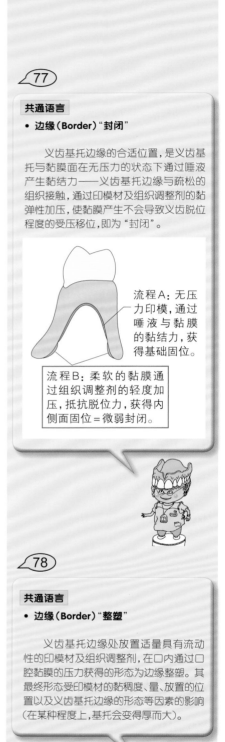

77

共通语言

• 边缘（Border）"封闭"

　　义齿基托边缘的合适位置，是义齿基托与黏膜面在无压力的状态下通过唾液产生黏结力——义齿基托边缘与疏松的组织接触，通过印模材及组织调整剂的黏弹性加压，使黏膜产生不会导致义齿脱位程度的受压移位，即为"封闭"。

流程A：无压力印模，通过唾液与黏膜的黏结力，获得基础固位。

流程B：柔软的黏膜通过组织调整剂的轻度加压，抵抗脱位力，获得内侧面固位＝微弱封闭。

78

共通语言

• 边缘（Border）"整塑"

　　义齿基托边缘处放置适量具有流动性的印模材及组织调整剂，在口内通过口腔黏膜的压力获得的形态为边缘整塑。其最终形态受印模材的黏稠度、量、放置的位置以及义齿基托边缘的形态等因素的影响（在某种程度上，基托会变得厚而大）。

结）的调整。接下来为了进一步提升义齿，使用治疗义齿继续治疗并进行改进（印模塑造）。

　　侧方运动时，义齿容易脱位，通过对义齿基托边缘附近的疏松组织在没有疼痛且不产生脱位力的情况下加压，以对抗咀嚼时（单侧咬合时）对侧义齿边缘因大气流入导致的黏结力（内侧面固位）丧失。当然，此时患者主诉的问题已经得以解决，之后也未出现疼痛或创伤性溃疡等情况。

流程 B：使用动态印模材获得边缘封闭，抵抗功能状态下的脱位力

　　疏松的边缘黏膜用组织调整剂轻压，获得对抗脱位力的吸附力和夹持力（内侧面固位）。

　　时间：2012年10月2日，佩戴14日后（图2-73）：内侧面的制作。
　　从患者的主诉可知，并没有出现特别的问题。义齿固位良好。进食也没有问题。

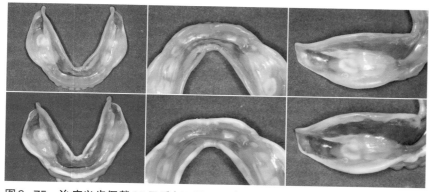

图2-75　治疗义齿佩戴22日后（10月10日）
粉色组织调整剂美观但不易分辨，因此之后选择的是白色组织调整剂。

　　使用贴合点指示剂检查下颌义齿，基托组织面几乎没有硅橡胶材余留，表明基托与黏膜十分贴合。但是义齿基托的边缘封闭处硅橡胶材稍厚。如果在不引起疼痛的情况下使义齿和黏膜之间处于适当的黏结状态，下颌义齿就更不易脱位。以对牙槽嵴轻轻施压的力度获得义齿基托边缘加压（封闭基托边缘 ⑦⑦ ⑦⑧）[16]（**图2-74**）。

　　使用组织调整剂作为封闭材料 ⑦⑨ 。因为用量少，所有在小玻璃杯中调拌，调制出合适的黏稠度，涂布于基托的内侧，将义齿基托整体向黏膜加压。开始使用的粉色的组织调整剂，颜色比较美观。

　　嘱咐患者"进食时，留意无花果籽、番茄籽等是否会进入义齿与黏膜之间"，诊疗结束。

　　时间：2012年10月10日，佩戴22日后（**图2-75**）。

　　上次诊疗时，患者反映轻压边缘，义齿就容易脱位，但这次复诊时，患者表示"没有不适感，也没有特殊的变化，番茄籽等也不会进入义齿内面"。

　　咀嚼功能良好。术者主观认为黏结力与上次诊疗时相比并无明显改变。轻压边缘，依然有晃动，边缘仍有加强的空间，因此添加组织调整剂。上次使用的粉色的组织调整剂很难判定是否适合，因此这次涂布的是白色的组织调整剂。

　　患者黏膜较厚，基托边缘能压入疏松的黏膜，因此较上次涂布更多的组织调整剂。聚合物与单体膨胀时间延长，则黏稠度也增加。此时，为了保证基础固位，避免多余的材料等进入咀嚼黏膜面内。

　　这样佩戴片刻后，患者感觉"水平向运动时，有点费力"，因此用咬合纸再次确认侧方的咬合干扰，调整 |346 的咬合，然后再用研磨糊剂在口内进行自动调整。

　　① 颞下颌关节；② 黏膜与义齿基托；③ 上下咬合面之间的功能就如同天然牙组织与颞下颌关节的功能。当关节有较大空间的时候，常用"松弛"来形容。侧方运动时，患者感受到的咬合干扰，可能是下颌义齿更为稳定了，关节运动的空间减小，对咬合接触的感觉更明显了。似乎义齿作为天然牙的代替品，具有越来越好的功能了。

⑦⑨

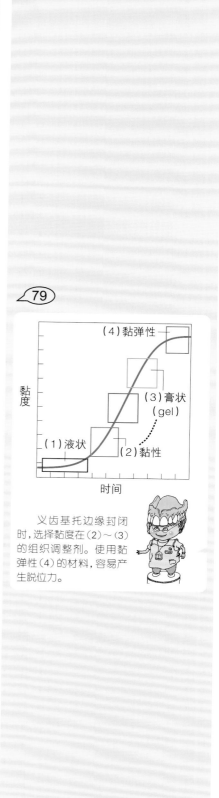

义齿基托边缘封闭时，选择黏度在（2）～（3）的组织调整剂。使用黏弹性（4）的材料，容易产生脱位力。

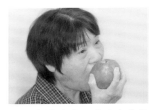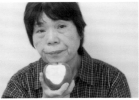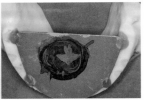

A，B.佩戴治疗义齿吃完整的苹果　　　　C.此时哥特式弓描记的图形

图2-76　治疗义齿佩戴28日后（2012年10月16日）

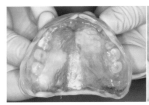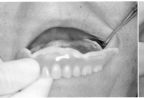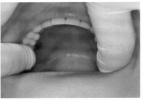

图2-77　上颌义齿边缘封闭（同日）

上颌义齿后缘的组织面加入少量封闭材。义齿基托后缘形成后堤区。

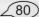

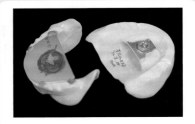

⟨80⟩

哥特式弓安装的关键在于，描记针位于义齿基托前后、左右的中央，与描记板垂直。

多次描记后，描记针尖端磨损，需要及时更新。

⟨81⟩

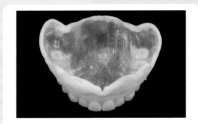

被覆黏膜涂布组织调整剂，形成封闭边缘（轻轻加压至黏膜不产生反向脱位力的程度）。从指甲弄伤黏膜的印记可以看出患者无法轻松地取下义齿，上唇系带的组织调整剂似乎没有充分反映系带的运动情况。

时间：2012年10月16日，佩戴28日后（**图2-76、图2-77**）。

上次治疗之后，患者感觉"很好，小的栗子也可以吃了"，听到这些，平冈先生当天拿出苹果进行测试。

苹果没有去皮，也没有切成四瓣，而是将带皮的完整的苹果给患者，患者很爽快地咔嚓咔嚓地咀嚼，平冈先生也深感惊喜，患者表示"当然可以吃苹果，比苹果更硬的柿子从树上摘下来就可以直接吃呢"。平冈先生记录了功能恢复的情况，并用哥特式弓再次进行描记⟨80⟩。

患者口腔功能恢复状况良好，说明用本次印模制作的治疗义齿效果良好，上颌义齿边也用组织调整剂加压修整，治疗结束。

时间：2012年10月23日，佩戴35日后（**图2-78**）：上下颌基托外侧面形态的制作。

咀嚼没有问题，黏结力良好，患者对于现状很满意。但是术者希望恢复上下颌磨牙区颊侧的空间（Volume），因此在此处放置少许组织调整剂，其他部位稍外侧也放置少许组织调整剂。1日后检查，将治疗义齿作为印模寄到加工所。

⟨82⟩

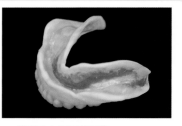

想要最大程度利用黏结固位，首先需要保证最初在无压力的情况下制取咀嚼黏膜的印模。如果此处流入组织调整剂，就会变成只有流入的厚度对黏膜进行加压。

这里需要将舌系带、颊系带的运动范围明确标记。

时间：2012年10月24日，佩戴36日后（**图2-79、图2-80**）。

义齿的吸附力非常好，将上颌义齿取下时指甲会损伤黏膜⟨81⟩。下颌义齿能顺利取下不会损伤黏膜。为了在取出时不产生应力，可以使用气枪破坏内部的负压将其取下⟨82⟩。到目前为止，虽然患者本人并没有什么抱怨，但我们认为可能是由于义齿内面高低不平的错误形态导致的致命伤……不过，这些都在技工端能够进行修整的范围内⟨83⟩。

将其他照片与咬合记录硅橡胶获得的颌位关系记录等一起，送至技工所，进入义齿制作程序。

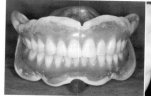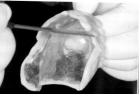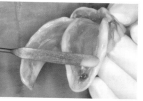

图2-78　治疗义齿佩戴35日后的最终调整（基托外侧形态的制作）（2012年10月23日）

适合性良好，将上下颌义齿磨牙区颊侧放置少许组织调整剂，其他部位的外侧也放置少量组织调整剂，义齿边缘根据颊黏膜的形态制作。

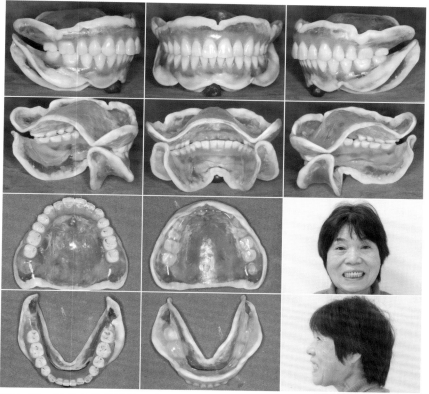

图2-79　治疗义齿的最终形态及佩戴时的面貌（2012年10月24日）

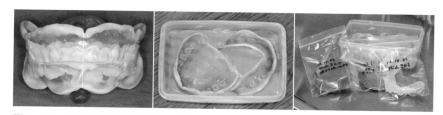

图2-80　将治疗义齿寄给加工所（2012年10月24日）

黄色部分是为了确认口内义齿间隙使用的注射型硅橡胶。将治疗义齿用藻酸盐印模材固定后放入保鲜盒，寄到加工所。

83

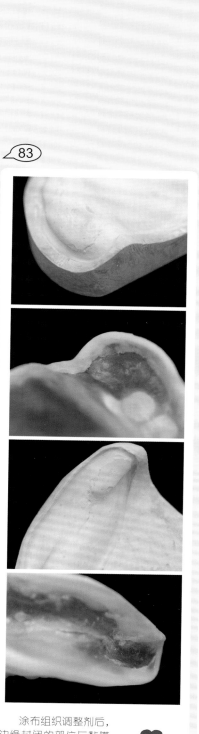

涂布组织调整剂后，边缘封闭的部位与黏膜面的关系。义齿周围柔软的被覆黏膜只有当摘下义齿时需要施加外力，其他时候都有吸附力。

十一、第二副义齿的蜡型义齿的试戴

▌蜡型义齿试戴时，(第一次)提出美观要求

自2012年10月24日起，大约5周后，用治疗义齿作为印模，按照Ⅰ类咬合关系排列人工牙(前牙区：Blend Porcelain Tooth，松风；磨牙区：Veracia SA，松风)制作第二副义齿的蜡型义齿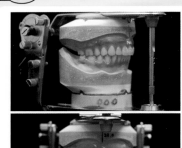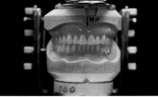~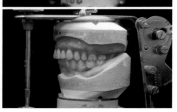。在技师制作蜡型义齿期间，需要使用作为印模的治疗义齿，因此，患者在短时间需使用旧义齿(2009年11月27日佩戴)。

时间：2012年11月2日，蜡型义齿的试戴(第一次)。

患者戴上了新义齿，十分喜悦，也看到了蜡型义齿人工牙排列的状态(**图2-81**)。当场进行了发音试验等，患者也知道这是蜡型义齿，之后要继续义齿的制作。

1. 隐藏的主诉被发现

试戴后，将蜡型义齿取出，重新佩戴旧义齿时，患者出其不意地表示"之前的义齿，戴上后感觉嘴有些瘪，法令纹(鼻唇沟)也深了很多，感觉不太美观"。平冈先生当场就用自聚合树脂在旧义齿上颌前牙区的义齿基托上增加丰满度后，"对对，就是这样"患者表示十分满意。

迄今为止，患者从未对义齿的美观性提出过任何要求，此次平冈先生感到十分惊讶，提议"如果有年轻时候的照片，可以参考之前

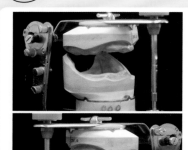

对于这样的颌间关系，技师如果没有辨别出是Ⅱ类，就会排成Ⅰ类咬合。

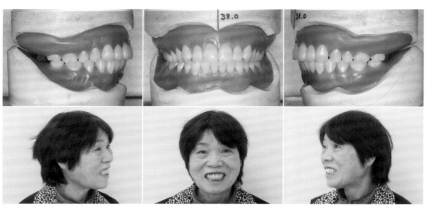

图2-81　第二副义齿的蜡型义齿及试戴时的面貌(2012年11月2日)
磨牙区人工牙按常规进行排列。
患者对于蜡型义齿很在意，第一次提出暂时使用的旧义齿在美观方面存在问题。

治疗义齿制作时，颌间关系是Ⅱ类，但人工牙却是按Ⅰ类排列，因此总觉得磨牙后垫处不协调。

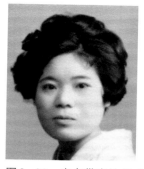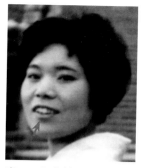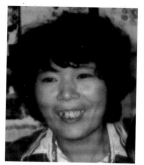

图2-82 患者带来的20多岁、30多岁的照片

嘴部的形态与现在佩戴义齿时的状态明显不同。颏唇沟比较明显,应该是Ⅱ类颌间关系。

86

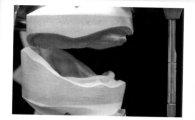

明显的Ⅱ类颌间关系

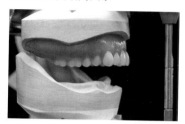

上颌人工牙排列

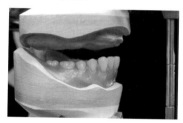

下颌人工牙的切缘对着上颌牙槽嵴

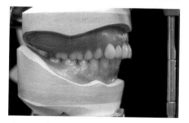

磨牙区为安氏Ⅱ类

如果病例明确了Ⅱ类颌间关系,在此基础上进行排列,就会形成这样的形态。

考虑到患者舌侧的空间及舌体接触的感受,前牙区设计为较大的覆𬌗和覆盖,特别是下颌人工牙,排列在牙槽嵴顶上,增加了咬合的稳定性。

87

无牙颌修复的患者对美观的需求,可以参考有牙颌时的照片。

的容貌排列人工牙,如果方便的话,请将照片带过来",患者听后表示出极大的兴趣,"这样啊? 那我这就去拿",说完,回到家后立刻带着照片回来了。

平冈先生向患者表示,想要看"二十多岁、三十多岁、四十多岁、五十多岁,各个年龄阶段的照片",但是患者带回的主要是20～34岁时的照片(**图2-82**)。

患者在此之前,对义齿的美观性没有任何特别的要求,但是从当日的反应来看,患者真正的主诉是想要变得漂亮,并且这是排在很靠前的诉求。然而,平冈先生此时才真正理解患者的要求,为此感到十分惊讶。

作为健康的女性,这位患者自然对美是有期待的。然而平冈先生此时才真正了解患者隐藏的主诉,多少感到有些狼狈。

2. 隐藏主诉的处理→重新评估前牙的排列

从患者带来的年轻时候的照片来看,嘴部形态确实完全不同。上颌左右尖牙偏向唇侧,平冈先生推测"有点小虎牙的感觉(尖牙排列拥挤)",患者明确表示,"不不不,不是小虎牙"。

"稍微强调尖牙吗?""对对,就是这种感觉"。因此,平冈先生先暂停了最终义齿的制作,而是以照片信息为参考,请技师重新排列蜡型义齿的人工牙,并再次进行试戴。

平冈先生将患者提供的照片和模型一起寄给技师,并打电话给技师,对重新排列人工牙表示感谢,堤嵩词先生回复"了解了,将之前按标准排列的人工牙重新调整一下就好了"。

我们不知道患者何时出现了美观的需求,是试戴的那天偶然产生的,还是很久之前就有这样的要求了呢? 但是,幸好在治疗结束前,满足了患者的希望。

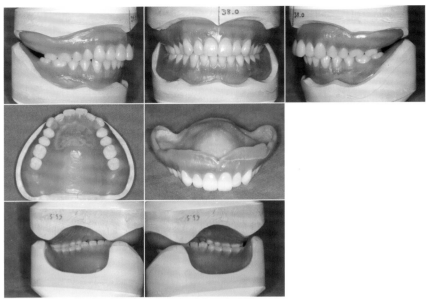

图2-83　重新排列后的蜡型义齿
前牙区形成深覆盖的同时，磨牙区排成Ⅱ类咬合关系。

蜡型义齿重新排列→再次试戴

1. 重新排牙后，形态的差别及咬合的变化

堤嵩词先生将人工牙重新排列后寄回诊所，可见人工牙排列完全改变（**图2-83**）⑧⑧~⑨②。不仅是前牙区，而且磨牙区也排成了Ⅱ类咬合。平冈先生刚开始看到人工牙排列的形态，感到非常困惑，感觉不太适应。

堤嵩词先生一开始就说过"有可能是Ⅱ类"，当看到患者年轻时的照片，就可以明确"这是Ⅱ类关系"！人工牙可以使用新型Veracia陶瓷牙排列吗？新的问题产生了。

2. 兼顾患者和术者的设想，获得义齿的美观性

时间：2012年11月13日，再次进行蜡型义齿试戴（**图2-84**、**图2-85**）。

患者再次试戴重新排列后的蜡型义齿，不禁感叹道"这好像我自己的牙齿啊"，非常开心。但是，平冈先生对蜡型义齿重新排列后的变化还是感到有些困惑。

用注射型印模材检查口唇黏膜的适合性，证实口唇的活动空间是适当的。观察面貌，口腔周围组织结构的形态并不是非常年轻时的状态，而是与64岁的年龄相符。——平冈先生认为，相比于在模型上观察，重新排列后的蜡型义齿从患者口内观察更为饱满。

患者也在观察平冈先生（术者）的反应，平冈先生也渐渐表现出"果然这样才更好"的反应，并深深表示认同这种排列方式。患者也时常举起镜子说，"对对，我年轻时候就是这种感觉"（**图2-86**），并指着下唇（颏唇沟）说，"这里的凹陷正合适"。平冈先生听后非常开心，表

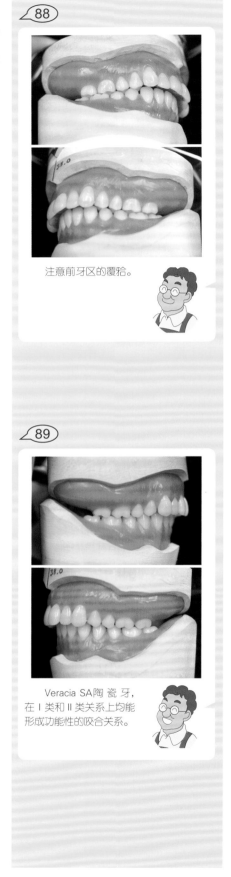

⑧⑧
注意前牙区的覆𬌗。

⑧⑨
Veracia SA陶瓷牙，在Ⅰ类和Ⅱ类关系上均能形成功能性的咬合关系。

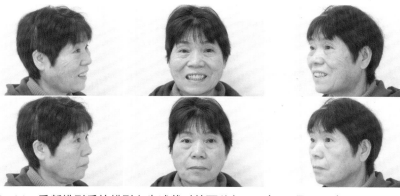

图2-84　重新排列后的蜡型义齿试戴时的面貌（2012年11月13日）
人工牙口内空间调整以后，形成符合患者年龄阶段的口腔周围组织结构的形态特征。患者试戴后对人工牙的排列非常满意，尤其是下唇向下向后，上颌前牙更明显，可以按照这样的形态制作义齿。

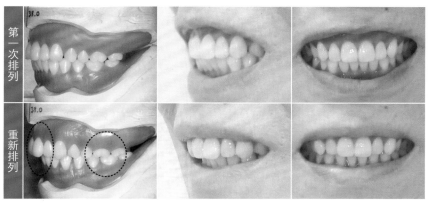

图2-85　第一次排列和重新排列后的蜡型义齿

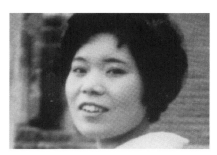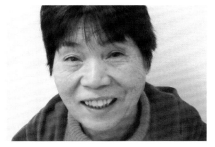

图2-86　患者20多岁时和重新排列后的蜡型义齿试戴时的面貌
患者表示，人工牙重新排列后，面貌与"年轻时口腔周围组织结构的形态非常相似"。

示"那就这样排列吧"。

　　为了获得更美观的效果，可以参考患者的照片，将义齿基托制作出健康牙龈的外观，患者也非常积极配合，希望义齿（最终义齿）制作成具有美学染色的透明基托。

　　试戴时的照片或视频可以发给技师，继续完成义齿（最终义齿）的制作。

90
　　如果将患者有牙颌的照片提供给技师，人工牙的排列就能更具特征化。

91

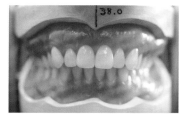

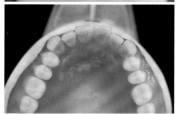

　　人工牙排列成凹凸不平的状态，正面观并没有明显的层次感，但是从侧面观察的话，可以看到人工牙更有层次感，看起来十分自然。

92

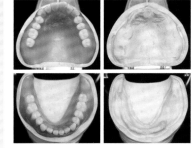

　　模型上的牙槽嵴与人工牙排列位置进行对比。

十二、 第二副义齿（最终义齿）的佩戴→ 定期复查

第二副义齿（最终义齿）的佩戴

技工所完成的第二副义齿（最终义齿），再现了重新排列的蜡型义齿的形态和咬合，义齿基托制作成透明的颜色，牙龈部位的颜色经过树脂渐变的美学处理，获得了良好的美学效果（**图2-87**）93～97。提嵩词先生的建议是，"义齿如同人体的器官，若将患者的形状、颜色过于真实地再现，在口外看到的话就会产生'怪诞感'。因此初次佩戴时，推荐在口内观察佩戴效果。"

2012年11月26日　最终义齿佩戴（**图2-88**、**图2-89**）

按照提嵩词先生的建议，将义齿直接放入口内后，再让患者用镜

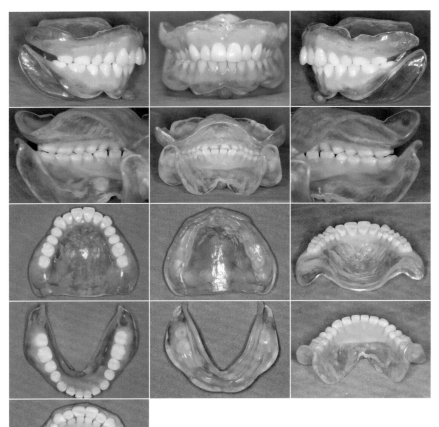

图2-87　完成的最终义齿
牙龈经过渐变色处理后的丙烯酸树脂透明基托。左图为上下颌义齿前牙区的覆盖情况。

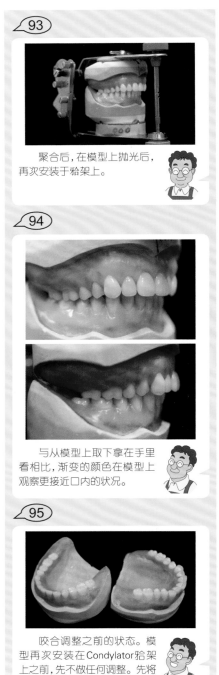

93 聚合后，在模型上抛光后，再次安装于𬜬架上。

94 与从模型上取下拿在手里看相比，渐变的颜色在模型上观察更接近口内的状况。

95 咬合调整之前的状态。模型再次安装在Condylator𬜬架上之前，先不做任何调整。先将模型固定于𬜬架上，并在𬜬架上模拟功能运动，进行咬合调整，321|123舌面使用Rocatec进行预处理（粘接剂处理），再用冠桥用复合树脂形成前伸引导。

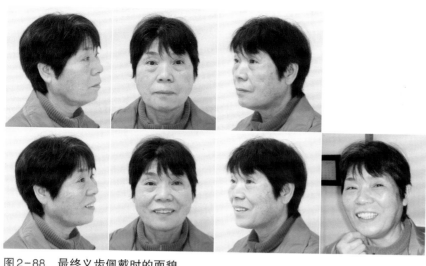

图2-88 最终义齿佩戴时的面貌

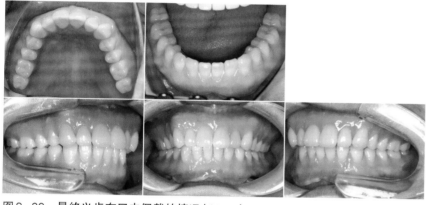

图2-89 最终义齿在口内佩戴的情况（2012年11月26日）

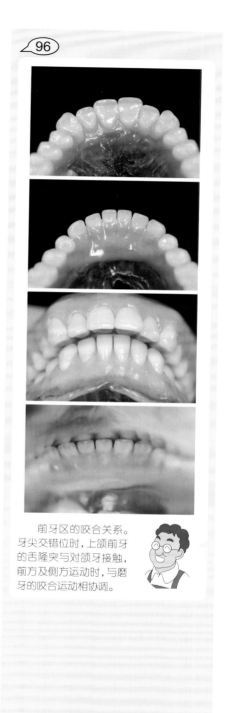

前牙区的咬合关系。牙尖交错位时，上颌前牙的舌隆突与对颌牙接触，前方及侧方运动时，与磨牙的咬合运动相协调。

子观看效果，而不要让她直接看到最终义齿的样子。义齿顺利戴入，在镜子里看到第一眼时，患者发出"哇，好棒，和我自己的牙齿一样"的感叹。然后，患者不断改变镜子的角度，花了约2分钟时间，仔细观察义齿在口内的状态。患者非常开心，术者也松了一口气。当灯光照亮口内时，患者感叹"真好看……"时，平冈先生也特别开心。

检查完义齿是否合适后，向患者交代义齿清洁的方法、使用方式等注意事项等，并提醒患者第2日及第3日需要进行必要的调整，当天诊疗结束。

佩戴后的功能检查及咬合调整

时间：2012年11月27日，最终义齿佩戴的第二日。

无疼痛感，也没有其他异常感觉。患者表示"义齿可以顺利戴上，无异常感觉。美观及使用感受与之前的义齿（治疗义齿）基本相同，不可思议。"

早接触、咬合干扰用咬合检查蜡（Occlusal Indicator Wax，Kerr）进行检查，将其置于咬合面上，嘱患者做咀嚼运动，如同咀嚼黄桃罐

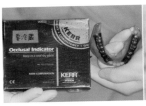

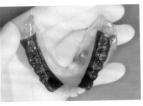

A. 将咬合检查蜡放在咬　　　B. 佩戴A，咀嚼罐头装的　　　C. B进食后的下颌义齿
合面上　　　　　　　　　　　　黄桃

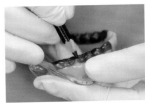

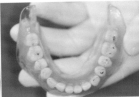

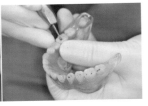

D～F. 用铅笔在蜡穿透的位置标记，根据陶瓷牙咬合面的标记，进行咬合调整

图2-90　义齿佩戴第二日后的咬合调整（11月27日）

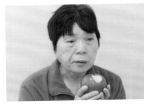

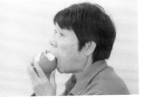

A. 第一口　　　　　　　　　B. 改变方向，继续吃，可
以大口大口地进食

图2-91　佩戴义齿可以吃完整的苹果（11月27日）

头一样（磨牙）。咬合检查蜡上可以看到$\overline{6|}$和$\overline{|7}$有少量牙尖干扰的印迹，进行相应的调整（**图2-90**）。由于人工牙是陶瓷牙，多数情况让患者在口内进行自动调整，本病例中，为了尽量避免咬合面的磨损，没让患者进行自动研磨调整，而是用硅胶磨头打磨调整。

此外，当日就可以使用义齿进食米果和（完整的圆形）苹果，确认义齿的咀嚼状态良好（**图2-91**）。

时间：2012年12月4日，最终义齿佩戴8日后。

上腭正中部后缘出现溃疡，进行相应的调整。

嘱患者记录饮食内容，并对患者的饮食情况进行考察。甚至连正在减肥而故意延长进食时间也要知晓。

时间：2012年12月12日，最终义齿佩戴16日后。

3处牙槽嵴突出部位可见受压缺血。使用Vitapex等确认后进行调整。

患者自佩戴全口义齿后，尽量避免坚果类食物的摄入，但自己的丈夫常常把坚果当下酒菜吃，患者十分羡慕。戴牙当天，患者就用混合坚果进行实验。虽然是各种大小硬度不一的坚果，患者都可以进食，并且

97

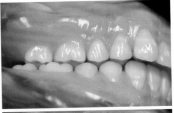

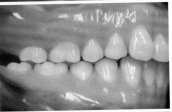

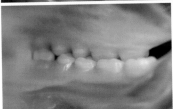

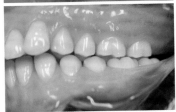

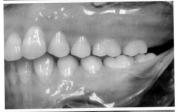

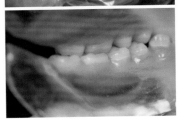

Ⅱ类1分类的颌间关系，上颌牙弓要比下颌牙弓大，需要形成深覆盖、深覆𬌗。反Monson曲线也是可以的，但要注意前后向的运动幅度可能过大。

关于Veracia SA人工牙的调整，由于聚合成型精度高，尽可能减少人工牙的磨改，尽量不要在口内自动研磨调整。

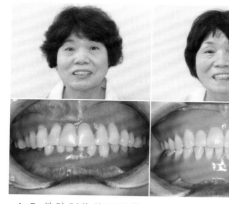
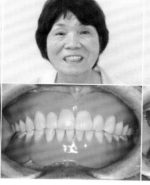
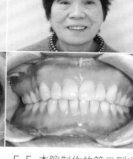

A,B. 他院制作的旧义齿（2009年8月27日拍摄）　　C,D. 本院制作的第一副义齿（2012年7月17日拍摄）　　E,F. 本院制作的第二副义齿（2013年1月17日拍摄）

图2-92　旧义齿→第一副义齿→第二副义齿（最终义齿）佩戴时，患者的面貌与口内情况对比

咀嚼时没有任何问题。食物也不会进入义齿基托内部。患者表示，"吃芝麻、猕猴桃、草莓时，也没有任何问题" 。

再次使用咬合检查蜡确认咬合面有无干扰后，使用硅胶磨头调磨。

时间：2012年12月17日，最终义齿佩戴21日后。

不痛，没有任何异常。口内黏膜也没有任何损伤。再次啰唆地强调（患者也十分开心），圆形的完整的苹果也可以进食。

在此之前，患者频繁来院，但是现在患者口内状态良好，义齿也处于稳定的状态，下次诊疗约在1个月之后。

▋治疗完成：定期复诊

时间：2013年1月17日，最终义齿佩戴51天后。

1个月后再次来院复诊。这1个月期间，口内以及义齿没有出现任何问题，该阶段的治疗结束（**图2-92**）。

以后的定期检查，也没有任何不适的情况出现。2013年1月、4月、7月、11月、2014年3月……持续观察（每4个月定期进行1次检查）。

1. 定期检查的内容

定期检查的内容，首先是问诊，"有没有疼痛，或者进食有没有困难等？""可以很好地吃饭吗？""发音等有没有问题呢？"等功能及美观方面的主观问题，倾听患者的回答。

术者根据照片或者模型的检查，客观判断咬合关系是否出现变化，检查义齿的人工牙以及基托有无破损或较大的损伤，使用染色剂等检查义齿是否有污渍。

令人欣慰的是，患者使用仔细，并没有出现任何问题 。也没有看到染色剂附着，但是腮腺开口处相对的上颌磨牙区颊侧可见部

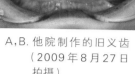

坚果、芝麻、猕猴桃、草莓……这类食物碎片和种子非常容易进入义齿基托内面，是佩戴全口义齿的患者们敬而远之的食物，但是该患者进食时也没有出现任何问题呢。

可以吃完整的苹果呢，还可以和丈夫一起吃混合坚果呢，这是久违的感觉……一定非常开心。
一定会习惯的，将来会成为理所当然的事情，这就是所说的"没有不适感"吧。

向患者传授义齿日常清洁的方法，这对于延长义齿的使用寿命十分重要。
不仅要将义齿浸泡于义齿清洗剂中，还要用牙刷清理，这点也非常重要，需要明确地告诉患者。

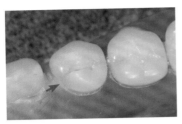
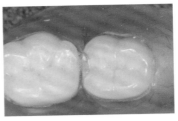

A. 人工牙 4̄ 近远中破损　　　B. 人工牙 7̄ 部分破损

图2-93　佩戴1年4个月后，定期检查时发现下颌义齿人工牙的破损

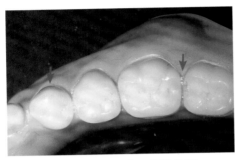

图2-94　破损人工牙的处理

4̄ 换成新的人工牙。7̄ 边缘锐利的部分使用碳化硅磨头、硅胶磨头调磨。

分牙结石附着，如前所述，先用柠檬酸温水浴软化，再用洁治器仔细去除（尽可能避免使用硅胶磨头调磨），再次检查磨光面是否清洁，有无污垢附着。

2. 定期检查义齿的变化

　　无进食相关的问题，人工牙的咬合面为陶瓷牙特有的小咬合面。接触时没有破坏咬合关系，体现了陶瓷牙的优势。

　　但是在2014年3月进行定期检查时（佩戴后1年4个月），发现人工牙 4̄ 的近远中破损，人工牙 7̄ 的近中部分破损（**图2-93**）[100]。

　　破损的人工牙 4̄ 不能继续使用，需用新的人工牙替换（**图2-94**）。对于人工牙 7̄ 的破损，将边缘锋利的部分使用碳化硅磨头、硅橡胶磨头调磨后继续使用[101]。

　　磨牙区使用的Veracia SA陶瓷人工牙有预磨损小面，在人工牙排列时能非常简单地形成咬合接触。但由于已经具有一定程度的磨损，很难说其耐用性较传统的陶瓷牙差。

　　必须提前跟患者说明可能出现的问题以及相应的处理方式[102]。患者现在才60多岁，以后也会长期保持这种健康的状态，义齿也应该不出现大的问题，为了能良好地使用，术者应能根据患者的变化对义齿进行相应的处理。根据出现的具体情况，采取不同的对策。当然，重新制作也在考虑范围之内。

（100）即使是陶瓷牙，佩戴后早期也会出现破损。

由于患者的咀嚼习惯以及陶瓷牙的特点，会出现破损的情况。修复体佩戴后，很多患者没有问题就不来院复诊。良好修复效果的维持需要医患双方齐心协力，因此，应定期进行复查。

（101）术者需要知晓佩戴义齿后人工牙及义齿基托破损等的处理方法，这样，术者和患者才能更安心和放心。定期复诊时，应向患者传递"需要一直复诊，有任何问题都要随时和我联系"这样的信息，这也会加深医患之间的信赖关系。

（102）随着年龄的增加，有时需要服用治疗基础疾病的药物，这会导致唾液分泌量减少，义齿的佩戴感也会产生相应的变化，应及时检查。通过与患者的交流，术者应该对这些情况有所了解。

病例回顾

上述病例在本院经过2次全口义齿的治疗，并制作了2副全口义齿，分别是2009年8月到12月（第一次治疗），2012年7月到11月（第二次治疗）。每次治疗时，由于患者的高度配合和技师的通力合作，摸索出患者满意的全口义齿形态，尤其是使用治疗义齿进行的第二次治疗，制作出符合患者咬合习惯、满足患者审美要求的义齿（最终义齿），义齿佩戴1年4个月后，虽然部分人工牙出现破损，但是患者一直使用这副义齿，并且表示"没有不适感"。

与其说是舒适地使用，不如说是从"没有不适感"到"平常会忘了我还佩戴着义齿这件事"，在日常生活中，义齿已经成为自己的一部分。虽然"没有不适感"，但是经过治疗，患者和义齿到底发生了怎样的变化，还需要继续观察并进行必要的对症处理，该病例发表的时间正是第二次治疗结束，因此可以对术前术后的状态进行研究对比。

1. 功能的变化

现在，患者对义齿的美观及功能都非常满意。进食时无任何不适。佩戴感觉良好，在日常的生活中可以舒适地使用。

通过改善基托的外形以及颌间距等使义齿的功能得到提升，但第二次治疗义齿开始治疗14天以后（2012年10月2日）与最终义齿佩戴8日后（同年，12月4日）对患者的咀嚼效率判定表（**图2-95**）记载的内容进行比较，这两个时间点在"可以吃的食物"上发生改变的，实际上只有"吃完整的苹果"，但是在佩戴治疗义齿期间，日常生活中患者并没有吃过完整的苹果，所以无法对日常生活中的表现进行评判。

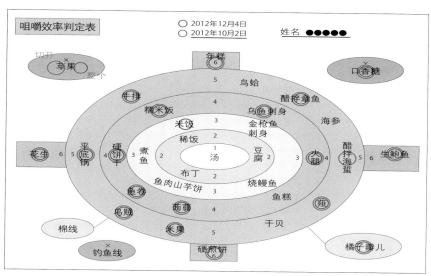

图2-95　第二次治疗过程中，使用治疗义齿时及佩戴第二副义齿后的咀嚼状态（使用山本为之的全口义齿咀嚼效率判定表）
红字为使用治疗义齿治疗后的14日（2012年10月2日），蓝字为佩戴第二副义齿8日后（同年，12月4日），患者的进食情况。

⌒103⌒
正在使用中的义齿需要进行修理时，可能需要临时使用治疗义齿，所以需要将治疗义齿好好保存。
治疗义齿是由患者来保存，还是由医院来保存，可以跟患者沟通后决定。

⌒104⌒
患者可以使用义齿吃所有的食物呢。可以想象到患者畅快进食、享受食物的样子呢！
从这个表可以看出，使用治疗义齿14日时（2012年10月2日）还无法吃完整的苹果，但是经过治疗义齿治疗2周后（10月16日）就可以吃完整的苹果啦。此时，哥特式弓描记也可以绘制出完美的图像了（图2-76）。

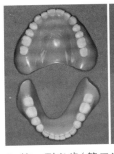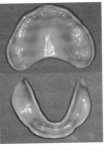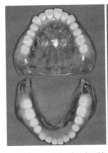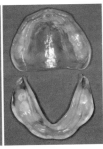

A. 第一副义齿（第二次治疗初诊时，2012 年7月17日拍摄）。

B. 第二副义齿（佩戴4个月后，2013年4月 4日拍摄）。

图2-96　第一副义齿和第二副义齿形态的比较

2.义齿基托形态的变化

图2-96为2副义齿形态的对比图，一副为2012年7月17日第二次治疗初诊时拍摄的第一副义齿，另一副为第二副义齿（最终义齿，2013年4月4日拍摄）。两者相比，第二副义齿的基托外形较大，咬合高度更高。

第一次治疗，是将他院制作并使用了十年的旧义齿（第二章第一节表示为现义齿）改造成治疗义齿，再制作第一副义齿。以磨牙后垫为参考观察基托形态和咬合高度，可以发现第一副义齿的制作是在旧义齿形态的基础上完成的。

第二次治疗，首先制作新的治疗义齿。先根据口内软组织的指标决定基托外形和咬合高度，然后制取印模。初印模制取的目的是获得口内组织结构的自然形态，使用的是高流动性的藻酸盐印模材。与第一次治疗时相比，术者的思维方式和技术也发生了变化。当然，初印模的制取方法不同、研究模型的制作方法也不相同、模型上相关信息的读取方式也有所区别。即使是同一位术者，治疗结果也会出现较大差别，这正体现了"术者思考的变化、成长和进化"。

第一副与第二副义齿（最终义齿）相比时，一眼就能发现基托的形态不同，此外，人工牙的排列也不一样。基托方面，平冈先生在制作第一副义齿时比较在意的左右不对称的问题，在制作第二副义齿时也得到了解决，并且后缘部分也进行了延伸使基托整体有所扩大。前牙区的排列状态也很好地表现出了患者的个性。

第二副义齿是具有高度美观性的义齿。

患者有时也会对义齿的"美观"有所追求，能够根据需求为患者提供相应的选择是件很好的事情。想要满足患者对于义齿的需求，就需要考虑采用什么样的技术。此外，与技师的信息交换也非常重要。

至于义齿制作的精度，只要将患者的信息正确、充分地传递，口腔技师就应当能制作出符合精度要求的义齿。对于技师而言，也应当能提供精度+α的技工产品。这个 α 就是获得美学效果和表现患者个性的重要因素。

多数患者都是想要看起来更年轻的。义齿制作时也应参考患者年轻时的状态。因此，对于无牙颌患者，如果能够提供年轻时的照片，对技师观察人工牙的排列和制作个性化的牙龈外形非常有帮助。

根据患者提供的年轻时的照片，可以明显看出，患者的咬合是Ⅱ类。

本病例的治疗流程

	第一次治疗								
	2009年								
	8月13日	8月18日— 9月3日	9月17日— 10月26日	10月29日— 11月5日	11月17日	11月30 日	11月30日— 2012年7月17日	7月17日	7月20
临床	初诊，他院制作的义齿破损；来院治疗。 【32页】	各种检查（口内、面貌、X片、研究模型、下颌功能）。 【32页】 ↓ 连同检查的资料一起，向技师介绍患者的情况。	将带有咬合平板的旧义齿作为治疗义齿，进行咬合治疗。 【36页】	终印模制取、颌位关系记录 【39页】	蜡型义齿试戴 【39页】	第一副义齿的佩戴 【40页】	第一副义齿佩戴后，观察使用过程中的情况 【41页】	再次就诊，患者希望制作新义齿 【45页】	初印模制取 【48页】
技工所		为了抬高咬合，先在咬合面添加树脂，修整义齿基托边缘，在研究模型上操作。	↓	蜡型义齿的制作	义齿的制作		↓	↓	↓ 将研究模型制作成标准模型 ↓ 个别托盘的制作

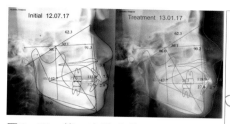

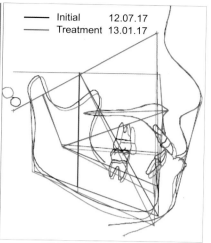

图2-97　第二次治疗前后头颅X线侧位片的重合 [106]

黑线是第二次治疗初诊时，2012年7月17日，紫线是第二副义齿佩戴51日后，2013年1月17日的头颅X线侧位片。

咬合高度抬高，美学线改善。

髁突位于Ⅱ类前后空间的合适位置（非最后方）。

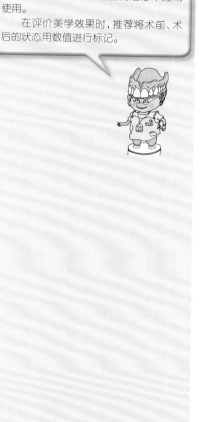

106

共通语言

- **头颅X线侧位片**

　　固定标准拍摄的X线照片，称为标准头颅X线侧位片。

　　标准头颅X线侧位片不仅限于全口义齿的咬合治疗，还可以用于颅骨部位标志点的形态学评估。在正畸治疗中经常使用。

　　在评价美学效果时，推荐将术前、术后的状态用数值进行标记。

　　在第一次治疗和第二次治疗之间的3年间，平冈先生对高流动性藻酸盐制取初印模的体会是，用该印模制作的研究模型的形态发生了明显的变化，也就意味着后续的治疗方式会产生较大的改变。

3. 形态学的变化

　　第二次治疗前后，将两次头颅X线侧位片重合，在得到的图像上可以发现：① 咬合平面平行向下移动；② 下颌向后下方旋转，咬合高度增加，稍向前方移动；③ 覆盖变大；④ 美学线改善等咬合高度和咬合平面的较大差别（**图2-97**）[106]。

　　患者可以接受的咬合高度是义齿制作成功的要素。合适的咬合高度增加了肌肉的功能性运动，所以变得可以咬完整的苹果。

　　平冈先生开始负责该患者的治疗时，已经开业8年整，在患者和堤嵩词先生的共同努力下，经过了第一次和第二次治疗，在治疗过程中平冈先生也学习到了很多知识。和患者的交流不仅可以学到很多东西，而且常常给平冈先生带来勇气。对患者欣然同意在本书刊登其颜面部

第二次治疗									2013年
2012年									
8月2日	8月10日	8月24日	8月29日	9月7日	9月18日—10月24日	11月2日	11月13日	11月26日—	1月17日
终印模制取【52页】	垂直向颌位关系记录【62页】	第一次哥特式弓描记（水平颌位关系记录）【64页】	第二次哥特式弓描记【66页】	蜡型义齿试戴	治疗义齿佩戴及使用治疗义齿进行咬合调整 10月24日结束。【72页】↓将治疗义齿交给技师	蜡型义齿的试戴（第一次）【80页】↓患者第一次提出美观的问题	蜡型义齿重新排列后试戴（第二次）【82页】↓患者对人工牙排列的形态满意，请求技师按现状制作	第二副义齿佩戴（最终义齿）【84页】↓佩戴后经过数次调整，以后定期复查义齿的使用情况	2013年1月17日治疗结束【87页】之后进入每4个月定期复诊阶段
↓标准工作模型制作↓咬合基托制作	↓在咬合基托上安装哥特式弓		↓治疗义齿的蜡型义齿制作	↓治疗义齿制作	↓最终义齿的蜡型义齿的制作	↓蜡型义齿人工牙重新排列	↓义齿的制作（最终义齿）。美观性良好的义齿制作完成		

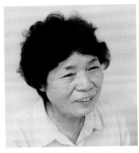

图2-98 到现在依然经常分享真实感想的患者（2014年8月的定期检查）

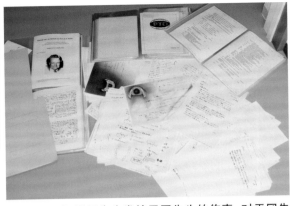

图2-99 堤嵩词先生发给平冈先生的传真，对平冈先生既严厉又善意的评论，以及对问题的回答

的照片，平冈先生再次表示衷心的感谢。

最终义齿佩戴51日后，治疗结束，但这并非意味着治疗的终点。为了持续观察义齿的变化，还需要继续复诊，定期检查和维护。

为了确保每个患者的健康，在临床中真挚地和患者沟通是关键。

* * *

平冈先生之前向堤嵩词先生请教全口义齿的技术时，堤嵩词先生曾问道："你认为全口义齿制作的难点在哪？"平冈先生立即回答说："无法再现"。黏膜具有柔软的特性，印模制取时形态容易变化，这点非常恐怖。此外，咬合高度的决定、人工牙的排列等过程与颞下颌关节的关系，对此平冈先生也深感迷茫。

许多经验丰富的医师可以轻松完成的操作，自己却也无法完成，平冈先生也常常感到苦恼。此时，堤嵩词先生曾安慰道："这是每个人都必须经历的阶段"。全口义齿是口腔医师必须掌握的治疗技术之一，平冈先生真正开展全口义齿治疗是在口腔医学系毕业后13～14年，开展的时间较迟，且平冈先生所掌握的所谓的"常识"，有时也成为自己的障碍。

本书记录了平冈先生在患者和堤嵩词先生的共同帮助下（**图2-98、图2-99**）逐步成长的过程。对于准备开展全口义齿修复的口腔医师和技师来说，请拿出勇气。

通过这个病例展示，你明白了对于患者来说，"没有不适感"的义齿是什么了吗？

不痛、舒服地佩戴、大小合适、松紧合适。虽然不会脱落，但也不会过于压迫＝使用时不脱落，不使用时保持原样……佩戴后能充分咀嚼，可以大张口说话、唱歌、大笑，义齿成为患者生活的一部分。

若想做成"没有不适感"的义齿，需要患者和口腔医生的相互信赖，获得持续的趋动力，这才是治疗的关键。平冈先生要以"不断提高自身治疗技术和知识、加强与患者的互动交流，与患者构建信赖关系并长期交往"作为口腔医生的目标。

并且，为了给患者提供"没有不适感"的义齿，需要与技工所的口腔技师进行充分的信息交流。

第三章 ▼

原样复制患者的信息，无误差的技工工作

一、本章序言:提高全口义齿成型精度的必要性

正确地复制患者的信息,校正加工时树脂的收缩和变形。

打棒球时,将本垒打以及击球分累计积分进行评判,也可以以打击率的平均值来评判。而评价全口义齿成功与否时,是以最低分进行评判的,这是一种较为严格的评价方法。

为了获得义齿制作的成功,以下两个条件是必不可少的。

- 正确的印模制取,使患者获得没有不适感的固位力和支持力。
- 正确的颌位关系记录,获得颞下颌关节与口腔周围肌肉协调的位置。

此外,人工牙排列和牙龈成形(义齿外形)应与颅骨和面貌相协调,满足美观(生理感觉)及力学的要求,因此,人工牙的位置和义齿的形状需要通过义齿基托材料精密成型来实现。

所谓"成型精度",是全口义齿制作过程中所有步骤精度的积累,每个步骤的精度,特别是临床工作的精度会对成型精度造成较大影响,在此,再次进行归纳整理。

印模制取及成型精度

虽然印模材具有成型精度,但由于无牙颌全口义齿印模制取的对象是弹性软组织,或者是黏弹性组织。根据不同的目的,应当制取没有变形或移位的黏膜面的印模,或是制取不发生脱位情况下的加压印模,与其说是复制黏膜面的形状,不如说是复制与黏膜面的接触关系。因此,印模制取所涉及的部位,对精度都有要求。托盘和印模之间即使发生极其微小的倾斜及变形(印模材从托盘分离),这个印模的精度就毫无意义了。为此,将与口腔黏膜面紧密接触的印模从口内取出时,可以用气枪注入空气等方法,使黏膜面产生位移后取出印模,切记托盘与印模之间绝对不能施加额外的应力。

此外,虽然人眼无法可见(识别),但印模材在口内温度下固化后再从口内取出的过程中会因温度差(例:35℃−25℃=10℃)而发生热收缩(硅橡胶印模材的平均热收缩为0.2%)。该收缩率较大,并且印模与托盘是个整体,所以印模材与托盘材质之间的热膨胀系数差也会使印模发生扭曲及变形,无法再现义齿与黏膜面的接触关系。这种不规则的扭曲与变形,无法通过石膏的固化膨胀进行弥补,所以需要将印模放在与口内温度相同的水中加热,或者是放入恒温箱(保温箱)中,等印模恢复到口内硬化时相等的温度后,才能恢复印模的扭曲与变形。树脂聚合也应该在相当于口腔温度(假定温度37℃)的温水中进行,弥补热收缩造成的形态变化,还需要将具有适当固化膨胀率的石膏在真空条件下调拌后灌注模型。

模型的制作

室内与口内温度的差异,印模会产生约0.2%的热收缩。由于印模与托盘成为一个整体,产生的热收缩会在托盘的各个部位引起连锁反应,使整个印模都会处于扭曲及变形的状态。在这种状态下灌注石膏,就会制作出变形的模型,在变形的模型上无论使用

何种高精度树脂以及聚合方法都无法制作出准确的义齿基托，所以首先通过加热将印模恢复至口内温度，将扭曲及变形的印模恢复到正确的形状与大小，然后再灌注石膏。在此之前，还要使用温水或流水去除可能附着在印模表面的唾液，如果附着的是高黏度的唾液，可以将石膏粉洒在印模表面，然后在流水下用软毛刷冲洗干净。

与冠桥修复时基牙的边缘相比，义齿基托的边缘同样是甚至是更为重要的部位，所以在石膏模型上再现印模的边缘非常重要，要防止外力或石膏重量等因素造成变形，因此必须用围模的方法将义齿基托边缘的形态正确地再现出来。

围模时也要保持口内温度（35～36℃），将围模后的印模加热（温水加热5分钟或在恒温箱中放置10分钟以上），将室温与口内温度的温差所造成的扭曲及变形恢复以后，用气枪将印模表面的水分去除，再用表面活性剂处理，然后使用固化膨胀的、能弥补树脂聚合热收缩的硬石膏灌注模型。石膏应在真空状态下用温水（36～37℃）调拌，并用振荡器防止气泡混入，石膏的厚度至少在7 mm以上。灌注后，如果条件允许，应在恒温箱（36℃）内放置2小时以上。

石膏的固化膨胀率应与树脂聚合时的热收缩率相近，差别不能太大。义齿如果比牙槽嵴略微小一点的话还是可以使用的，但如果比牙槽嵴大，那么完成后的义齿就不具有黏结力和吸附力，需要立刻进行重衬。膨胀系数就不再详细说明了，推荐的安全范围为0.25%～0.3%。

咬合基托的制作

印模制取获得的是基托内面（组织面）的信息，颌位关系记录获得的则是基托表面的信息，就如同牙齿由牙根和牙冠所组成一样，义齿由基托和人工牙组成并共同发挥功能。因此，颌位关系记录时使用的咬合基托应与最终义齿的基托具有相同的适合度。通过仔细观察和测量模型上的解剖标志制作的粭堤，可以再现不同病例有牙颌时牙冠部的情况；对于牙槽嵴的器质性缺损，可以通过适当的磨光面外形进行恢复；上腭及舌侧义齿基托制作时，应形成合适的厚度，保证舌体的空间，避免干扰舌体的运动。

颌位关系记录后，需将咬合基托和模型正确地安装于粭架上。面弓转移并记录患者髁突与牙列（粭堤）之间的位置关系，上粭架后就转变为粭架上髁球和下颌模型的位置关系。但实际上，多数病例并不会使用面弓转移，而是用下颌中切牙近中接触点及粭架上两侧髁球形成的Bonwill三角这一平均值上粭架，此时，上颌模型的腭中缝与粭架的中线相一致。是否以鲍威尔三角的位置上粭架需要与口腔医生充分沟通并达成共识。

人工牙排列的位置，需要在咬合基托上进行确认。临床上，口腔医生应征求患者的意见，进行适当调整以满足患者的美观要求；加工端，技师还要考虑舌体的功能状态，仔细观察上下颌之间的力学关系，遵从口腔医生的指示，反复确认后再建立咬合。

蜡的热收缩也会引起误差，应提前将切导针抬高0.7～0.8 mm，人工牙排列和牙龈成形完成以后，将切导针复原，以得到准确的咬合关系和咬合接触。如果口内试戴良好、粭架上各部位仔细检查没有误差、石膏分离底座没有浮起等，再次检查咬合接触后进行包埋。

型盒包埋与树脂充填

树脂的反应热以及聚合温度造成的热收缩，可以通过制作模型所使用的石膏的固化

技术说明1：如何才能提升无牙颌全口义齿的成型精度

> **如何才能提升无牙颌全口义齿的成型精度**

> 当然，正确的印模制取是前提

> 正确的印模是指只要义齿成型正确，义齿基托就可以以唾液为媒介，与口腔黏膜面紧密接触，空气无法从边缘进入，咀嚼时也不会产生偏差

1. 在印模中灌注模型材

从口内取出的印模，如果在室温下灌注模型材，模型会随着印模材的变形而变形

从36℃到26℃。这10℃的变化会造成约0.2%的收缩由于印模材与托盘合为一体，所以收缩会变成变形

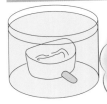

> 温度变化导致印模材的收缩变形

印模材
托盘

托盘和印模材是个整体，但两者的收缩率不同，再加上印模材的厚度及长度不同，收缩的方向和程度在各部位也不均匀，因此导致变形

印模面由于印模材的收缩导致不同方向和程度的移动出现变形

> 围模后的印模浸泡于36～37℃的温水中约5分钟，印模恢复至口内温度，印模的变形也恢复至原状。灌注的石膏用36～37℃的温水进行调拌，模型灌注尽量在恒温箱内进行

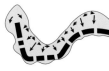

> 树脂聚合过程中的热收缩，通过石膏的固化膨胀进行补偿

丙烯酸树脂的热膨胀系数为$81×10^{-6}$，表示每1℃的变化，100 mm长度的丙烯酸树脂会缩短或延长0.008 1 mm

如果是热聚合树脂，从65℃开始聚合，温度上升至100℃附近，聚合完成以后，温度会下降至75℃，从柔软的橡胶状变为坚硬的玻璃状，从75℃到口内温度的热收缩量决定成型精度。该热收缩量可以通过石膏模型的膨胀来补偿

也就是$(75-35)×(81×100^{-6})×100\%=0.324$，约0.3%的收缩＝需要使用0.25%～0.3%膨胀系数的石膏

模型制作时的注意事项

1. 将印模上残留的唾液等用水彻底冲洗干净。
2. 印模边缘的形态非常关键，围模灌注可以正确地再现印模边缘的形态。
3. 由于口内温度与室温之间的温差，印模发生变形，将其浸泡于36～37℃的温水中约5分钟，可以使其恢复至原来的形态。
4. 为了补偿树脂聚合时的热收缩，使用膨胀系数为0.25%～0.3%的石膏，按正确的水粉比，用36～37℃的温水在真空条件下进行调拌。
5. 用气枪去除印模表面的水分，再用表面活性剂处理。使用振荡器灌注石膏。
6. 石膏的厚度至少在7 mm以上（最好使用标准模型的尺寸厚度）。
7. 石膏灌注后的印模，尽可能在36℃恒温箱内保存2小时以上。

2. 精密基础基托的制作

> 若制作的基础基托与模型面不贴合，那么技工工作与口内情况就不能形成正确的联系

> 精密基础基托材料的选择

> 与模型面精密地贴合

> 如果是托盘树脂，收缩量可以减少1/2

> 托盘树脂聚合时，线形收缩的方向具有向心性

同样，下颌聚合时最好在中线附近进行分割聚合时在中线处分割成左右两部分

a. 切割部位虽然会扩大

c. 充分聚合后，基托不要从模型上取下，再使用相同的树脂将分割部分连接起来

d. 若追求更好的结果，边缘应使用自凝树脂来补偿收缩，颤动线处也同样处理

（1）

（2）

（3）

上腭中央后缘处上浮

b. 但是腭部的上浮会极大程度地减小

膨胀来补偿，但是单体变为聚合物时的化学反应所造成的收缩，只能通过尽可能减少单体的使用量以及树脂超量充填来解决，此外没有其他解决方法。聚合时，一般是在高压下将面团期的树脂进行充填，或是在充填的面团期树脂变为橡胶状之前持续进行加压，因此要选择高强度的型盒与高强度的石膏进行包埋，这点非常重要。

3. 蜡堤与人工牙的排列

> 蜡堤冷却后再置于基础基托上，以减少蜡收缩导致的基础基托变形

> 蜡的热膨胀系数非常大，需要特别注意

> 人工牙排列后，试戴过程容易导致巨大的误差，需要注意

> 型盒包埋前再次检查

4. 从型盒包埋到树脂充填

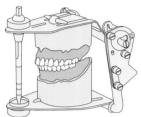

（1）若口内试戴没有问题，使用15~30 μm的咬合纸，在𬌗架上确认人工牙在正确的位置并具有正确的咬合接触，然后将蜡型义齿固定在模型上

4次包埋在3次包埋的表面涂布薄薄一层分离剂（如凡士林等）后，灌注耐压石膏

3次包埋将硬质石膏与普通石膏按2:1混合，使用振荡器灌注石膏，薄薄覆盖咬合面，等待其固化

2次包埋在真空条件下调拌膨胀系数较小的硬质石膏，在人工牙部位，以2~3 mm 的厚度进行包埋与固化

1次包埋使用普通石膏即可。固化后，表面涂布分离剂（如凡士林等）

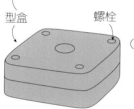

型盒　　　螺栓

（2）选择有一定强度的型盒，上下型盒的连接面之间没有间隙，并且有螺栓等可以牢固固定

（3）冲蜡与树脂分离剂的涂布，将蜡加热至软化但没有完全融化的程度，然后将其取出，再将模型表面充分洗净。在模型面薄薄涂布一层树脂分离剂，在磨光面涂布2次。干燥后，如果为树脂人工牙，用金刚砂车针将盖嵴部打磨掉一层，涂布黏结剂。树脂以正确的粉液比调拌以后，在合适的时机进行充填，然后将螺栓旋紧

（4）热冲击树脂（Heat Shock Resin）的密合度优于热聚合树脂；常温化学固化树脂优于热冲击树脂。树脂从模型面开始聚合，且尽量在低温下长时间加热。冷却也尽量长时间进行

（5）重新上𬌗架，必要时进行调𬌗和修整

（6）分割模型，取下树脂基托

（7）打磨应在湿润的环境下进行，避免局部产热，清洗等也要注意避免产热

（8）打磨后保持湿润，避免干燥

　　影响聚合精度的因素可以分为自然现象（温度导致的大小变化）、化学反应时产生的尺寸变化以及人为失误。将自然界中不存在的、非并自然产生的东西制作出来，制作过程中产生的误差需要进行校正。此外，还要充分认识到，已经完成的步骤无法再修改了，因此要确保每个操作步骤都正确，才能制作出高品质的义齿。

二、在印模中灌注模型材

牙科材料在使用时及使用前后,在不同条件下均会产生"膨胀"或"收缩",导致尺寸产生物理变化(**表3-1~表3-3**)。因此,需要准确理解这些数据,通过适当的操作,尽可能补偿或抑制材料的变形,从而获得稳定的尺寸精度。在"印模中灌注模型材"时,必须了解印模材和模型材的物理性能,减少印模和模型的变形。模型灌注是准确转移患者信息的第一步,与全口义齿的功能、患者佩戴的感受密切相关。

全口义齿模型应具备的条件

对于冠桥修复体的模型,基牙及其边缘等部位形状和尺寸精度尤为重要,需要彻底清洁印模面的唾液和血液等,校正印模材因口内温度与室温温差所导致的收缩,涂布表面活性剂,使印模面与石膏充分融合,选择固化膨胀率较小的硬石膏,采用正确的水粉比,在真空条件下调拌,为了避免产生气泡可以使用振荡器。而对于全口义齿的模型,正确地复制印模边缘的形态是模型灌注时最关键的步骤,需要仔细确认边缘后进行围模,使边缘部位的石膏具有足够的厚度和正确的形状。

如果冠桥修复体在模型上是密合的,那么技工端的制作就算完成了。但是制作全口义齿时,树脂的聚合直接在模型上进行,失蜡法聚合时石膏模型还起到包埋的作用。制

表3-1 各种牙科材料的热膨胀系数

材料名称	热膨胀系数 ($\times 10^{-6}$/℃)
嵌体蜡	350~450
PMMA	81.0
石膏	8~10
金	14.0
银	19.7
瓷	4.1
铁	12
黄铜	20
铝	23

表3-2 加成型硅橡胶印模材的尺寸变化[17]

产品编号	固化时收缩(%)						热收缩(%)
	5分钟	10分钟	15分钟	30分钟	60分钟	24小时	32℃→23℃
油泥型							
DSP	0.03	0.04	0.05	0.05	0.05	0.05	0.16
EXP	0.01	0.02	0.03	0.04	0.05	0.07	0.16
PDP	0.03	0.04	0.05	0.06	0.06	0.06	0.16
PVD	0.04	0.05	0.05	0.05	0.05	0.05	0.15
TOP	0.05	0.08	0.09	0.11	0.11	0.15	0.18
常规型							
EXM	0.06	0.09	0.11	0.12	0.12	0.12	0.24
PDH	0.04	0.06	0.07	0.08	0.09	0.09	0.20
PDM	0.05	0.08	0.09	0.10	0.10	0.10	0.23
PVH	0.02	0.04	0.05	0.06	0.07	0.07	0.25
PVM	0.03	0.05	0.05	0.07	0.07	0.07	0.25
TOM	0.06	0.09	0.10	0.11	0.11	0.11	0.25
注射型							
DSL	0.06	0.09	0.10	0.11	0.11	0.11	0.28
EXL	0.09	0.12	0.13	0.14	0.14	0.14	0.27
PDL	0.07	0.10	0.11	0.12	0.13	0.13	0.25
PVL	0.03	0.04	0.05	0.07	0.07	0.07	0.24
TOL	0.07	0.09	0.10	0.11	0.11	0.11	0.24

表3-3　石膏的固化膨胀率

时间(分)	FUJI ROCK		NEW PLASTONE		NEW PLASTONE+普通石膏		PLASTONE+普通石膏	
	20.0℃	36.5℃	20.0℃	36.5℃	20.0℃	36.5℃	20.0℃	36.5℃
1	0	0	0	0	0	0	0	0.001
2	0	0.008	0	0	0	0	0	0.002
3	0	0.018	0	0	0	0	0.001	0.006
4	0	0.025	0	0	0	0.007	0.002	0.018
5	0	0.033	0.001	0.002	0	0.012	0.006	0.036
10	0.021	0.049	0.008	0.030	0.001	0.060	0.075	0.119
15	0.035	0.056	0.034	0.060	0.043	0.092	0.137	0.165
20	0.045	0.061	0.058	0.092	0.082	0.112	0.180	0.192
25	0.052	0.064	0.083	0.117	0.108	0.127	0.208	0.211
30	0.057	0.067	0.107	0.138	0.127	0.139	0.229	0.224
35	0.061	0.070	0.129	0.155	0.141	0.148	0.244	0.234
40	0.065	0.073	0.148	0.166	0.153	0.156	0.255	0.242
45	0.068	0.077	0.165	0.176	0.162	0.161	0.266	0.247
50	0.071	0.079	0.181	0.184	0.169	0.165	0.273	0.252
55	0.073	0.082	0.193	0.196	0.175	0.169	0.280	0.256
60	0.077	0.084	0.204	0.205	0.181	0.172	0.286	0.260
70	0.080	0.089	0.221	0.219	0.189	0.178	0.294	0.265
80	0.083	0.094	0.233	0.230	0.195	0.182	0.300	0.269
90	0.085	0.100	0.242	0.239	0.199	0.185	0.305	0.273
100	0.088	0.104	0.248	0.246	0.202	0.187	0.309	0.277
110	0.090	0.107	0.253	0.252	0.205	0.189	0.311	0.280
120	0.092	0.110	0.257	0.256	0.207	0.190	0.314	0.282
130	0.093	0.113	0.260	0.260	0.208	0.191	0.316	0.284
140	0.095	0.115	0.263	0.264	0.209	0.192	0.318	0.286
150	0.096	0.118	0.265	0.267	0.210	0.193	0.320	0.288
160	0.098	0.121	0.267	0.270	0.211	0.194	0.321	0.289
170	0.099	0.123	0.269	0.272	0.212	0.195	0.323	0.296
180	0.100	0.125	0.271	0.274	0.213	0.196	0.324	0.291
4hr	0.108	0.136	0.277	0.286	0.214	0.199	0.329	0.295
5hr	0.115	0.144	0.282	0.294	0.215	0.201	0.331	0.296
24hr	0.174	0.209	0.301	0.355	0.218	0.210	0.334	0.301

测定方法根据JIS-6604：调拌6分钟后将计量器的指针调到零。水粉比：FUJI ROCK 0.20，NEW PLASTONE 0.24，NEW PLASTONE+普通石膏0.30，PLASTONE+普通石膏为0.32（1990年4月18日）。

　　作冠桥修复体时，是通过包埋料的膨胀来补偿所使用金属材料的铸造收缩；而全口义齿制作时，是提前通过模型材料（石膏）的固化膨胀来补偿树脂聚合时的热收缩。

　　因此，需要充分了解所使用的树脂因聚合而产生的热收缩率，并选择固化膨胀系数匹配的石膏。如果是树脂与金属组合的义齿基托，需要使用低聚合温度的化学固化树脂（常温聚合树脂），并且金属基托的强度能足够承受树脂热收缩产生的力，因此应该使用固化膨胀率较小的超硬石膏，通常来说，石膏固化膨胀率在0.25%～0.3%范围内是安全的。

　　印模稍加修整、仔细清洁后，进行围模，然后浸泡在36℃的温水中，使用固化膨胀系数合适的石膏，用36℃的温水，按照正确的水粉比，在真空条件下调拌，印模面用表面活性剂处理，使用振荡器可以防止气泡的产生。

█ 提高全口义齿模型精度的要点：印模材变形的恢复和树脂热收缩的补偿

　　全口义齿模型的制作过程就是将获得的印模信息校正后准确转移至模型的过程，需要采用合适的围模方法、正确的计量与温度控制、真空调拌，这些都是石膏模型材灌注模型时必不可少的条件。

　　▶步骤 **1**　介绍堤嵩词先生的围模步骤

▶步骤 1　提高全口义齿模型精度的围模方法

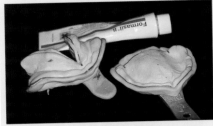

（1）传统使用油泥状硅橡胶及围模蜡进行围模的操作比较麻烦，对于藻酸盐印模材以及组织调整材制取的功能印模，操作起来更为困难。

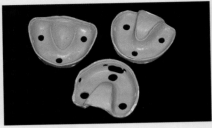

（2），（3）围模托盘的样品。虽然有专门围模用石膏等材料，但堤嵩词先生习惯使用托盘树脂来制作比有牙颌托盘更大一些的专用托盘用于围模。专用托盘与功能印模边缘之间应有5～10 mm的空间，反复修整托盘至合适的大小以及形状。

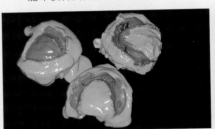

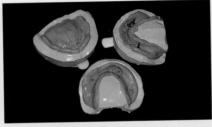

（4），（5）将藻酸盐印模材放入上述专用托盘上，再将印模埋入其中，轻微覆盖印模的边缘，等藻酸盐印模材固化后，使用圆钝的手术刀等工具进行修整，防止破坏印模。

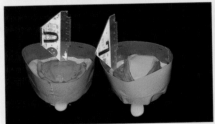

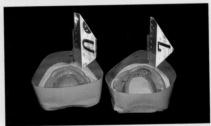

（6），（7）使用布制胶带缠在修整好的印模周围，再用自制的专门测量标准模型厚度的量尺或游标卡尺在胶带的内侧用油性笔进行标记。

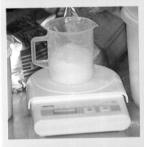

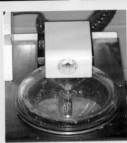

（8），（9）石膏粉和水在36～37℃下保存，准确称量后，在真空条件下调拌。

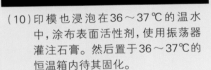

（10）印模也浸泡在36～37℃的温水中，涂布表面活性剂，使用振荡器灌注石膏。然后置于36～37℃的恒温箱内待其固化。

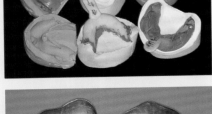

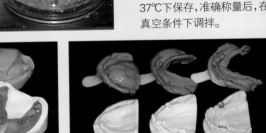

（11），（12）石膏固化后，从围模中取出，按标准模型的要求进行修整。

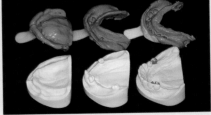

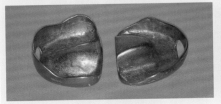

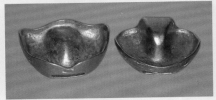

（13），（14）上述用托盘树脂制成的围模托盘容易破损，进一步改良后，制作成铸造金属围模托盘（PTDLABO）。

▶步骤 **1**（续）

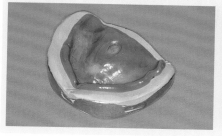 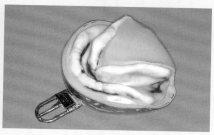

（15），（16）使用铸造金属托盘围模的示例。

 技术说明2：印模的变形

● 印模的变形

室温26℃
口内温度36℃

室温与口内温度相差10℃的情况下，印模材固化会出现0.2%的收缩

印模材收缩时会朝着托盘的方向进行，由于印模的厚度及尺寸并非完全均一，因此印模收缩方向和程度也不会完全一致，导致非均匀收缩，从而出现变形

36℃ −26℃ =10℃

石膏的固化膨胀不能弥补印模的变形

为了再现基托边缘等关键部位的形态需要进行围模灌注围模后应放入36℃的恒温箱（保温箱），或者浸泡在36℃的温水中，使变形的状态恢复原样

36℃的温水

真空泵

36 ～ 37℃

印模取出后用气枪去除表面的水分，涂布表面活性剂，使用振荡器灌注石膏

围模后的印模

按照正确的水粉比，用温水，在真空条件下调拌石膏
真空搅拌器最好也浸泡在温水中

理想条件是在恒温箱内放置2小时以上

● **热聚合树脂的聚合变形**

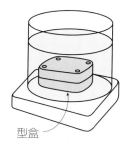

型盒

在聚合温度下树脂为柔软的橡胶状，从75℃开始冷却，向玻璃化转变，下降到35℃的口内温度时产生的收缩量即为收缩率

树脂基托从聚合后的温度冷却到室温或者是体温时会产生收缩
树脂玻璃化转变的温度

$(75-35) \times (81 \times 10^{-6}) \times 100\% = \boxed{0.324\%}$

口内温度　　丙烯酸树脂的热膨胀系数（0.000 081）

使用固化膨胀率（Setting Expansion）为0.25%～0.3%的硬质石膏较为安全（比口腔形态大的义齿基托存在固位欠佳的风险）

在印模中灌注模型材的关键

1. 印模材在口内温度下固化并与托盘结合，在室温下操作时，温度变化会导致印模材收缩变形，如果不用温水等将其恢复至口内温度，模型就会产生变形。

2. 在模型上进行树脂聚合时，树脂聚合产生的热收缩需要由模型材的固化膨胀来补偿，否则做出来的义齿会变小。

3. 义齿基托组织面是印模面的复制，义齿基托边缘是印模边缘的复制。
加上上述两点，围模是绝对必要的。

全口义齿的功能与患者佩戴的感受，与模型灌注密切相关
＝印模的变形和树脂聚合产生的收缩，通过印模加热复原和模型材灌注来改善

三、个别托盘的制作

根据印模制取的目的选择印模材的种类，并制作相应的个别托盘，使印模材的特性得到最大限度的发挥。个别托盘的制作和印模制取是决定义齿基托是否正确的决定性步骤，堤嵩词先生总结出一份制作个别托盘的专用说明书（**图3-1**）。使用该说明书，口腔医生可以更加充分地了解印模。

图3-2是堤嵩词先生最近根据口腔医生的需求制作的个别托盘中的一部分。根据不同病例，选择相应的印模材，根据口腔黏膜受压变形量和被覆黏膜的状况等，做出正确的诊断，并选择最合适的方法。

▎为了得到各部位形态的印模，个别托盘必须满足的条件

制取终印模的个别托盘不可能用于所有的模型制作。比如需要在口腔前庭沟及口底、颤动线和磨牙后垫等处进行功能整塑的个别托盘，需要在无压力状态下制取解剖式印模的基础上进行制作。根据剩余牙槽嵴的情况以及被覆黏膜的状态，有时在初印模制取时也需要使用个别托盘。

为了制作出没有异物感、戴用舒适的义齿，在印模制取时，首先需要考虑的不是"形

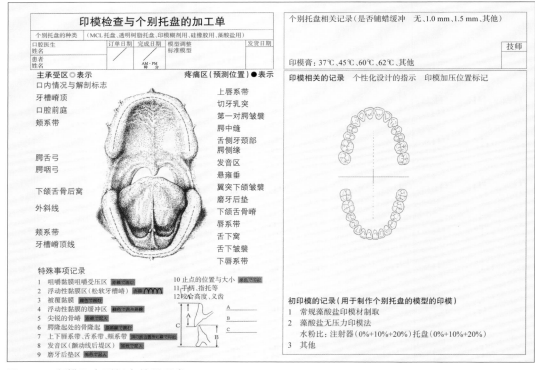

图3-1　印模和个别托盘的说明书
个别托盘制作时需要记录以下内容：① 种类（MCL托盘、透明树脂托盘、印模糊剂用、硅橡胶用、藻酸盐用）；② 止点的位置和大小；③ 手柄、指托（Finger Rest）等；④ 是否铺蜡缓冲（若有，需记录程度）；⑤ 用于制作个别托盘的模型，在制取印模（初印模）时的记录（印模法、印模材）等。

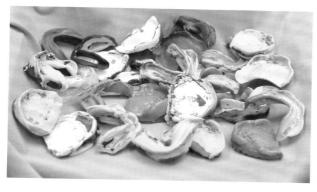

图3-2 部分最近制作的个别托盘
根据各个病例的不同状况和需求，制作不同结构的托盘，▶步骤 2～4 介绍其中有代表性的三种类型的个别托盘的制作。

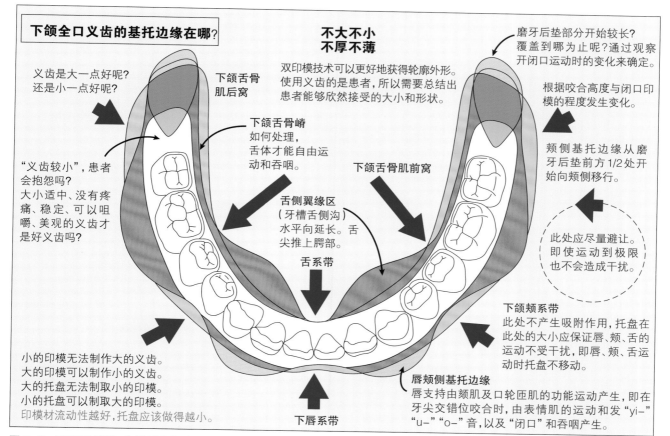

下颌全口义齿的基托边缘在哪?

不大不小
不厚不薄

双印模技术可以更好地获得轮廓外形。使用义齿的是患者，所以需要总结出患者能够欣然接受的大小和形状。

磨牙后垫部分开始较长?覆盖到哪为止?通过观察开闭口运动时的变化来确定。

根据咬合高度与闭口印模的程度发生变化。

义齿是大一点好呢?还是小一点好呢?

下颌舌骨肌后窝

下颌舌骨嵴
如何处理，舌体才能自由运动和吞咽。

下颌舌骨肌前窝

颊侧基托边缘从磨牙后垫前方1/2处开始向颊侧移行。

"义齿较小"，患者会抱怨吗?大小适中、没有疼痛、稳定、可以咀嚼、美观的义齿才是好义齿吗?

舌侧翼缘区
（牙槽舌侧沟）水平向延长。舌尖推上腭部。

舌系带

此处应尽量避让。即使运动到极限也不会造成干扰。

下颌颊系带
此处不产生吸附作用，托盘在此处的大小应保证唇、颊、舌的运动不受干扰，即唇、颊、舌运动时托盘不移动。

小的印模无法制作大的义齿。
大的印模可以制作小的义齿。
大的托盘无法制取小的印模。
小的托盘可以制取大的印模。
印模材流动性越好，托盘应该做得越小。

唇颊侧基托边缘
唇支持由颊肌及口轮匝肌的功能运动产生，即在牙尖交错位咬合时，由表情肌的运动和发"yi-""u-""o-"音，以及"闭口"和吞咽产生。

下唇系带

图3-3 下颌牙槽嵴、个别托盘与全口义齿基托边缘的关系
在不妨碍牙槽嵴及黏膜的形态和运动的情况下保持固位＝患者戴用舒适的义齿基托，即大小正好，厚度适中。为了制作出这样义齿基托，印模需要用什么样的个别托盘来制取呢。

态"，而是需要获得印模与义齿基托下的黏膜面之间无压力的"关系"，位于义齿基托边缘处的被覆黏膜，应保证可动黏膜的充分运动，同时也不会产生脱位力（**图3-3**）。

此外，咬合时尽可能使其下方大范围的黏膜面承受的压力均匀，黏膜受压位移的量会因义齿基托的大小及其与黏膜面之间的关系而发生改变，避免较硬、较薄的黏膜与义齿基托产生紧密的接触。

最后处理的是边缘封闭，防止大气压力从柔软的被覆黏膜覆盖的义齿基托边缘处进入基托的内面，需要提醒的是，一次印模难以获得严密的边缘封闭，疑难病例更需要分次进行操作（**图3-4**）。

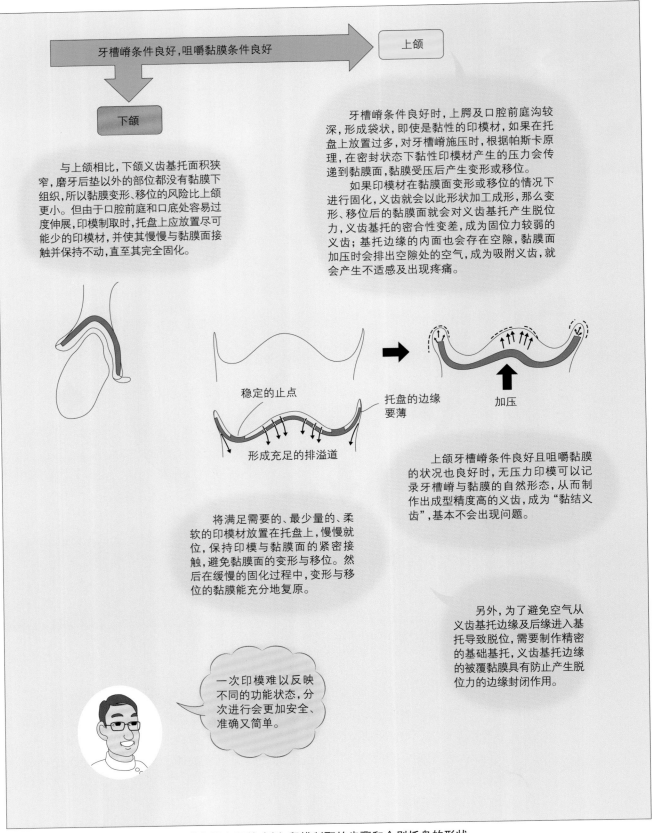

牙槽嵴条件良好,咀嚼黏膜条件良好　　　上颌

下颌

与上颌相比,下颌义齿基托面积狭窄,磨牙后垫以外的部位都没有黏膜下组织,所以黏膜变形、移位的风险比上颌更小。但由于口腔前庭和口底处容易过度伸展,印模制取时,托盘上应放置尽可能少的印模材,并使其慢慢与黏膜面接触并保持不动,直至其完全固化。

牙槽嵴条件良好时,上腭及口腔前庭沟较深,形成袋状,即使是黏性的印模材,如果在托盘上放置过多,对牙槽嵴施压时,根据帕斯卡原理,在密封状态下黏性印模材产生的压力会传递到黏膜面,黏膜受压后产生变形或移位。

如果印模材在黏膜面变形或移位的情况下进行固化,义齿就会以此形状加工成形,那么变形、移位后的黏膜面就会对义齿基托产生脱位力,义齿基托的密合性变差,成为固位力较弱的义齿;基托边缘的内面也会存在空隙,黏膜面加压时会排出空隙处的空气,成为吸附义齿,就会产生不适感及出现疼痛。

稳定的止点

托盘的边缘要薄

加压

形成充足的排溢道

将满足需要的、最少量的、柔软的印模材放置在托盘上,慢慢就位,保持印模与黏膜面的紧密接触,避免黏膜面的变形与移位。然后在缓慢的固化过程中,变形与移位的黏膜能充分地复原。

上颌牙槽嵴条件良好且咀嚼黏膜的状况也良好时,无压力印模可以记录牙槽嵴与黏膜的自然形态,从而制作出成型精度高的义齿,成为"黏结义齿",基本不会出现问题。

另外,为了避免空气从义齿基托边缘及后缘进入基托导致脱位,需要制作精密的基础基托,义齿基托边缘的被覆黏膜具有防止产生脱位力的边缘封闭作用。

一次印模难以反映不同的功能状态,分次进行会更加安全、准确又简单。

图3-4　牙槽嵴条件良好且咀嚼黏膜条件良好的病例,印模制取的步骤和个别托盘的形状

首先,确保义齿基托与黏膜组织面无异物感并处于无压力状态下紧密接触,进行边缘调整,托盘内面设计所需的间隙,进行边缘封闭使义齿在有脱落倾向时空气无法进入。将困难的事情分开进行!

重复一遍,

(1) 首先,确保义齿基托与组织面无异物感并且在无压力状态下保持紧密接触。

(2) 认真检查边缘有无过长过厚的情况。

(3) 为了让义齿在咬合时均匀下沉,在组织坚硬处或黏膜菲薄处对应的义齿基托组织面进行必要的缓冲。

(4) 形成边缘封闭,当义齿有脱落倾向时能够防止气体从边缘处进入。

为了达到以上目的,应分次进行操作。

对于有器质性缺损但尚有一定程度牙槽嵴残存的病例,即使在无压力的情况下,义齿基托与牙槽嵴黏膜面如果能保持紧密接触,也能保证口腔功能的正常行使。但是对于牙槽嵴大范围缺损的病例,原来咀嚼黏膜的部位被可动的被覆黏膜覆盖时,就不存在牙槽嵴黏膜面被义齿基托覆盖这样的概念了,此时应充分利用口内的"袋状黏膜覆盖并包裹义齿基托"。这时需要考虑的是可动的被覆黏膜深入袋内的程度,用这种解决方式可以获得良好的效果。

根据病例的实际情况制作个别托盘

如上所示,各个病例的情况不同,为了制取不同目的的印模,需要采用不同的印模方法,选择不同的印模材,因此个别托盘的结构与制作方法也需要相应地改变。

▶步骤 **2** ～ **4** 介绍三种基本的个别托盘及其制作方法

• 获得黏膜面与义齿基托组织面之间无压关系的个别托盘;▶步骤 **2**:在硬组织处制作足够稳定的止点,其他部分预留 1～1.5 mm 的间隙,同时基托边缘的厚度控制在 1 mm。

• 将印模膏(GC)内衬,调节黏膜面受压位移所用的个别托盘;▶步骤 **3**:在软组织面上制作小小的止点,其他部分预留 1～1.5 mm 的间隙,同时基托边缘厚度控制在 1 mm,在模型上印模膏置于该间隙的内侧。

• 主要用于制取义齿基托外形的个别托盘;▶步骤 **4**:在模型上将倒凹部分进行最低程度的缓冲,使用密合性好的托盘树脂使其与模型面紧密贴合,形成与最终义齿相同的边缘形态。

接下来,用同一病例的模型介绍以上三种制作方法。另外 **图3-5** 中展示了制作个别托盘时使用的打磨、抛光工具。

▶步骤 **2**　**获得黏膜面与义齿基托组织面之间无压关系的个别托盘（印模糊剂用个别托盘）**

　　最基本的目的就是"制作出无异物感，与口腔黏膜紧密贴合的义齿基托"，尽可能在黏膜面无受压变形的状态下制取印模的托盘。

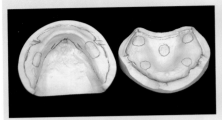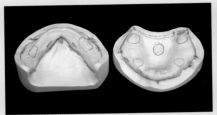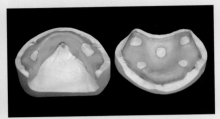

（1）将托盘外形和止点等标记在模型上。

（2）止点应位于比较稳定、黏膜较硬的位置，即使承受较大压力也不会产生疼痛的部位。制取初印模时，与托盘有接触的位置，用少量蜡进行缓冲。

（3）铺蜡（石蜡，厚度1.0 mm）。将1.5 mm厚的蜡片充分软化后按压在模型面上。尤其需要注意的是，边缘部分要准确贴合。将止点处的蜡去除。

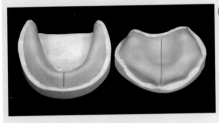

（4）按照厂家指定的粉液比调拌托盘树脂，迅速按压在模型上，防止产生气泡。上颌从上腭中央开始向四周铺开，下颌则是做成长轴状从牙槽嵴顶开始往两边铺开。用手术刀在中线处切开。
　　等托盘树脂充分固化后，先不要取下，再调拌适量相同材料的树脂，用手指按压入切口，切口两侧少量覆盖进行加固，再制作手柄。托盘材料的整体厚度以2～3 mm为佳。

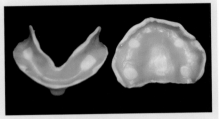

（5）将完全固化的树脂托盘从模型上取下，托盘内面可见附着的蜡片，将蜡片充分地按压在托盘内面，检查有无多余的树脂超出蜡覆盖的范围。

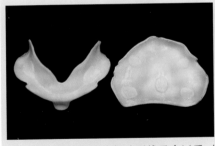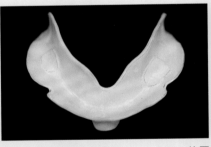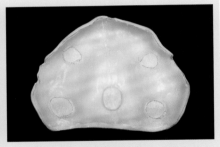

（6）～（8）将托盘边缘与外形线重合以后，使用磨头将个别托盘修整至1～1.5 mm的厚度。边缘部分由于事先已经用蜡片进行了缓冲，因此即使托盘边缘只有1 mm的厚度，托盘外侧到黏膜面的距离也有2～2.5 mm。托盘边缘以及止点应修整圆滑。

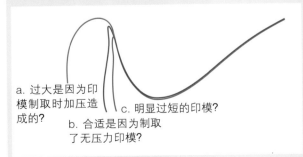

a. 过大是因为印模制取时加压造成的？

c. 明显过短的印模？

b. 合适是因为制取了无压力印模？

（9）个别托盘的边缘在哪？厚度多少？
　　由初印模得到的模型面以及边缘形态是否存在过大或者过小的情况，若非相当有经验的医生，很难判断。或者说很难准确无误地判断。
　　口腔医生想要得到什么样的义齿，就要制取什么样的印模。根据印模制取方法和使用材料不同，个别托盘的结构也相应地变化，有必要与口腔医生充分沟通，探讨个别托盘的结构及其与印模之间的关系。

▶步骤 **2**（续）

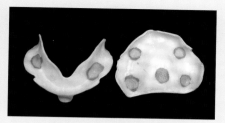 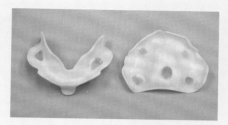

（10）为了确认止点是否与模型面紧密贴合，可以在模型面薄薄地涂布一层凡士林，在止点处放置少许模型树脂并按压在模型面，待其固化后进行确认。

（11）用磨头将飞边及毛刺去除，再使用尼龙无纺布轮（HARD）或者是橡皮轮等将包含边缘的整个个别托盘轻轻打磨，防止托盘对黏膜等部位造成损伤以及疼痛。

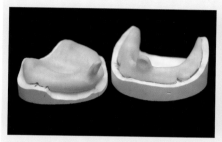 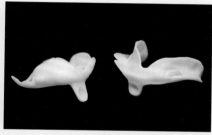 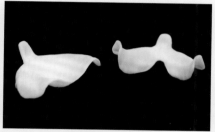

（12）～（14）完成后的无压力印模用个别托盘。手柄位于中切牙处且形成一定的高度。看似简单，但具有足够的强度，边缘的厚度为1 mm。

▶步骤 **3** **内衬印模膏（GC），调节组织面受压位移用的个别托盘**

对于被覆黏膜多、受压位移大、边缘不清晰的患者，用可以反复检查与调整并可以加热塑型的印模膏（GC）内衬，制作个别托盘（MCL托盘）。

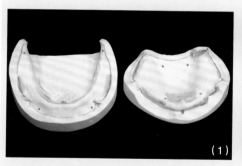

(1)

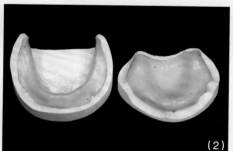

(2)

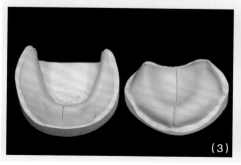

(3)

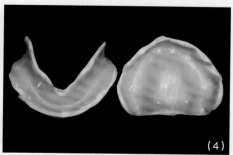

(4)

（1）托盘外形和止点等在模型上标记。

（2）根据黏膜面的状况先铺蜡，在黏膜柔软的部位制作4个直径为1.5～2.0 mm的止点。

（3），（4）由于止点又小又细，用手指将树脂压入止点后，迅速将托盘树脂按压在蜡片上，用手术刀在中线处切开。

托盘树脂固化后，不要从模型上取下，再调拌适量相同材料的树脂，用手指按压入切口处并覆盖切口两侧进行加固，制作手柄。这种托盘需要具备足够的强度，请仔细观察照片中的结构。

▶步骤 **3** (续)

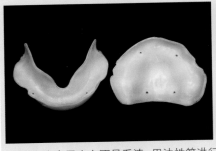 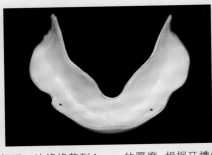 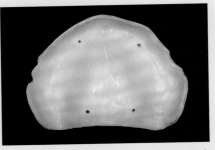

(5)~(7)由于止点不易看清,用油性笔进行标记。边缘修整到 1 mm 的厚度,根据牙槽嵴的条件和被覆黏膜的状况,确定托盘的厚度与形状。

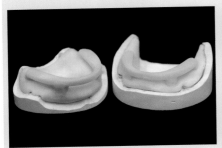 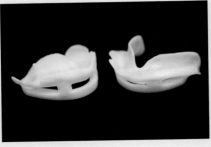 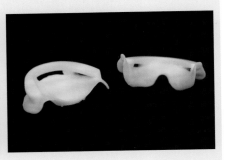

(8)~(10)用于内衬印模膏的树脂托盘框架制作完成。

为了获得足够的强度,在假想咬合平面,也就是殆堤的位置,制作树脂殆堤,并与托盘形成四点结合。

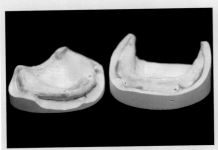 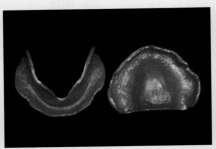 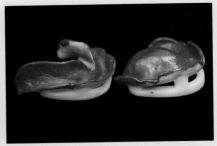

(11)~(13)在模型上涂布足够的凡士林后将印模膏软化后内衬于托盘内面,再用酒精喷灯等充分加热软化,以止点为标志,按压在模型面上。

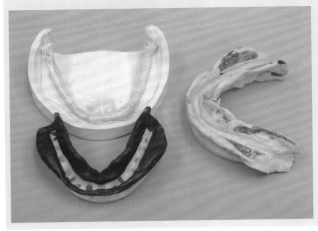

(14)用于整个牙槽嵴顶都是松软牙槽嵴的 MCL 托盘。

牙槽嵴顶处开窗,形成足够的溢出道,只在被覆黏膜处内衬了印模膏。印模膏在温水下软化(按照说明书指示),反复按压成形后,使用流动性较好的硅橡胶印模材或印模糊剂对印模膏部位的黏膜施加足够的压力,使其密贴,并通过唇颊及吞咽等功能运动制取印模,获得松软牙槽嵴处的无压力印模以及被覆黏膜处的功能性印模。

▶步骤 **4**　**主要用于获得义齿基托外形的个别托盘**

　　托盘上基本不预留印模材的空间，属于Gerber等技术体系，Gysi、Max Bosshart等很久以前就介绍过这种个别托盘（由Max Bosshart发明，使用印模糊剂或硅橡胶印模材的个别托盘）。

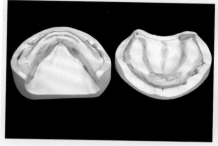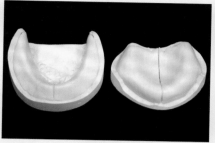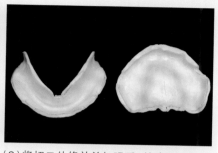

（1）为了补偿托盘树脂的收缩进行少量缓冲。

（2）将成型精度好的托盘树脂按压在模型上并防止出现气泡（在模型的中线处切开是堤嵩词先生的做法）。

（3）将切口处修补并加强后，检查黏膜面的细节是否再现于树脂托盘上。根据假设的最终义齿的外形进行修整。

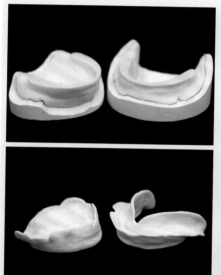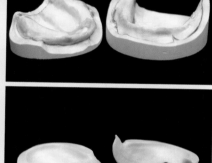

（4）～（7）在模型黏膜面上完成的稍小的个别托盘。
检查个别托盘的内面、边缘等并进行调整，使用光固化树脂等进一步追加修整成形后，在印模面涂布适量印模糊剂或流动性较好的硅橡胶印模材，然后加压，使其与黏膜面紧密贴合并完成各种功能运动。

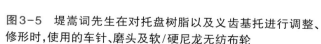

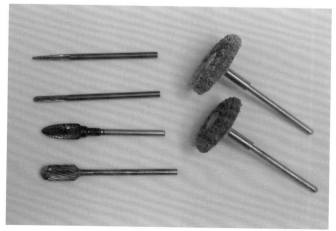

图3-5　堤嵩词先生在对托盘树脂以及义齿基托进行调整、修形时，使用的车针、磨头及软/硬尼龙无纺布轮
无论是托盘还是义齿基托，以上工具足以满足需要。最后，义齿基托还要使用毛刷及布轮进行抛光。

技术说明3：无牙颌全口义齿的印模制取

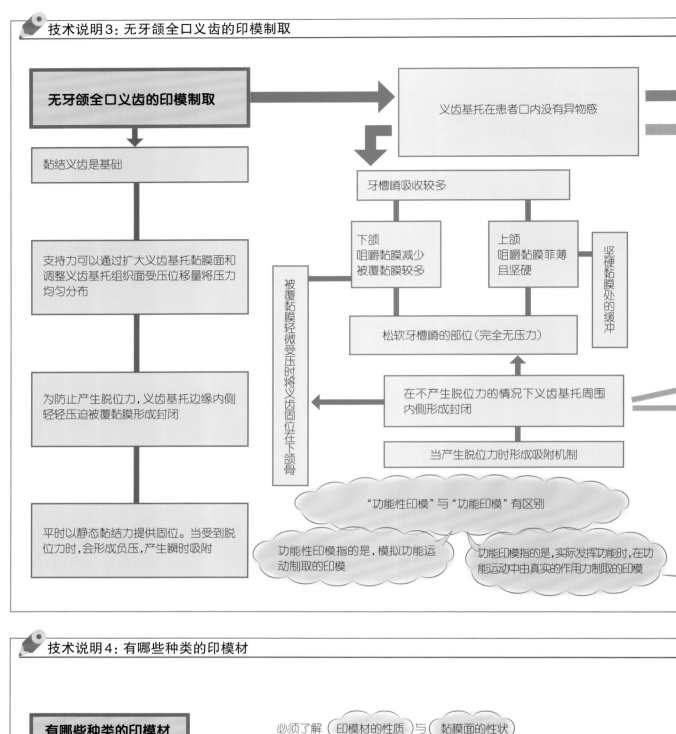

技术说明4：有哪些种类的印模材

有哪些种类的印模材

必须了解 印模材的性质 与 黏膜面的性状

然后想要通过该印模获得什么样的 形态及关系?

若不了解 印模的目的与目标 ,就无法制作个别托盘!

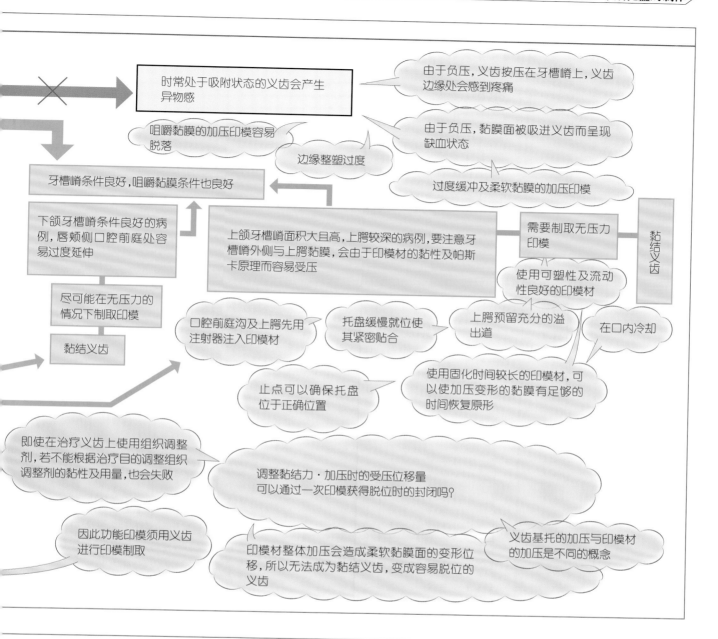

时常处于吸附状态的义齿会产生异物感

由于负压，义齿按压在牙槽嵴上，义齿边缘处会感到疼痛

由于负压，黏膜面被吸进义齿而呈现缺血状态

咀嚼黏膜的加压印模容易脱落

边缘整塑过度

过度缓冲及柔软黏膜的加压印模

牙槽嵴条件良好，咀嚼黏膜条件也良好

下颌牙槽嵴条件良好的病例，唇颊侧口腔前庭处容易过度延伸

上颌牙槽嵴面积大且高，上腭较深的病例，要注意牙槽嵴外侧与上腭黏膜，会由于印模材的黏性及帕斯卡原理而容易受压

需要制取无压力印模

黏结义齿

使用可塑性及流动性良好的印模材

尽可能在无压力的情况下制取印模

黏结义齿

口腔前庭沟及上腭先用注射器注入印模材

托盘缓慢就位使其紧密贴合

上腭预留充分的溢出道

在口内冷却

止点可以确保托盘位于正确位置

使用固化时间较长的印模材，可以使加压变形的黏膜有足够的时间恢复原形

即使在治疗义齿上使用组织调整剂，若不能根据治疗目的调整组织调整剂的黏性及用量，也会失败

调整黏结力·加压时的受压位移量可以通过一次印模获得脱位时的封闭吗？

因此功能印模须用义齿进行印模制取

印模材整体加压会造成柔软黏膜面的变形位移，所以无法成为黏结义齿，变成容易脱位的义齿

义齿基托的加压与印模材的加压是不同的概念

■ 通过化学反应固化的印模材及其性质

1. 藻酸盐印模材：可以通过改变水粉比（混水比）控制流动性。降低温度可以延长反应时间。固化后依然具有弹性。
2. 硅橡胶印模材：可以选择各种不同的流动性。降低温度可以延长反应时间。固化后依然具有弹性。
3. 印模糊剂：具有可塑性。容易获得无压力关系。降低温度可以延长反应时间。固化后没有弹性。
4. 石膏印模材：具有可塑性且可以通过水粉比控制流动性。降低温度可以延长反应时间。固化后没有弹性。
5. 其他。

■ 通过物理反应固化的印模材及其性质

6. 蜡：热可塑性。通过温度变化可以控制流动性。即使在固化的状态下，也很软。常温下也具有可塑性。
7. 印模膏（GC）：热可塑性。通过温度变化可以控制流动性（多种不同流动性的产品可供选择）。固化状态下无弹性、无可塑性。
8. 组织调整剂：通过聚合物膨润展现出可塑性及液体的性质。固化状态下有弹性也有可塑性。

四、标准模型的制作

从有牙颌的解剖标志探寻无牙颌的咬合平面

全口义齿制作的难点在于颌位关系的确定。当作为参照的天然牙全部缺失后,必须在三维空间上重建咬合关系。在无牙颌模型上,应该以什么作为参考来确定咬合关系,这常常让人感到十分困惑。这里介绍的是使用咬合基托进行颌位关系记录的方法。

首先,在模型上制作精密贴合的基础基托,以模型上解剖标志的位置与形状为参考,在模型上推测该无牙颌在有牙颌时牙齿植立的方向与位置及牙齿的大小等,在推测的位置制作殆堤(蜡堤,Wax Rim)。殆堤对有牙颌时牙齿位置再现的正确程度,决定临床在颌位关系记录时调整基础基托花费的时间及精力(基础基托的精度会影响颌位关系记录的精度)。

无牙颌模型上,上颌的解剖标志有切牙乳突、腭皱襞、翼突下颌皱襞,有时可见有牙颌舌侧牙龈边缘的残迹(由于环境条件的变化,分布范围缩小,只能看到一条很窄的区域,此现象称为残迹);下颌可见牙槽嵴顶、磨牙后垫、下颌舌骨肌附着处等。仔细观察模型,推测有牙颌时牙齿排列的位置,这些解剖标志的位置与形状会随着组织缺损(牙槽嵴等的吸收)程度发生较大的变化,尽量选择受器质性缺损影响较小的解剖标志,首先需要推测的是有牙颌时咬合平面的位置(殆平面)。

堤嵩词先生从矢状面与冠状面观察了26名有牙颌患者的模型,以咬合平面为参考,测量了各部位在水平面的距离,并使用专用标尺测量垂直位置关系(矢状面与冠状面),得到平均值(**图3-6~图3-9**)。然后以这些解剖标志的平均值为基础,推算无牙颌模

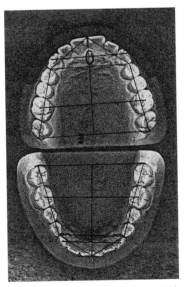

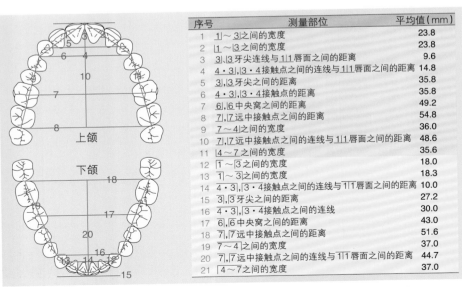

序号	测量部位	平均值(mm)
1	1~3之间的宽度	23.8
2	1~3之间的宽度	23.8
3	3、3牙尖连线与1|1唇面之间的距离	9.6
4	4·3、3·4接触点之间的连线与1|1唇面之间的距离	14.8
5	3、3牙尖之间的距离	35.8
6	4·3、3·4接触点的距离	35.8
7	6、6中央窝之间的距离	49.2
8	7、7远中接触点之间的距离	54.8
9	7~4之间的宽度	36.0
10	7、7远中接触点之间的连线与1|1唇面之间的距离	48.6
11	4~7之间的宽度	35.6
12	1~3之间的宽度	18.0
13	1~3之间的宽度	18.3
14	4·3、3·4接触点之间的连线与1|1唇面之间的距离	10.0
15	3、3牙尖之间的距离	27.2
16	4·3、3·4接触点之间的连线	30.0
17	6、6中央窝之间的距离	43.0
18	7、7远中接触点之间的距离	51.6
19	7~4之间的宽度	37.0
20	7、7远中接触点之间的连线与1|1唇面之间的距离	44.7
21	4~7之间的宽度	37.0

图3-6　在有牙颌模型水平面的复印件上标注测量部位

图3-7　有牙颌模型水平面上的测量部位及平均值(根据和田精密齿研的调查)

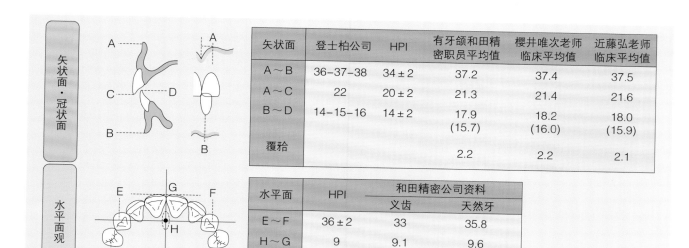

矢状面	登士柏公司	HPI	有牙颌和田精密职员平均值	樱井唯次老师临床平均值	近藤弘老师临床平均值
A～B	36-37-38	34±2	37.2	37.4	37.5
A～C	22	20±2	21.3	21.4	21.6
B～D	14-15-16	14±2	17.9 (15.7)	18.2 (16.0)	18.0 (15.9)
覆𬌗			2.2	2.2	2.1

水平面	HPI	和田精密公司资料	
		义齿	天然牙
E～F	36±2	33	35.8
H～G	9	9.1	9.6
I～J		37.9	

图3-8　前牙区矢状面及水平面上各位置的平均值（根据登士柏公司、HPI研究所、樱井唯次老师和近藤弘老师的临床调查数据以及和田精密齿研的调查数据）

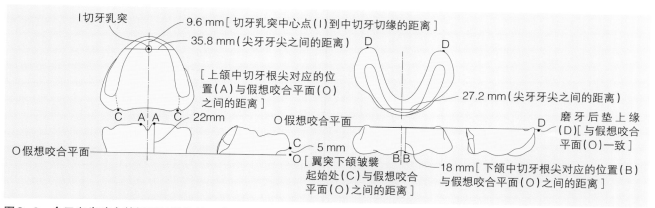

图3-9　全口义齿咬合基托设计数值的示意图

型上假想咬合平面的位置及其与解剖标志的关系（**图3-10**）。这些数值为平均值，覆𬌗（上颌中切牙切缘与下颌中切牙切缘的垂直距离平均为2 mm）的数据包含在下颌数值内，由于上下颌的相对位置关系（Ⅰ类、Ⅱ类1分类、Ⅱ类2分类、Ⅲ类）等骨性因素存在个体差异，所以这些平均值只能作为大致的参考。

▎标准模型上的假想咬合平面；可以看见咬合重建的目标位置

无牙颌修复过程就是咬合重建的过程。目标是再现有牙颌时牙齿植立的位置，以假想咬合平面为参考来展现咬合重建的目标位置。所以，在考虑能否在无牙颌模型的空间内制作咬合基托前，使假想咬合平面成为"可以看见"的结果，做到"无牙颌模型的基底面与假想咬合平面平行"。

模型基底面与假想咬合平面应为平行关系，并与假想咬合平面的距离为30 mm。对于市面上的平均值𬌗架，可以在不拆除模型的情况下，以咬合平面为参考直接上𬌗架，同时也可以用这些参考值对最终义齿包括基托外形等（但也存在特殊病例）进行检查。解

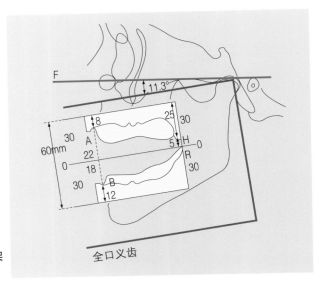

图3-10　无牙颌模型-机体-𬌗架
关系的示意图

剖标志和模型基底面之间的标准值还可以作为咬合基托设计时的参考。

也就是说，上颌前方以中切牙根尖相对处（A点）为参考点，向上8 mm；后方以翼突
下颌皱襞起始处（C点）为参考点，向上25 mm。下颌前方以中切牙根尖相对处（B点）为
参考点，向下12 mm；后方以磨牙后缘上缘为参考点，向下30 mm（**图3-10**）。使用这种
方法制作的模型现在称为"标准模型"。

为了能在无牙颌模型上"看见"用于咬合重建的假想咬合平面，需要在标准模型选
择参考点，同时可以在颌骨上确定牙齿与牙槽骨的假想边界（一般在牙齿的根尖附近），
以及口腔前庭沟底相对的位置。但是标准模型毕竟只是一个假设，平均值也意味着只是
"大致"的推测，而实际运用时还是要考虑到口内检查、面容及颅颌关系的个体差异，标准
模型只能视作一个诊断工具，临床上需要灵活使用。

▶步骤 **5**　展示了标准模型的制作步骤。

专题：标准模型诞生轶事

现今的口腔技工教材（新口腔技工教材·活动义齿技工学）中，展示了工作模型围模灌注的方法，但
关于温度导致印模材变形的问题，以及与树脂聚合时热收缩相关的模型材料的选择等内容至今仍未详
细解说。

围模灌注时工作模型大小的指示说明中只提到，"硬腭及口底到工作模型基底面的厚度约为
10 mm"。关于咬合基托上𬌗堤的标准高度，传统的"从牙槽嵴向上多少毫米"的记录方法已经消失，取
而代之的是从义齿基托边缘开始计算标准高度（上颌前牙区约为22 mm，磨牙区约为18 mm，下颌前牙
区约为18 mm，下颌磨牙区为磨牙后垫高度的1/2）来制作。

堤嵩词先生在1980年设计了颌位关系记录用基础基托的数据，并将其公布于众。然后在临床实践
中验证了标准尺寸的实用性，并在此基础上发表了用于制作咬合基托的工作模型的标准尺寸和想法。
已故的近藤弘先生将该模型命名为"标准模型"，一直沿用至今。

► 步骤 **5**　**标准模型的制作**

　　标准模型就是将模型的基底面与假想咬合平面之间的距离设定为 30 mm，并且相互平行，使假想咬合平面在无牙颌模型上直观可视的模型。

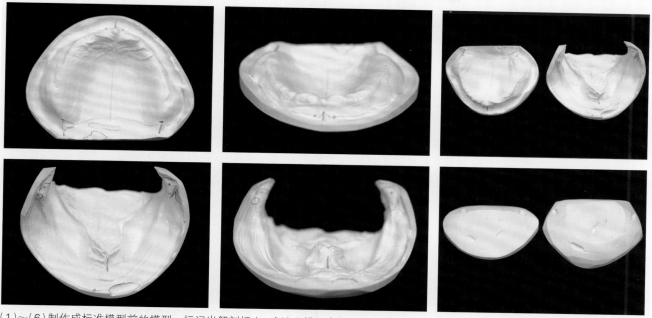

（1）～（6）制作成标准模型前的模型。标记出解剖标志，确认印模不良部位等，使用模型修整机将多余的石膏及基底部磨除，用钨钢磨头在内面制作固位孔。

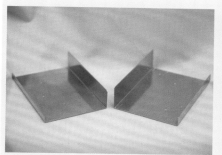

（7）制作标准模型用金属托盘。分为上颌用和下颌用，边缘附带标准模型的标准尺寸。

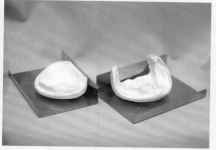

（8）将上、下颌模型分别置于金属托盘上，检查模型的高度等是否合适。

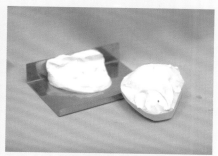

（9）将普通石膏与少量上𬌗架用石膏混合，调拌后堆在金属托盘与模型基底面。

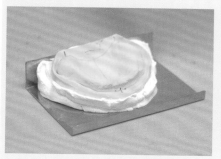

（10），（11）上颌模型的翼突下颌皱襞起始处与托盘的后缘平齐，中切牙根尖相对处的龈颊沟与托盘前缘平齐。

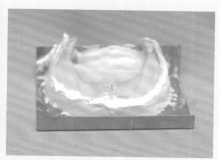

（12）下颌模型的磨牙后垫上缘与托盘后缘平齐，下颌中切牙根尖相对处的龈颊沟与托盘前缘平齐。

▶步骤 5 （续）

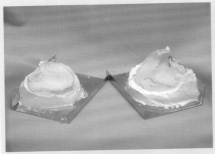

（13）边缘高度分别为上颌前方8 mm、后方25 mm，下颌前方12 mm、后方30 mm。

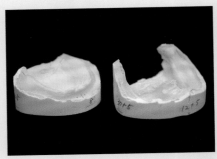

（14）使用游标卡尺正确计算测量，并用石膏修整机对模型进行修整。由于下颌的舌下区较深，所以基底面的厚度在标准厚度的基础上增加了5 mm。

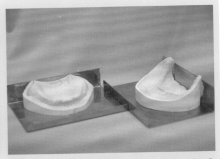

（15）使用钨钢磨头修整，改善完成的标准模型与金属托盘间的关系。
修整标准模型的侧面时将模型修整机调整为90°（直角）。然后修整模型后端的侧面，使其与水平面（正中线）为直角关系。

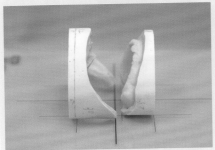

（16）在塑料观测板上观察标准模型。模型基底面与侧面呈90°（直角）。

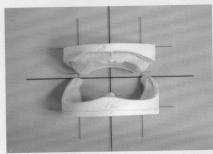

（17）从模型前部观察，相当于口内的正面观。

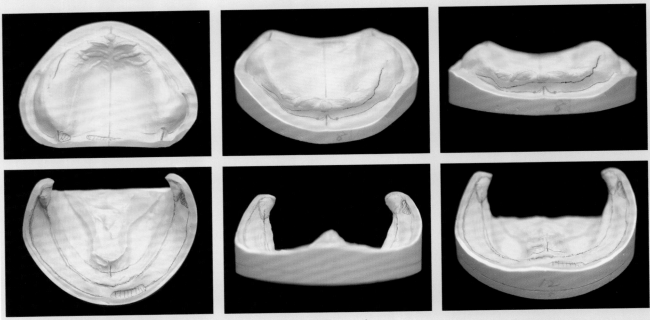

（18）～（23）完成的标准模型（本病例下颌模型的厚度比标准尺寸厚5 mm）。

技术说明5：制作标准模型

制作标准模型
在工作模型上确定假想咬合平面

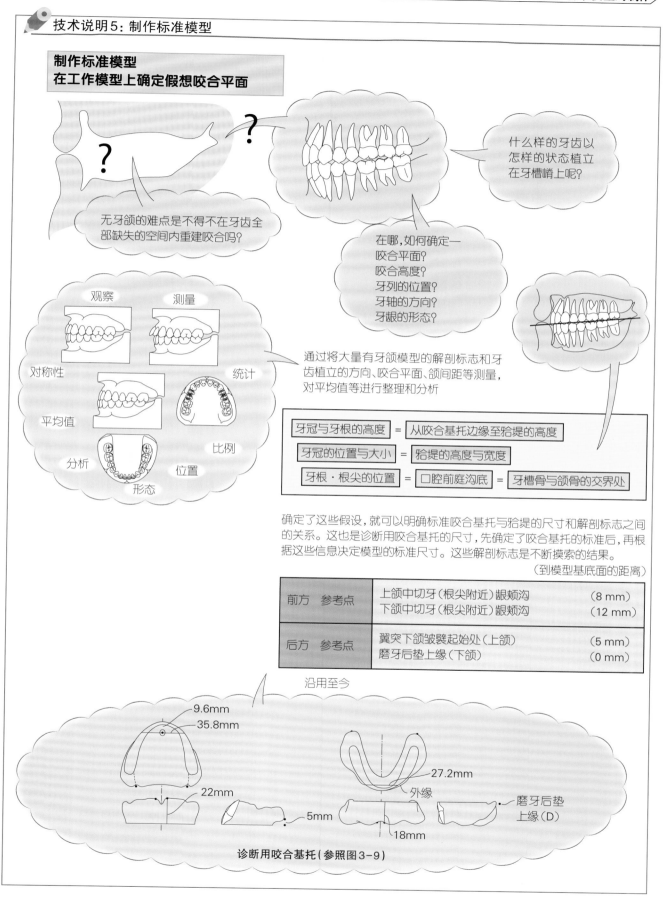

？

？

什么样的牙齿以怎样的状态植立在牙槽嵴上呢？

无牙颌的难点是不得不在牙齿全部缺失的空间内重建咬合吗？

？

在哪,如何确定一
咬合平面?
咬合高度?
牙列的位置?
牙轴的方向?
牙龈的形态?

观察　　测量

对称性　　　　　　统计

平均值

比例

分析　　　　位置

形态

通过将大量有牙颌模型的解剖标志和牙齿植立的方向、咬合平面、颌间距等测量,对平均值等进行整理和分析

| 牙冠与牙根的高度 | = | 从咬合基托边缘至𬌗堤的高度 |

| 牙冠的位置与大小 | = | 𬌗堤的高度与宽度 |

| 牙根·根尖的位置 | = | 口腔前庭沟底 | = | 牙槽骨与颌骨的交界处 |

确定了这些假设,就可以明确标准咬合基托与𬌗堤的尺寸和解剖标志之间的关系。这也是诊断用咬合基托的尺寸,先确定了咬合基托的标准后,再根据这些信息决定模型的标准尺寸。这些解剖标志是不断摸索的结果。

(到模型基底面的距离)

前方　参考点	上颌中切牙(根尖附近)龈颊沟	(8 mm)
	下颌中切牙(根尖附近)龈颊沟	(12 mm)
后方　参考点	翼突下颌皱襞起始处(上颌)	(5 mm)
	磨牙后垫上缘(下颌)	(0 mm)

沿用至今

9.6mm
35.8mm

22mm

5mm

27.2mm

外缘

18mm

磨牙后垫
上缘(D)

诊断用咬合基托(参照图3-9)

五、咬合基托的制作

基础基托的成型精度是关键

颌位关系记录决定咬合的位置，它由颞下颌关节和肌肉的感觉决定，然而生理性的神经肌肉的感觉很难直接进行观察。天然牙与牙周膜存在 50 μm 的运动范围，这一关系在无牙颌全口义齿演变为黏膜面与义齿基托之间的关系，所以首先要通过印模制取获得生理状态下黏膜面的固有形态，并将该形态再现于制作的模型上。

1. 基础基托与模型的贴合度＝托盘树脂的成型精度＋正确的技工操作

在模型制作中，为了补偿树脂聚合时 0.3% 左右的误差，使用具有固化膨胀的石膏灌注模型。由于义齿基托在黏膜面的最大下沉量为 200 μm，因此不会产生大的问题。此外，和最终义齿用树脂一样，托盘树脂也会产生聚合收缩，因此在制作咬合基托的基础基托时，基础基托与模型间的贴合度也非常重要。选择成型精度较好的材料制作基础基托是确保基础基托成型精度的首要因素。

市面上所销售的托盘树脂多是以 PMMA 和 MMA 为主要成分的自凝树脂，固化时间约 5～10 分钟，弯曲强度为 40～50 MPa 以上，挠曲弹性模量在 2 000 MPa 以上，这些都是以 JIS T 6501：2005 为标准（作为参考，义齿基托用的常温聚合树脂的弯曲强度在 60 MPa 以上，挠曲弹性模量在 1 500 MPa 以上），但固化时的收缩量以及收缩率等并没有标注，为此术者有责任正确处理和使用托盘树脂，确保其成型精度。近年来，日本产托盘树脂的精度不断提高，制作出的基托与模型的贴合度非常好，这是有目共睹的。

与模型精密贴合的基础基托的基本制作方法如下。

（1）首先观测模型，使用红蜡片等材料将倒凹部分准确填平，这时不仅仅是模型的外侧，内侧腭皱襞等细小部分的倒凹也要处理。制作越精密的模型越要处理好细微处的倒凹，否则可能会导致模型的破损。

（2）接下来是对骨隆突以及医生指示的疼痛点等部位，用薄蜡片等材料进行缓冲，最小厚度为 0.5 mm。

（3）然后堤嵩词先生还会在咀嚼黏膜处将黏膜又硬又薄的牙槽嵴内、外侧（倾斜度较大的拐角等部分）进行缓冲，厚度约为 0.03～0.05 mm。这也是为了预防基础基托因托盘树脂聚合收缩出现浮起。最终义齿因收缩造成的浮起也是同样的机制（**图 3-11**）。

（4）接着涂布托盘树脂分离剂（堤嵩词先生的做法是先薄薄地涂一层凡士林后用酒精灯加热，再薄薄地涂一层凡士林后用纸巾擦拭，最后再涂一层极薄的凡士林）。

（5）根据厂家的指示，计量托盘树脂的粉液，调拌后迅速按压在模型上。若想提高基础基托的精度，可以将托盘树脂从中间对半分割（后述），凝固后暂不取下，待树脂完全聚合后（等待足够长的时间），再将切口部分连接起来。

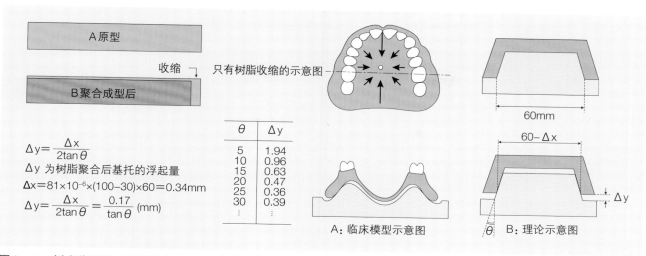

$$\Delta y = \frac{\Delta x}{2\tan\theta}$$

Δy 为树脂聚合后基托的浮起量

$\Delta x = 81\times10^{-6}\times(100-30)\times60 = 0.34\text{mm}$

$$\Delta y = \frac{\Delta x}{2\tan\theta} = \frac{0.17}{\tan\theta}\ (\text{mm})$$

θ	Δy
5	1.94
10	0.96
15	0.63
20	0.47
25	0.36
30	0.39
⋮	⋮

只有树脂收缩的示意图

A：临床模型示意图

60mm
60−Δx
θ B：理论示意图

图3-11　树脂收缩造成基托浮起和理论计算公式

[出自堤嵩词：关于金属基托和树脂基托的接合所产生的误差及其处置措施（特别是全口义齿）。日本齿科评论，（552）：134～142，1988。]

（6）检查贴合情况。在模型面与基础基托之间放入12 μm的咬合纸并抽拉，检查两者之间的贴合性。

（7）修整基础基托的厚度与形状。对于需要更高贴合性的患者，可以用自凝树脂进一步封闭基础基托的边缘。

▶步骤 **6** 中展示了使用光固化树脂片（Triad，登士柏公司）制作基础基托的步骤。因为自己无法生产材料，因此需要选择物理性能及使用感觉良好的产品。与光固化树脂相比，常温聚合类托盘树脂的收缩更小，但若想做成均一的厚度，光固化树脂片的效果更佳，因此需要根据具体病例进行选择。

无论如何选择，聚合时都会有一定程度的收缩，但是将基托分割可以减少一半程度的收缩。分割成两块，其收缩为整块的1/2；分割成3块，其收缩为整块的1/3，通常在中线附近将基础基托分成二等分［▶步骤 **6** 的（3）～（6）］，就能获得较好的结果。如要追求更高的精度，边缘可以使用快速即时聚合树脂进行封闭，可以获得与精密加工的最终义齿同等的密合度。

2. 通过与模型紧密贴合的基础基托确认印模的正确与否

如果使用的是固化后仍有弹性的印模材，就无法确认所制取的印模是否正确，但是如果这时使用的是与最终义齿精度相等的基础基托，在制作𬌗堤之前，将基础基托放入口内试戴，就能充分检查固位力和支持力等功能性相关的问题，还能确认基托边缘的长短、厚度及形状等，因此对判断为困难的病例应进行基础基托的试戴。

关于基础基托如何与模型精密贴合，从Gysi的时代开始就有许多前辈在材料开发及制作方法上进行了不断的研究和创新。根据记录影像（参照**图例**），Gysi将热可塑性树

▶步骤 6　密合性良好的基础基托的制作（一）——以光固化树脂片为例

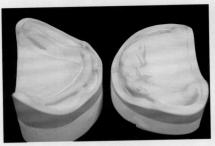
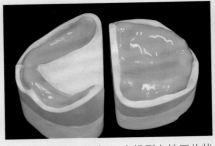
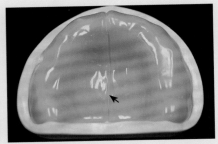

（1）工作模型的倒凹用蜡片等材料完全封闭，薄薄涂布凡士林作为分离剂。

（2）内面避免气泡进入，在模型上按压片状树脂（Triad，登士柏公司）。

（3）使用手术刀等工具在中线附近进行分割（将边缘稍稍修短）。

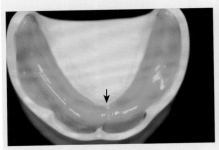
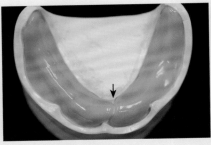
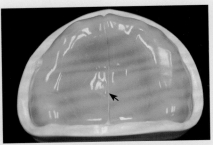

（4）下颌同样在中线附近进行分割，边缘也要稍稍修短。

（5）按照厂家指示进行光照聚合。

（6）切口处的间隙由于收缩很明显地扩大了。

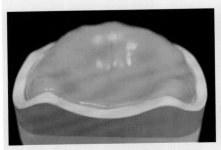
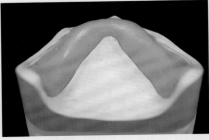
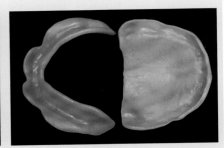

（7）在间隙处压入 Triad 树脂再次光照聚合。这样，可以将颤动线处树脂的上浮减少至最小。

（8）下颌同样在间隙处压入 Triad 树脂再次光照聚合。

（9）聚合后基础基托的内面。

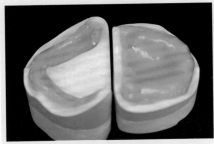
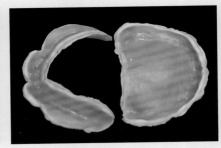
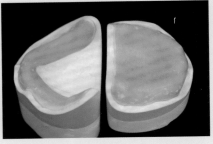

（10）在模型表面再次涂布凡士林后将基础基托完全按压贴合，边缘及后缘使用自凝树脂进行封闭。

（11）边缘用自凝树脂封闭后，产生了少许飞边。

（12）将飞边修整后，精密的基础基托制作完成。

脂板精密地按压在模型上,然后使用印模膏而非蜡片来记录咬合,制作咬合基托,再使用该咬合基托,用石膏印模材制取最终的咬合印模,最后用该印模(与最终义齿具有相同精度)的咬合基托和口外的哥特式弓描记记录最终的颌位关系。

　　根据堤嵩词先生全身心钻研全口义齿技工工作35年的操作经验,无论是可塑性树脂板还是托盘树脂,制造出的精密基础基托还是会存在一些问题。堤嵩词先生建议,先用蜡将模型的倒凹进行最小限度的缓冲,然后在模型上涂布凡士林后贴上锡箔并进行充分的抛光,在这之上再使用可塑性树脂板或托盘树脂制作基础基托,然后在基础基托与锡箔之间放置印模糊剂,待其固化后,可塑性树脂板或者托盘树脂、固化的印模糊剂及锡箔形成三明治样的结构,就可以制作出精密的基础基托。

3. 使用商品化的托盘树脂制作基础基托

　　既然义齿咬合面与组织面是一个整体结构,若想取得更加准确的咬合关系,必须制取准确的印模并制作出能再现印模精度的基础基托。近年来,商品化的个别托盘树脂的精度不断提高,多数操作者都会选择使用托盘树脂来制作基础基托,为了提高基础基托的密合度,堤嵩词先生将所需的注意点归纳如下(与之前的操作步骤有所重复。▶步骤 **7**)。

　　(1)填倒凹,在殆堤唇舌向或颊舌向倾斜度较大的部位涂布0.03～0.05(30～50 μm)的蜡。这是由于即使精密制作的基础基托,树脂也会发生收缩,倾斜度越大的部位收缩变形量越大,预先涂布一薄层蜡可以达到减少收缩的目的。

　　(2)为了获得充分的工作时间,应避免在温度较高的室内操作。夏天或天气炎热时,应将工作模型与单体冷藏保存(单体计量后冷却)。

　　(3)按照厂家指示的粉液比正确计量。由于使用量较少,推荐以重量比来计量。但是需要使用0～100 g:±0.5 g以上精度的计量器。

　　(4)调拌后在可塑性好的时期将树脂铺压在模型面上。使用手术刀在上下颌中线附近将其分割成左右两部分,注意不要损伤模型。这时应该还有足够的可塑性,对细节部位和形态进行修整,如果切口结合,应再次进行分割。

　　以中线为基准将基托分为两部分,即使基础基托树脂的收缩率相同,收缩量也会变为原来的1/2,也就是说密合度提高了1倍(如前所述)。特别是在需要精密贴合的上腭后缘处,其浮起量也会减少一半。当充分固化后(时间足够的话,等待时间越长越好),在不取下树脂基托的情况下使用相同的托盘树脂材料将分割面连接起来。

　　(5)对基础基托密合性要求更高的患者,还可以只在基托边缘处使用自凝树脂用笔积法追加封闭(如果在基托内面添加树脂并与模型面按压,会产生内部应力,后者会导致基础基托变形,因此堤嵩词先生认为这样做无法得到成型精度较高的树脂基托)。

殆堤的作用是再现有牙颌牙冠的位置

1. 假想并灵活使用解剖标志制作平均值殆堤:首先从标准模型开始

　　观察无牙颌模型上所标记的解剖标志,与有牙颌模型上正常组织的标志相比较,根据无牙颌牙槽嵴的吸收方向和吸收程度,想象各解剖标志的变形与移位,假想原先有牙颌的位置。

　　临床上,当牙槽嵴吸收严重时,难以想象有牙颌时的状态,就需要用前述的"标准模型"上较为恒定的解剖标志为参考设想有牙颌的假想咬合平面,这些较为恒定的解剖标

▶步骤 **7** **密合性良好的基础基托的制作(二)——以商品化的托盘树脂为例**

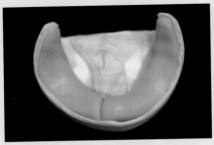
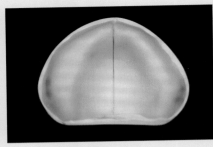
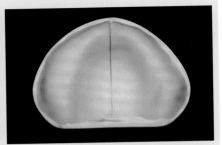

(1)将托盘树脂(松风)铺压在已经填好倒凹并涂布好分离剂的模型上,在中线附近切开。

(2)按照厂家说明迅速调拌,尽可能在柔软的状态下完成铺压。

(3)在树脂较为柔软尚未完全固化前,用手指及手掌对树脂进行按压。

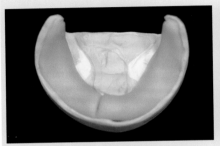
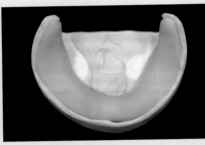
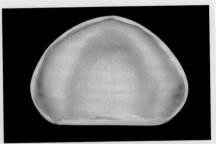

(4)聚合完成后,果然切口部位略微扩大。

(5)完全聚合后不要将基础基托取下,使用相同材料的托盘树脂将切口部分连接。

(6)在树脂非常柔软的情况下进行连接,用手指朝着一个方向用力按压,这样就能防止气泡进入。

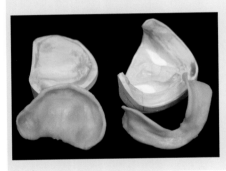

(7)将完全聚合后的基础基托从模型上取下。边缘部分用钨钢磨头等进行修整。

志很少受牙槽嵴吸收的影响。这些部位包括口腔前庭沟,也就是唇颊侧牙龈与牙槽嵴黏膜转折过渡的部位。该部位也处于颌骨与牙槽骨的连接处附近,又在牙齿的根尖附近,所以如果能仔细观察该部位,就能构建出假想的咬合平面。因此,模型制取时获得的合适的无牙颌印模的边缘与假想咬合平面之间应是大致平行的关系。

　　总之,首先要从观察标准模型开始。可以使用相同的平均值,如"全口义齿咬合基托设计数值"(参照**图3-9**)所示的数值,制作蜡堤。殆堤是对有牙颌牙冠的再现,所以殆堤需要考虑全牙列的排列。**表3-4**显示了咬合基托需要进行调整的部位。

表3-4　颌位关系记录时,咬合基托调整的解剖学参考—观察普遍形态的平均数值[10]

唇支持 上颌牙弓	鼻唇沟颏唇沟长度与深度 口唇形状与大小	由于皮肤弹性的变化,这些沟会随着年龄的增长而变得更加明显 侧面可见上下唇突出,个体之间的差异较大
咬合平面 前方参考	口唇与牙齿的位置 口裂、口角与牙齿的位置	牙尖交错位时与上唇下缘之间有5 mm以上的间距 上颌尖牙近中到第二前磨牙之间的间距
咬合平面 后方参考	鼻翼耳平面或是修复学平面 磨牙后垫与颊黏膜皱襞	根据面貌与骨骼 在口内,鼻翼耳平面的后方参考标志为磨牙后垫上缘
舌体 下颌牙弓	舌体完全充满口底,舌背微卷平坦,舌外侧缘在下颌磨牙咬合面之上 舌尖在下颌前牙切缘或前牙区牙槽顶线上	
咬合高度	鼻点与下颌的距离:男性70 mm,女性65 mm 鼻点与口裂点(上下唇闭合时,口裂的正中点)之间的上唇距离男性24 mm,女性22 mm	

2. 用标准蜡堤制作咬合基托

印模制取是口腔医生在临床进行的,是复制义齿组织面与黏膜面接触关系的重要步骤。而颌位关系记录是获得上、下颌义齿咬合面接触关系的步骤。咬合基托不仅能恢复因器质性缺损导致的义齿间隙,还能协调颞下颌关节及神经肌肉等不可见的结构。将多种信息整合于咬合基托上,是件非常艰巨的工作。

技师的工作为,提供与模型精密贴合的基础基托、恢复器质性缺损的组织以及制作再现有牙颌牙列状况的蜡堤。正如制作冠桥时对于牙冠形态的知识是不可或缺的,制作活动义齿时,对于有牙颌牙列与牙龈形态的知识也是必不可少的。咬合基托是再现有牙颌牙列和牙龈的第一步。

▶步骤 8 中显示了独创的标准蜡堤的制作方法。蜡堤中既包含有牙颌牙列的信息,同时唇颊舌及咬合面的外形也基本统一,如果使用特定的有牙颌模型来制作蜡堤的话,其关系会变得更加明确。

▶步骤 9 显示了使用标准蜡堤制作咬合基托的方法。蜡堤可以再现缺失的牙列,仔细观察无牙颌模型上残存的有牙颌的解剖标志,根据这些信息来假想缺失牙列在有牙颌的状态,这一点非常重要。

▶步骤 **8**　**独创的标准蜡堤（𬌗堤）的制作方法**

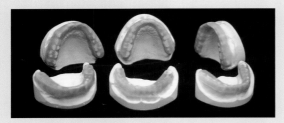

（1）包含有牙颌牙列的蜡块是𬌗堤的原型。提前制作出大、中、小三种不同型号，基本可以满足所有病例的需求。

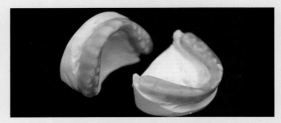

（2）𬌗堤需要做成平面（咬合面），因此需要对天然牙的咬合面进行一定程度的修整（调磨）。

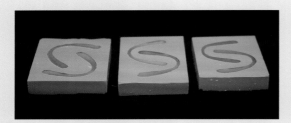

（3）只将上、下颌牙冠部进行组合，制作硅橡胶阴模，再将蜡注入。

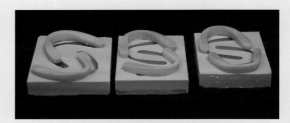

（4）能够非常简单地反复制作大小各异的𬌗堤。

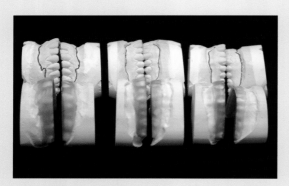

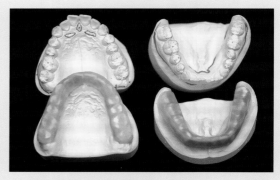

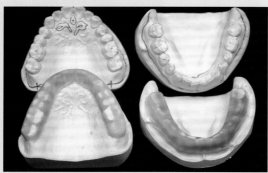

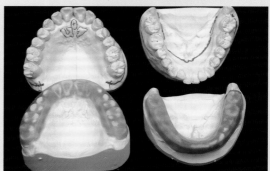

（5）～（8）牙齿大小、牙轴方向及咬合方式各不相同的有牙颌模型，以及牙弓大小不同的有牙颌模型都可以进行复制，用蜡将牙冠部填满后就能简单地得到𬌗堤的原型。

有牙颌牙列的咬合面并非平面，所以需要修改成平面。这样的操作有助于更好地理解牙齿排列的位置及方向，还有与解剖标志等的关系。所谓的观察不只是用眼睛来看，还要动手来感觉。

▶步骤 9 使用标准蜡堤制作咬合基托的方法

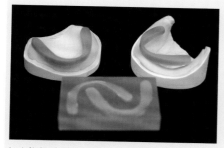

（1）将标准蜡堤（Rim Form，PTDLABO）暂时置于基础基托上。

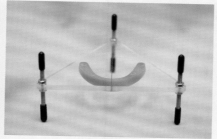

（2）在透明丙烯酸树脂板上安装30 mm和35 mm的支撑脚，做成一个工具（对应标准模型的尺寸。PTDLABO样品），用多用途蜡（Utility Wax）将蜡堤的咬合面黏结在树脂板上（下颌35 mm）。

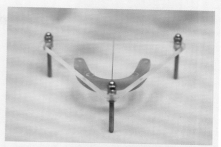

（3）上颌蜡堤也黏结到同样的工具上（上颌30 mm）。

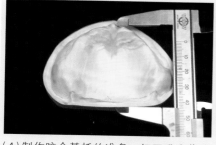

（4）制作咬合基托的准备。切牙乳突位于上颌前牙区，是中切牙的参考标志，所以从模型的后方开始进行计算与测量。

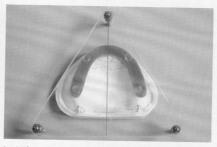

（5）为了更好地观察模型表面解剖标志与蜡堤的关系，将基础基托移除。

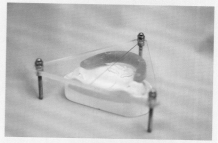

（6）牙槽嵴的吸收状态显而易见。

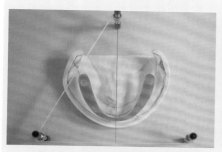

（7）下颌模型和蜡堤的关系。将有牙颌时牙齿的植立方向与解剖标志重叠，可以观察到许多信息。

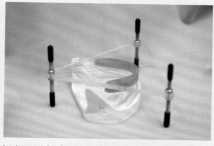

（8）可以很容易地从各个角度进行观察并提高观察力。

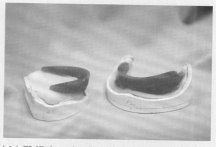

（9）假想有牙颌时的状态，将充分软化的蜡放置在基础基托上，再与蜡堤烧结为一体。

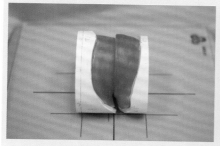

（10）磨光面丰润后，将完成的基础基托放在KTS（塑料观测板，PTDLABO）上观察检查。

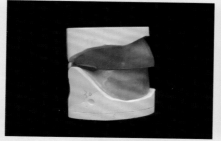

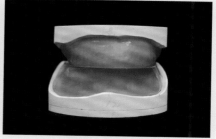

（11），（12）制作完成的咬合基托。

六、人工牙排列

▎机体的形态和功能与人工牙的形态和排列

1. 人工牙的研发历史 = 机体形态与功能的整合

虽说人工牙的历史可以追溯到很久以前，但目前我们所使用的人工牙的结构和形状的原型，前牙是由 J.Leon Williams 医师设计、磨牙是由 Alfred Gysi 医师与登士柏公司联合开发，并命名为"Trubyte teeth"（现在的商品名）（**图3-12**）。

Wiliams 在研发前牙区人工牙时，分析了大英博物馆内保存的颅骨上的牙齿，收集了数千颗天然牙并对其进行分类，引入了艺术家 Leonardo da Vinci 等人的感性之美的比例等要素来分析原型。研究结果显示，根据脸型前牙大致可以分为方圆形（Square）、尖圆形（Tapering）、卵圆形（Ovoid）三种基本形态以及四种混合型：方圆-尖圆形（Square-Tapering）、方圆-卵圆形（Square-Ovoid）、尖圆-卵圆形（Tapering-Ovoid）和方圆-尖圆-卵圆形（Square-Tapering-Ovoid）。提出"患者脸型与人工牙形态相同"这一原则，以及"人工牙的大小分别是面部长度和宽度的1/16～1/17"这一概念并设计出选牙板，即便不是艺术家，也可以选出美学与功能兼顾的前牙区人工牙（这个基本原则后来也被各国的厂家所采用，以某些形式广泛运用）。

关于磨牙区人工牙，Gysi 根据 Christensen（1905年）的实验，用石膏将模型固定在可调式𬌗架上，用附带的金属刀头，在𬌗架上模拟功能运动进行调𬌗，开展人工牙形态与功能之间关系的研究，该实验一直持续到1908年，该研究不仅仅是单纯地模拟天然牙，而且还用相关咬合理论指导修复体的制作。该人工磨牙与 Willims 设计的人工前牙组合成全口义齿的人工牙，并以"Anatoform"为商品名，于1914年发售。

后来，前牙区人工牙经过 Milus House、George Haghes 等人的进一步研究和补充，研发出"Trubyte Bioblend"人工前牙，至今仍在世界范围内广泛使用。Gysi 等人又研发出20°陶瓷牙，称为"Bioform 33°"和"Bioform 20°"，为磨牙区人工牙，沿用至今。目前，除了陶瓷牙，还有树脂牙、硬质树脂牙等材质，也有多种颜色可供选择。这些技术也被许多厂家采用，为了更便于在临床使用，制造商还改良了一些设计。

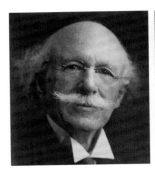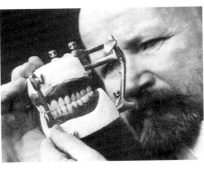

图3-12　共同开发了 Trubyte 人工牙（解剖式人工牙）的 Williams 医师（左）和 Gysi 医师（右）
右图中 Dr. Gysi 手持的是 Simplex Articulator Model Ⅱ（1914年美国制造）。

2. 灵活使用颌位关系记录提供的机体信息,探讨人工牙的排列位置

要回答"人工牙排在哪?怎么排?"这一问题,首先从颌位关系记录开始。口腔医生在进行颌位关系记录时,为了使咬合基托与患者的机体相协调,对咬合基托进行一系列调整,将人工牙排列位置和方式等信息反映在咬合基托上,因此口腔医生调整过的咬合基托是包含人工牙排列位置和方式等信息的集合体。颌位关系记录也是"全口义齿设计"的重要步骤,技师应灵活使用**表1-5**中所列举的"颌位关系记录及外观检查表"并与口腔医生进行充分的沟通。

技师通过观察和分析无牙颌模型的解剖标志,推测患者有牙颌时牙齿的排列位置,再通过其位置来推测牙龈的形态并制作咬合基托。临床上颌位关系记录完成后,咬合基托再返还给技师,技师对该咬合基托进行研究,观察制作时的推测与患者实际口内状态间的差别、是否与容貌相协调、比较"推测"与"实际"之间的差异,并再次进行调整。对于产生差异的部位以及状态,抱以"为什么?"的态度进行探讨,才能更好地进行人工牙的排列。

3. 舌体与颊肌的协同运动,形成覆𬌗覆盖关系

人工牙大致可以分为前牙和磨牙,其作用是,首先在唇面和颊面可以提供唇颊侧软组织的支持,舌面与舌体运动相互协调。人工牙的唇、颊面与口轮匝肌及颊肌相附着的唇颊黏膜紧密接合,称为唇支持(Lip Support),在咀嚼以及发音时,下颌会做大量运动,人工牙与唇颊黏膜及舌体间必须保持协调。尤其是咀嚼运动时的磨牙区,颊黏膜与舌体协调运动,才能将食团推入并保持在咬合面的中央窝内。上下颌人工牙在正中𬌗时必须形成足够的覆𬌗(Overbite,垂直向覆盖)和覆盖(Overjet,水平向覆盖),否则人工牙会咬伤黏膜。在人工牙列的舌侧,上下颌人工牙也需要形成合适的覆𬌗覆盖,防止咬伤自由运动的舌体。

与磨牙区相同,前牙区也需要形成合适的覆𬌗覆盖。有报告显示,20多岁时,有牙颌前牙区的覆盖平均为2.51 mm,覆𬌗平均为2.64 mm,因此首先对生理性的覆盖、覆𬌗要有正确的认识,一般为2.5 mm(近年来常用的所谓的舌侧集中𬌗,其颊面形态关系属于非生理性的,如果设计成非生理性的舌侧集中𬌗,较为柔软的颊黏膜很容易卷入其中发生咬颊的情况,这一点请务必注意)。

▌前牙区人工牙的排列应与机体形态及功能相协调

前牙区,为了形成与年轻时容貌相协调的唇支持,在制定治疗方案时需要确定牙齿暴露量多少,如何排列才能显得更加自然。当治疗方案确定以后,剩下的只需要将前牙按照通常的位置关系进行排列。

通常的位置关系是指,
- 参考口腔医生标记的中线排列中切牙,中切牙左右基本对称。
- 尖牙位于口角附近,前面观可见牙轴与面貌外形基本平行,切端稍向内侧倾斜。
- 侧切牙位于中切牙与尖牙之间,稍短,稍位于内侧,与其他牙齿相互协调
  (相反,稍微有些不协调往往显得更加自然)

等,这些都是以咬合基托已经在口内进行过调整,获得了与容貌的协调为前提。

尤其需要注意的是,每个患者的骨骼与面貌,前后向的长度和深度都不同,五官突出

和较扁平的面容其左右侧宽度也各不相同。

磨牙区人工牙的排列应与机体形态及功能相协调

1. 与下颌运动相协调

磨牙区是发挥咬断、咬碎、磨碎食物等咀嚼功能的主要部位,咀嚼运动依靠舌体和脸颊的协同运动来完成,人工牙应位于生理咬合平面的高度以及颊、舌肌力相等的中性区,这一点非常重要。

其次,与有牙颌强壮牙根支持的牙冠不同,全口义齿通过唾液附着于光滑柔软的黏膜面,义齿基托上的人工牙在咀嚼时,先将食团置于下颌人工牙咬合面上,然后与上颌人工牙配合,开始咀嚼食物,直至牙尖交错。在咀嚼运动循环内,如何使义齿在承受上、下颌人工牙咬合面将食物咬断、咬碎、磨碎时产生的应力时不发生移动,是全口义齿制作的关键。

结论是,因为力总是垂直于对殆面(咬合面)的,所以需仔细观察义齿基托下的支持部位,也就是咀嚼部位正下方的黏膜的形状,为了在黏膜面施加垂直向的力,需要将人工牙咬合面置于黏膜面可以承受咬合的矢量空间内,咬合面与黏膜面应为平行关系,或是接近于平行的关系(**图3-13**、**图3-14**)。

2. 主要承担咀嚼功能的人工牙的排列

临床上,主要咀嚼部位的确定是关键。大部分有牙颌病例,左右两侧下颌第一磨牙是主要承担咀嚼的部位。但如果是局部义齿的话,主要承担咀嚼的部位多数会在天然余留牙或其附近咀嚼最多的部位。如果是全口义齿,主要承担咀嚼的部位多数会在义齿最稳定且能够咀嚼的部位,因此首先需要通过检查来找到这个位置。

患者咀嚼的位置在哪? 为何在该位置咀嚼? 或者说为什么只能在该位置咀嚼? 带着这些问题,进行充分的验证,确定正确的位置后,将该位置作为咀嚼中心,获得咀嚼更加稳定的人工牙排列。如果需要咬断更为坚硬的物体,在人工牙排列时,就需要在平衡侧设计平衡接触点。

3. 考虑咬合向量,排列磨牙区人工牙

磨牙区人工牙排列在哪呢? 最优先考虑的是患者佩戴时的感受,不能妨碍舌房的空间,确保尽可能宽阔的口内空间,最终获得稳定。确保舌体的运动空间与唇支持,同时根据牙轴与咬合面的方向进行调整,将咬合力设计为朝向牙槽嵴能够承受压力的部位(支持部位)。

(1)矢状面上人工牙的排列位置与咬合曲面及殆曲线的制作方法:力通常垂直于牙槽嵴;力的产生遵循作用力、反作用力的法则。

咬合平面或在咬合平面上产生的力会传达至上、下颌骨。殆力传递至牙槽嵴,垂直向力成为支持力;如果产生侧向力,则会产生滑动,义齿无法舒适地使用。

人工牙要排列在咬合稳定区,不能排列在咬合不稳定区。当排列在咬合不稳定区时会导致义齿无法行使咀嚼功能(**图3-13**)。

(2)冠状面上人工牙的排列位置与殆曲线及咬合面关系的制作方法:人工牙应该排列哪些位置才能维持生理性的唇、颊、舌之间关系呢?

为了维持生理性的关系，人工牙咬合面承受的咬合力应垂直于其下方的黏膜面，通过调整人工牙的角度，使其垂直或是接近于垂直的角度作用于黏膜面，这样咬合或咀嚼时发生在咬合面的咬合力由牙槽嵴来承担，更接近于自然的咬合（**图3-14**）。

人工牙排列的解剖学及生理学知识

1. 在可以模拟下颌运动的𬌗架上进行人工牙排列的顺序

人工牙排列时，操作者会选择使用自己信赖的𬌗架，尽可能将口内髁突与牙列模型的位置关系准确地转移到𬌗架上，并且尽可能在𬌗架上模拟患者的下颌运动。如果无法模拟相同的下颌运动，无论怎样认真地调𬌗，其咬合关系都无法与机体相协调，就与简单𬌗架没有太大的区别。

𬌗架可以再现正中𬌗、边缘运动以及咀嚼运动，人工牙排列及调𬌗都要与下颌运动相协。首先通过印模制取获得固位力，然后再获得支持力和吸附力，如果把这个顺序搞错了，患者就会产生不适感。人工牙的排列也是如此，首先考虑的是将人工牙置于患者佩戴方便且舒适的位置（唇支持、美观性以及舌感），其次考虑的是咀嚼运动所产生的咀嚼压力，通过牙轴的改变以及咬合面的调整使𬌗力能正确地传递到基托下的黏膜组织。然后在此基础上，下颌能准确地闭合到正中𬌗而形成牙尖交错的状态。

2. 咀嚼运动与口腔周围组织结构及神经肌肉功能的关系

正中𬌗位既是咀嚼运动的终末位，也是起始点，人工牙排列形成正确的牙尖交错非常重要，此外，张口到闭口的过程，食物在空间上的位置也很重要。虽然看似简单，但是𬌗架从打开至闭合，上下颌人工牙在正中𬌗形成牙尖交错接触，此时食物如何进入咬合面，以及在咀嚼循环中，咀嚼食物产生了什么样的𬌗力，又是如何通过义齿基托传递至黏膜表面（**图3-15**）的，都需要仔细考量。此外，还需要考虑的是不同病例的咀嚼运动以及存在模式（**图3-16**）。

口腔软组织在咀嚼过程中的作用可以参考东京口腔大学解剖学系教授井出吉信的文献[18]，他认为"咀嚼是将口腔内的食物混合、粉碎、形成食团及吞咽的全过程，由颌骨、牙齿、颞下颌关节、咀嚼肌、唇、颊、舌、腭等各组织相互协调运动来完成。咀嚼的核心当然是上下颌牙齿的咬合，但同时，为了保证咀嚼能顺利进行，食团位置的调整尤为重要。为了保证良好的咀嚼，除了口腔黏膜的软组织，唇颊舌黏膜对食团的保护也起到很大的作用。"模型无法直接提供这些信息，也无法通过常规的印模制取与颌位关系记录获得，所以需要充分掌握相关的知识。

此外，东京医科齿科大学名誉教授中村嘉男从生理学的角度表示，"咀嚼运动共同的特征是有节律的下颌、舌、面部的协调运动，神经控制不依靠末梢神经的传入感觉，而只是在中枢神经系统中形成，中枢神经的指令将咀嚼运动中下颌、口腔、面部的运动感觉信息与口内食物形状等相关感觉信息进行整合，形成与食物状态相符的咀嚼运动模式"[19]。

因此，我们制作的义齿，只是复杂的口腔软组织及中枢神经支配的神经肌肉结构相关的极小一部分。人工牙的排列、调𬌗、牙龈成形对于整个系统的相互协调起着非常重要的作用。

A. 平行

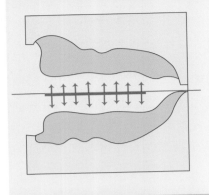

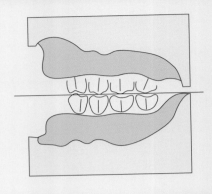

虽然牙槽嵴局部存在凹凸，但上下颌几乎是平行的。能够想象有牙颌时天然牙也是同样的植立方式。当颌间关系为Ⅱ类时，前后向会出现较大的运动趋势，需要注意（前牙区覆盖的形成）。

B. 向前方倾斜

a. 上下颌均向前方倾斜

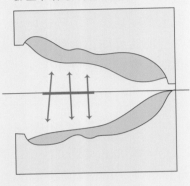

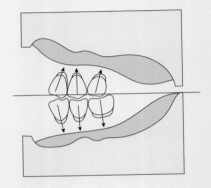

咬合面应与人工牙正下方的牙槽嵴呈平行关系，与正中𬌗的位置分开考虑。

优先考虑咬合接触时，咬合面上人工牙与人工牙接触时的咀嚼向量（人工牙-食物-人工牙的关系）。也就是说，与咬合力（人工牙-人工牙的关系）分开考虑。

b. 只有上颌向前方倾斜

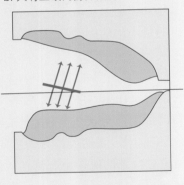

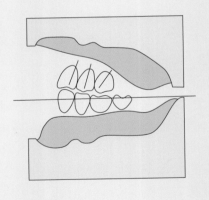

多数情况为上颌牙齿过早缺失，或者是有前牙咬合的习惯又或者是Ⅲ类颌间关系。根据上颌牙槽嵴的吸收情况在尽可能调整咬合平面（后方向下调整）的基础上，再使咬合面（人工牙咬合面）与倾斜的牙槽嵴相平行。人工牙只能排列在咬合稳定区。

c. 只有下颌向前方倾斜

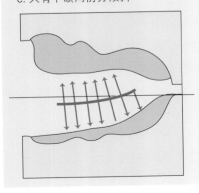

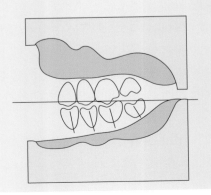

下颌前牙过早缺失，或者是牙周疾病等原因导致牙槽嵴明显吸收，咬合面（人工牙）与吸收的牙槽嵴相平行。人工牙的边缘嵴即使出现间隙也没关系（阶梯式排列）。

由于颌骨的宽度常常也变窄，所以人工牙的颊舌径也需要注意。

C. 向后方倾斜

a. 上下颌均向后方倾斜

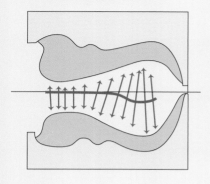 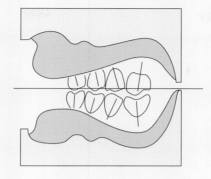

不仅要考虑到上腭的深度、口底的深度、黏膜受压位移等，而且也要与牙槽嵴的吸收等进行比较，还要考虑到义齿基托的稳定程度，首先决定哪一侧更加重要，然后再进行排列。

相反，前牙区或者前磨牙区等位置，只要是咬合稳定的区域，就可以形成咬合接触。

b. 只有下颌向后方倾斜

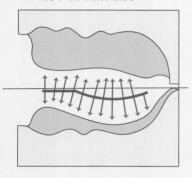 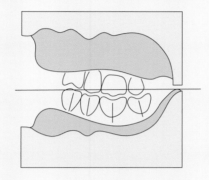

设想马背上马鞍的形态，以牙槽嵴吸收最低点作为𬌗曲线的最低点，此处是最适合咀嚼的位置，人工牙在牙槽嵴上的排列位置与咬合面平行，再根据牙槽嵴前后的倾斜度设定𬌗曲线（也就是Gerber技术）。

c. 只有上颌向后方倾斜

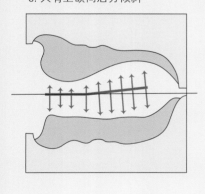 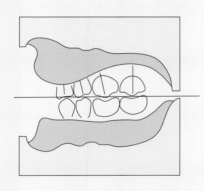

𬌗曲线无法与上颌牙槽嵴吸收形状一致，但无论如何应与牙槽嵴吸收最低处相平行，在此处排列人工牙，后方不排列。如果需要排列时，应与对颌牙之间保持3 mm以上的间隙，避免产生咬合接触。

图3-13　矢状面人工牙的排列位置与𬌗曲线的关系
人工牙应排列在咬合稳定区，不能排列在咬合不稳定区。咬合不稳定区的人工牙，会导致义齿无法咀嚼！

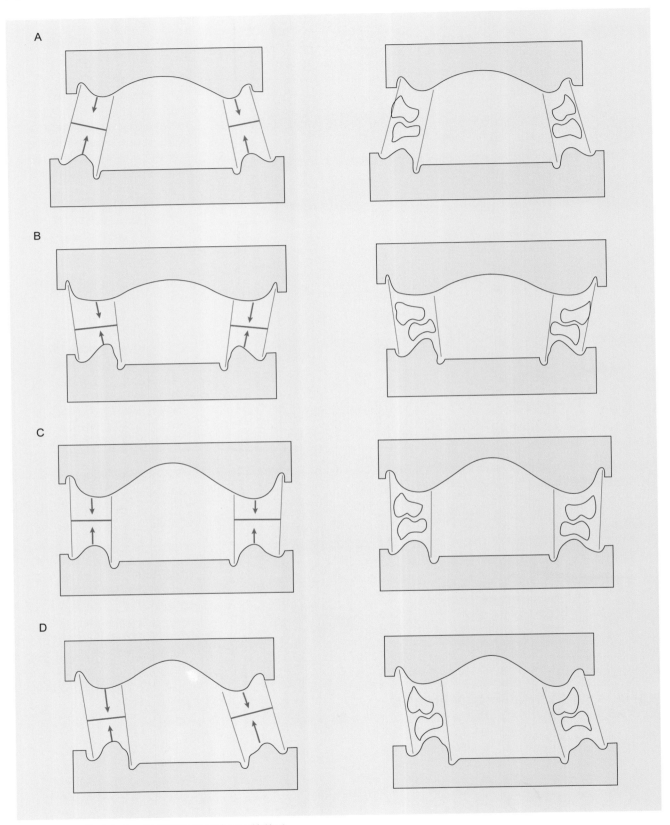

图3-14 冠状面上人工牙排列位置与𬌗平面的关系

从冠状面观，首先根据舌及颊黏膜的状况，在所谓的中性区观察颌间关系的力学状态，在适当的位置排列人工牙。在冠状面上，牙槽嵴与𬌗平面平行也是基本原则。

人工牙应垂直或接近垂直于黏膜面排列，使牙槽嵴能够更好地承担咬合或咀嚼产生的应力。

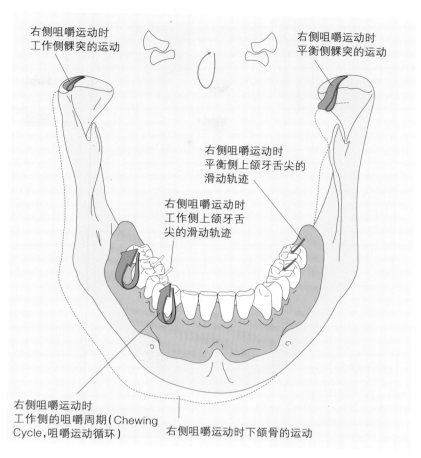

右侧咀嚼运动时
工作侧髁突的运动

右侧咀嚼运动时
平衡侧髁突的运动

右侧咀嚼运动时
平衡侧上颌牙舌尖的
滑动轨迹

右侧咀嚼运动时
工作侧上颌牙舌
尖的滑动轨迹

右侧咀嚼运动时
工作侧的咀嚼周期(Chewing
Cycle,咀嚼运动循环)

右侧咀嚼运动时下颌骨的运动

图3-15　右侧咀嚼运动时下颌的运动与咀
嚼运动循环

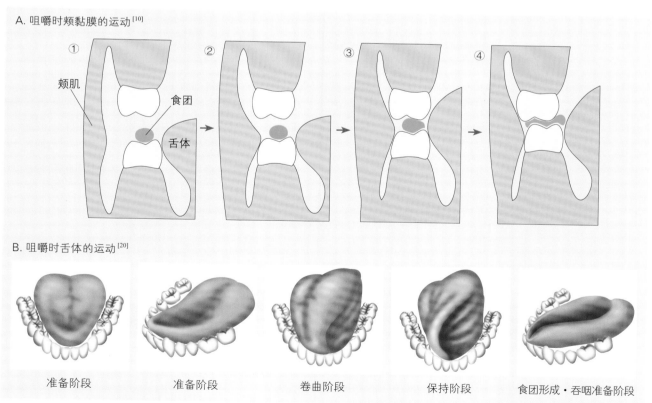

A. 咀嚼时颊黏膜的运动[10]

① ② ③ ④

颊肌

食团

舌体

B. 咀嚼时舌体的运动[20]

准备阶段　　准备阶段　　卷曲阶段　　保持阶段　　食团形成·吞咽准备阶段

图3-16　咀嚼时颊黏膜与舌体的运动

▌人工牙排列的基本步骤

以上阐述了人工牙排列的基本原则，本小节对人工牙排列时的相关基础理念进行了模拟与整理。

1. 人工牙排列从咬合基托的制作开始

观察天然牙缺失后牙槽嵴吸收规律，并以此为基础评估牙槽嵴的吸收程度。牙槽嵴的吸收是从有牙颌的牙颈部开始，需要思考的是然后向何种方向、以何种程度吸收，以及为何会出现这种吸收。较为简单的办法是以假想咬合平面为参考制作标准模型，首先按照有牙颌的平均值，以假想咬合平面为参考，在模型上用通用型蜡制作蜡堤，就能够掌握牙槽嵴与牙龈的吸收情况（▶步骤 **9**）。

再以有牙颌时与牙齿植立方向密切相关的解剖标志（切牙乳突、第一对腭皱襞、舌侧牙龈边缘的残迹等）为参考，加上对唇支持以及舌体空间的假想，在水平向对蜡堤进行调整。该假想将形成包括牙龈成形在内的义齿间隙。其次，在人工牙排列前，检查蜡堤（按照有牙颌牙齿植立的位置制作）正下方的牙槽嵴是否足够支持咬合面上的咬合及咀嚼压力，判断是否需要调整蜡堤的位置，也就是人工牙排列的位置，还是调整人工牙的牙轴方向。

为此，技师应从人工牙排列的角度，对美观性、舌体空间、力学等要素进行充分检查与思考，然后在此基础上制作咬合基托，再交给临床医生。咬合基托上制作的殆堤，可以说已经充分体现了将来人工牙的排列位置。

2. 从假想到现实

如果说技师通过模型上的解剖标志所制作的咬合基托的殆堤，也就是人工牙排列位置，是假想的话，那么在临床，通过患者口内实际试戴情况进行确认和调整就是现实（Realism）。口内实际试戴时要检查咬合基托在患者口内是否有适当的固位力、唇支持以及咬合平面；还有舌侧空间以及舌体高度和颊黏膜之间是否协调；蜡堤各部位加压时是否有足够的支持；颅骨以及容貌与口唇之间的协调性如何；发音以及吞咽是否顺畅等。此外，还要对颞下颌关节、包含咀嚼肌在内的口腔周围肌肉与生理性神经功能是否协调进行检查和调整；确定并记录垂直及水平颌位关系，从而决定上下颌的颌间关系。

通过以上调整，颌位关系记录后的咬合基托就完成了从技工端的"假想"到临床"现实"的转换。

3. 根据患者的实际情况进行人工牙排列

模型安装于殆架上，再次仔细观察咬合基托与咬合基托之间、咬合基托与牙槽嵴之间、牙槽嵴与牙槽嵴之间的关系，根据实际情况排列人工牙。仔细观察中线、口角线、上唇线、下唇线、笑线、说话线（Speaking Line），如果能提供照片，还可以进一步确认面部结构与中线的关系并确认鼻、人中、上唇结节、颊廊（Buccal Corridor，指上颌尖牙之后磨牙颊侧与口角之间的空间）等信息，根据各个要素的情况决定人工牙排列的位置。这是以事实为基础的假想重建。

磨牙区人工牙排列，按照殆堤上的假想咬合平面，在符合生理功能的上下颌区域内调节殆曲线以获得更有利的力学关系，在殆架上模拟咀嚼运动的同时对其进行探讨研究（130～132页，**图3-13**、**图3-14**）。

按照以上思路，堤嵩词先生根据咬合基托所示的信息假想有牙颌的牙列情况，选择大小以及形态合适的天然牙列制作蜡模（Wax Shell），并将蜡模排列在蜡堤上（排列的样品），然后再根据实际情况，用口腔医生指定的人工牙实际进行人工牙排列（▶步骤 **10**～**13**）。

堤嵩词先生并非根据脑中的假想立刻进行排牙，而是先将脑中的假想用天然牙列模型复制出的牙冠模具，即从脑中输出（Out Put）假想，再通过试排列，将实际信息与脑中的假想进行调整，使假想更加具体化。

此处用一例治疗义齿病例的制作过程进行解说（病例由深水皓三先生提供）。

▶步骤 **10** **将机体信息（唇支持及有牙颌牙齿的植立方向）转移到咬合基托上**

唇支持对美观和生理功能都有重要影响，因此不仅需要检查前牙与唇部的接触关系，也要检查磨牙与颊黏膜的接触关系是否合适，虽然软蜡是最合适的材料，但软蜡不能用于人工牙的排列，因此需要替换成石蜡。

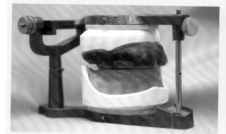

（1）用软蜡进行唇支持的检查与调整。

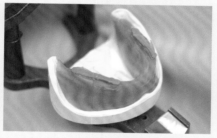

（2）使用铝蜡进行下颌位置的确认。

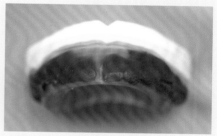

（3）加厚磨光面的必要性如图所示。

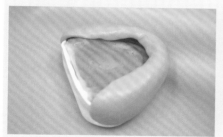

（4）用油泥状硅橡胶复制磨光面外形的阴模。

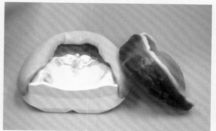

（5）将上颌咬合基托取出。硅橡胶阴模展示出上颌无牙颌的状态。

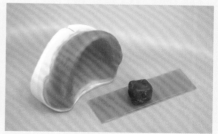

（6）将软蜡获得的唇支持的信息转换为石蜡，根据去除的软蜡的量预估石蜡的量（体积）。

（7）将咬合基托放回模型上，硅橡胶阴模复位，为在去除了软蜡的空隙中注入溶解的石蜡做准备。

（8）石蜡恢复唇颊侧的义齿基托。

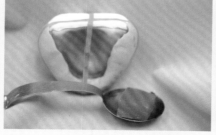

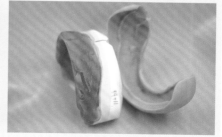

▶步骤 **10** (续)

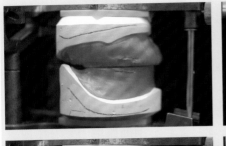
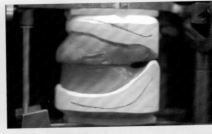

(9),(10)临床检查咬合基托的美观性与生理功能并加以调整,使其与容貌相协调并且与有牙颌时牙齿的植立方向相近。模型侧面标记出牙槽嵴的矢状面形状。

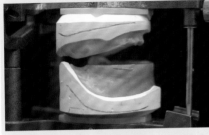
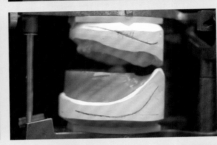

(11),(12)上颌前牙区较大的器质性缺损与现有咬合平面之间的间隙,以及假想咬合平面与矢状面上吸收的牙槽嵴形状的关系。

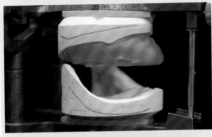
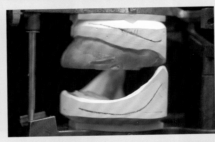

(13),(14)上颌假想咬合平面与下颌牙槽嵴的关系,现有咬合平面与下颌器质性缺损的关系。

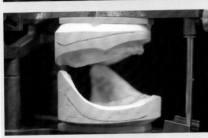
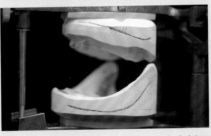
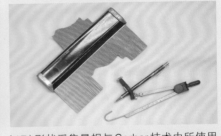

(15),(16)将上下颌咬合基托取下,可见口内空间(Mouse Volume)较大,从左右侧可见上下颌的颌间关系。

(17)形状采集量规与Gerber技术中所使用的牙槽嵴平行规(Profile Compass)。

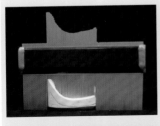
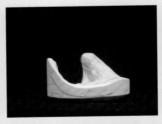
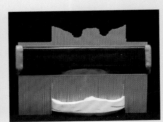

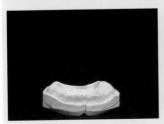
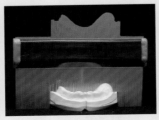
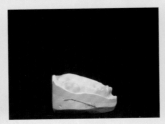
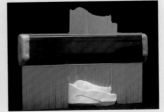

(18)~(24)使用形状采集量规了解牙槽嵴实际吸收的状况。

▶步骤 **11** 制作有牙颌时牙列的蜡模

在正式排列人工牙之前，制作与该病例牙列状况相似的有牙颌的牙列蜡型，形成有牙颌时牙齿植立状态的印象并进行预（PRE）排牙（试排牙）。

本病例，上颌结节无明显吸收而上颌前牙区吸收较多，导致牙槽嵴明显向上前方倾斜，𬌗力的向量会导致上颌义齿不稳定，需要调整功能性咬合平面（实际人工牙排列的参考平面）。

如**图3-13、图3-14**（130～132页）所示，按照口腔医生指示的假想咬合平面来假想生理性人工牙排列的区域，并在此空间内进行调整，形成力学上上下颌义齿最稳定的功能性咬合平面。

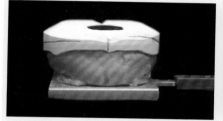

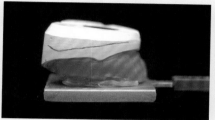

（1）不改变前牙区21|12切缘，将后方磨牙区咬合平面向下移。使用3片充分软化的石蜡置于左右两侧的咬合平面上，使用咬合平面调整铲进行调整。

（2），（3）为了减少与矢状面上牙槽嵴形态（标记在模型侧面）的差异，对现有的鼻翼耳平面进行调整，在生理性排列的区域（上下约3 mm的幅度）对蜡堤进行调整 [与▶步骤 **10** 的（9）～（16）比较]。

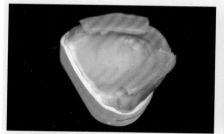

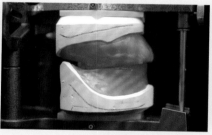

（4）在上颌蜡堤上铺石蜡。

（5），（6）调整后，力学上稳定的咬合平面左右侧面观。

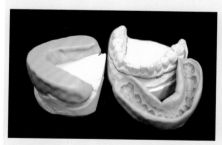

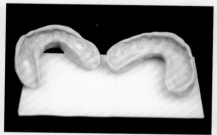

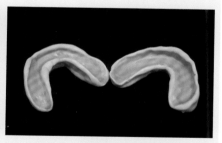

（7）选择与本病例牙列状况相似的有牙颌模型（模型的牙冠比口腔医生选择和指定的人工牙稍大），使用油泥状硅橡胶复制牙冠与牙龈形态的阴模。

（8）在硅橡胶阴模的牙冠处注入牙色石蜡（硅橡胶阴模较软的印模材）。

（9）牙龈处注入厚薄均匀的啫喱状的牙龈色石蜡（需要复制出天然牙列牙龈移行处的形态）。

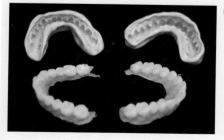

（10）从硅橡胶阴模中取出的有牙颌的牙列蜡型。

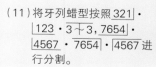

（11）将牙列蜡型按照 321·|123·3 +̅ 3、7654|4567·7654·|4567进行分割。

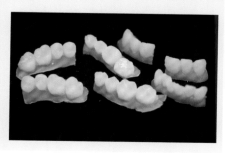

▶步骤 **12** **使用牙列蜡型再现有牙颌牙齿植立(试排列)状态的步骤**

将分割后的牙列蜡型放到去除蜡的蜡堤上,模拟有牙颌时牙齿植立状态。充分利用口腔医生在临床上调整蜡堤后得到的唇颊关系等信息,在蜡堤的外侧进行加厚处理及调整。这样,就可以更好地获悉人工牙正式排列及牙龈成形等的具体信息。

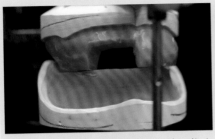

(1)将321相对应部分的蜡堤切除。将去除的蜡块保留作为参考。

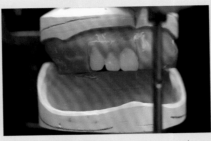

(2)参考321的蜡堤,放置(排列)321的牙列蜡模。

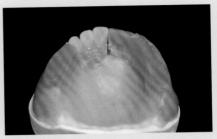

(3)从图(2)的咬合面后方进行观察,也可以放上硅橡胶阴模对蜡堤进行修整。

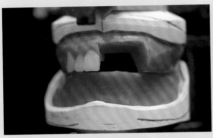

(4)将123相应部分的蜡堤切除。切除的蜡块保留至排列结束。

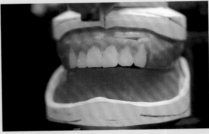

(5)参考已经排列的321,排列123的牙列蜡模。

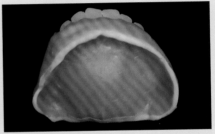

(6)从黏膜面观察唇侧的情况。可知与321相比较,123更加偏向前方。

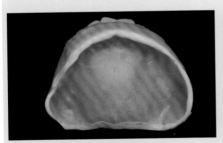

(7)改变观察角度。视线改变,所见方式也发生变化。实现立体化。

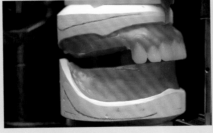

(8)切除7654相应部分的蜡堤。从模型侧面仔细观察上下殆堤的情况。

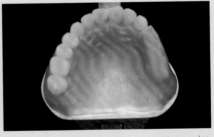

(9)确认牙槽嵴状况的同时,排列7654的牙列蜡模。

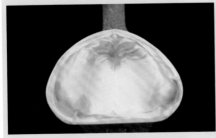

(10)与右侧相比,左侧牙槽嵴吸收更明显。如果单纯依靠模型上的信息,想要恢复吸收的牙槽嵴形态是很困难的。因此,在口内根据口唇以及容貌之间的协调对咬合基托进行调整是非常重要的。

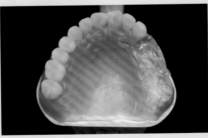

(11)切除4567相应部分的蜡堤。由于321|123左右不对称,这会对磨牙区的排列有很大影响。

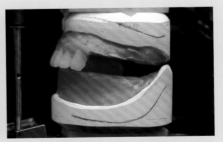

(12)从左侧面观察。可以发现牙槽嵴条件比右侧稍差。从水平面观察殆堤的状态并进行研究。

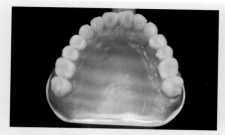
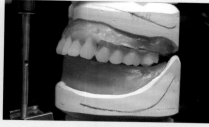
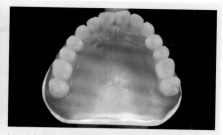

（13）切除的蜡堤，参考牙槽嵴的状态，试排 <u>4567</u> 的牙列蜡模。

（14）排列 <u>4567</u> 后形成的咬合平面，可见与上、下颌吸收的牙槽嵴呈平行关系。

（15）根据模型的牙槽嵴状况与咬合基托上的信息排列牙列蜡模，获得更加直观的有牙颌时的形态。

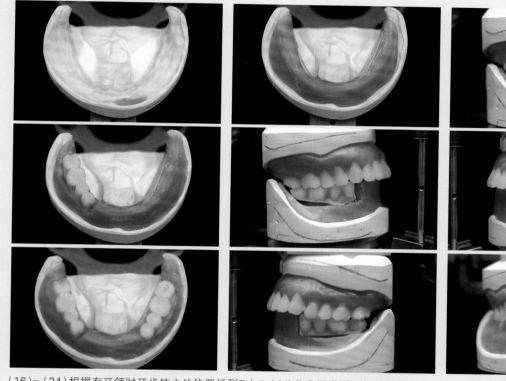
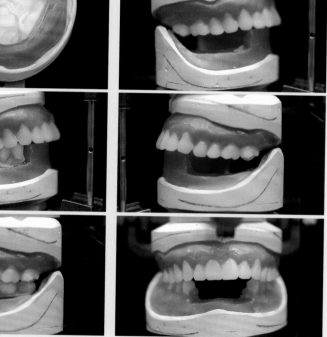

（16）～（24）根据有牙颌时牙齿植立的位置排列 7⊥7，以此为参照排列下颌的牙列蜡模。

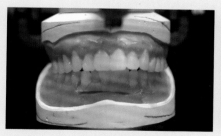
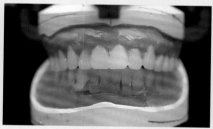
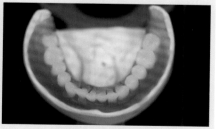

（25）～（27）修整牙列蜡模的外形。下颌人工牙的牙列蜡模也从磨牙区开始排列，但是由于下颌不像上颌一样具有各种解剖标志，所以需要充分利用牙槽嵴顶线、下颌舌骨嵴与磨牙后垫的相互关系。

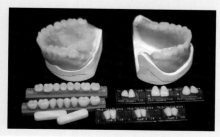

（28）图中为"试排列"的情况，也就是用有牙颌模型制作的牙列蜡模完成的人工牙排列及牙龈成形后的蜡模义齿，还有口腔医生选择的人工牙以及使用的平板（Flat Table）。

▶步骤 13　用口腔医生选择的人工牙进行正式排列

经过了▶步骤 10 ～ 12 ，在大致确认的有牙颌时牙齿植立状态的蜡型义齿上，用口腔医生选择的人工牙进行正式排列。仅将蜡型义齿上各部位的牙冠部分切除，再进行一些个性化的细节调整，将蜡型义齿上的蜡牙置换（排列）为正式的人工牙。

技师选择的牙列蜡模比口腔医生选择的人工牙更大[▶步骤 11 的（1）]，才能确保排牙空间，排列的自由度更高，也更加从容。

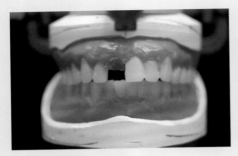

（1）去除 1 的蜡牙。

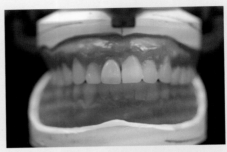

（2）在 1 处排列口腔医生选择的人工牙。

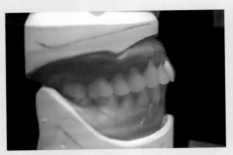

（3），（4） 1 人工牙排列后的侧面观及咬合面观。

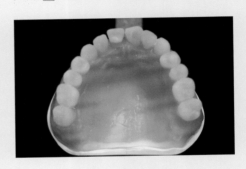

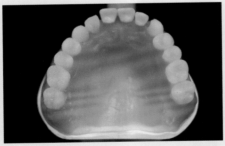

（5），（6）去除 12 的蜡牙，人工牙排列后的咬合面观及正面观。

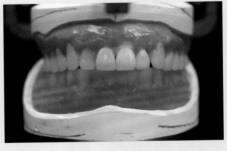

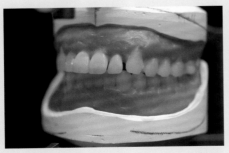

（7）在 12 间进行一些个性化的调整，使 123 有扩大的趋势。

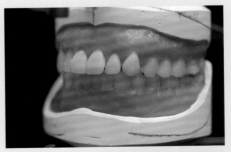

（8）去除 3 的蜡牙，排列 3 ，使 23 邻接面的接触更加宽松。人工牙排列得宽松显得更自然。

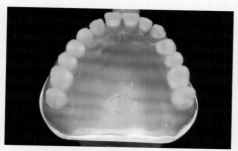

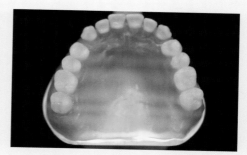

（9）<u>1</u>|<u>123</u> 人工牙排列后的咬合面观。由于牙列蜡模的牙比医生选择的人工牙更大，所以排列时更加从容。

（10）去除 <u>32</u>| 的蜡牙，进行人工牙的排列。

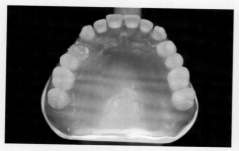

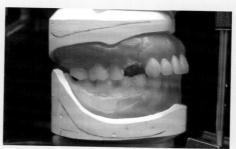

（11），（12）去除 <u>4</u>| 的蜡牙，仔细观察上下颌的颌间关系。

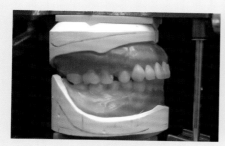

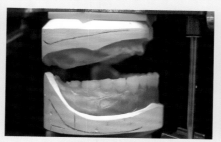

（13）<u>4</u>| 人工牙的排列。

（14），（15）下颌牙列蜡型的咬合平面与上颌牙槽嵴的状况。

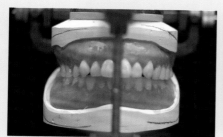

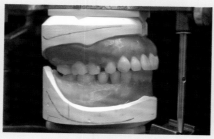

（16）<u>4321</u>|<u>123</u> 人工牙排列后的上颌蜡型，以及排列牙列蜡模的下颌蜡型义齿。

（17），（18）根据 <u>4</u>| 排列 |<u>54</u> 人工牙。为了保证充足的舌侧空间并获得力学稳定性，将咬合面与牙槽嵴的受压面平行。

▶步骤 **13**（续）

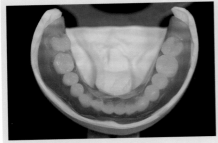

（19）$\overline{6|}$的排列。

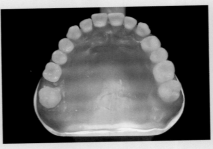

（20）$\underline{6|}$的排列。

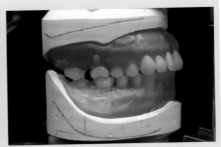

（21）$\dfrac{654}{654|}$的相对关系。

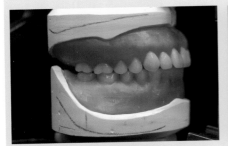

（22）$\overline{7|}\ \overline{7}$的人工牙排列。

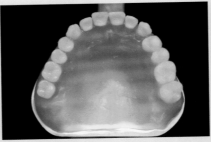

（23）仔细观察与上颌牙槽嵴的关系。

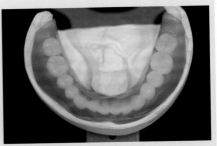

（24）下颌舌侧空间充分。

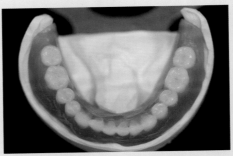

（25）$\overline{|4567}$人工牙排列结束。排列顺序与右侧相同。

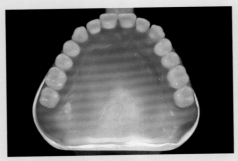

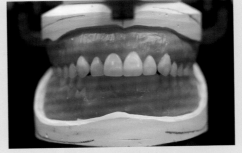

（26），（27）$\underline{|4567}$人工牙排列完成的状态。最后形成合适的覆𬌗覆盖，排列$3\overline{|}3$，并在口内试戴（本图还是蜡型）。

七、牙龈成形

充满义齿间隙并获得合适的唇支持，再现有牙颌时牙龈的形态

颌位关系记录时调整的咬合基托就是义齿间隙，颌位关系记录所得到的空间可以称为口内空间。将人工牙排列位置的信息在咬合基托的粉堤上进行检查和验证，在此空间内，人工牙排列既要满足美观与生理的协调，也要满足力学的要求。此外，将唇、颊黏膜的功能关系在口腔前庭的义齿基托唇颊侧磨光面，包括人工牙牙面至基托边缘的位置与厚度，反映出来，这就是牙龈成形的意义。

牙龈成形的功能是填满义齿间隙，使义齿位于不妨碍颊、舌运动的中性区（Neutral Zone），前牙区牙龈成形的主要目的则是在美学上确保唇支持的位置与形状。

如果要想获得更为自然丰满的容貌，就需要形成合理的唇支持。人工牙排列的位置需要将唇颊黏膜支持回复到有牙颌时的位置及形状，同时不能影响舌体的发音及咀嚼功能。牙龈成形的目的也基本相同。牙龈成形从人工牙面开始移行，特别是上腭的形态对发音影响较大，与人工牙排列相同，应以有牙颌时普遍的（平均的）牙龈形态为基础，因此需要理解最基本的牙龈的解剖学结构与外形（162页的**专题**）。个性化排列的人工牙的牙冠以及牙面具有有机的、曲面的牙龈形态，应与牙龈的基础形态相协调，并顺畅地移行至义齿基托边缘，这一点也非常重要。

若非特殊情况或病例，佩戴全口义齿时通常从口唇看到的只有牙齿，也就是人工牙，临床上也会要求制作的义齿尽量不露出牙龈，但是在对话以及大笑时对方经常还是会看到，因此牙龈及其周围组织的形态应与人工牙的形态（轮廓）相符，形成较为自然的过渡（**图3-17**）。

只要根据解剖学的普遍形态进行制作，就可以达到看起来非常自然的效果，因此，不仅要掌握龈缘、附着龈、牙槽黏膜的特征，还要能将这些细节呈现出来。如要更进一步提升自然感，还要提高对游离龈沟及膜龈结合处等牙龈的认知水平，并将其呈现出来，这样就能形成更为真实（以为是实物本身的错觉）的牙龈形态。

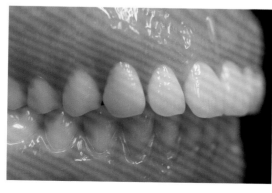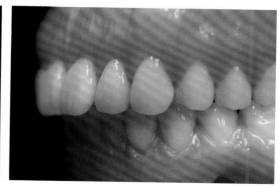

图3-17　人工牙的牙面、牙颈部、义齿基托边缘自然过渡的牙龈形态

与艺术创作不同，义齿制作的目的是再现缺失的组织器官的功能，外观的真实性由对机体形与色模拟的精细程度以及完成情况决定。但如果过度夸大其特征，则会形成病态的、怪诞的牙龈形态，不利于自洁或清洁，需要格外注意。

通常情况下，当义齿佩戴在口内时，牙槽黏膜处的基托是看不到的，只有用口镜牵拉口唇或者义齿从口内取出让患者直接拿在手上观察时才会看到。义齿基托的自然美感需要通过义齿染色剂以及3层以上树脂堆塑才能营造出层次渐变的效果（义齿染色技术）。

在牙龈成形时，使用硅橡胶印模材将患者口内舌体及唇颊黏膜的功能性信息复制到人工牙排列后的蜡型义齿的牙面及磨光面，形成合适的义齿间隙与唇支持。

在咬合基托上使用软蜡等材料对义齿间隙的位置及口内空间进行确认，并在该咬合基托上进行人工牙的排列，然后再在排有人工牙并完成咬合重建的蜡型义齿的牙面及磨光面上，涂布流动性较好的硅橡胶印模材，在口内通过功能运动，将唇颊黏膜的运动和接触状态等功能性信息复制在蜡型义齿上。在蜡型义齿上复制口内信息的方法在▶步骤 14 ～ 16 中进行介绍。

▶步骤 14 人工牙排列后，进行蜡型义齿试戴，并根据硅橡胶印模材的功能整塑，通过模型修正技术再现义齿磨光面的形态

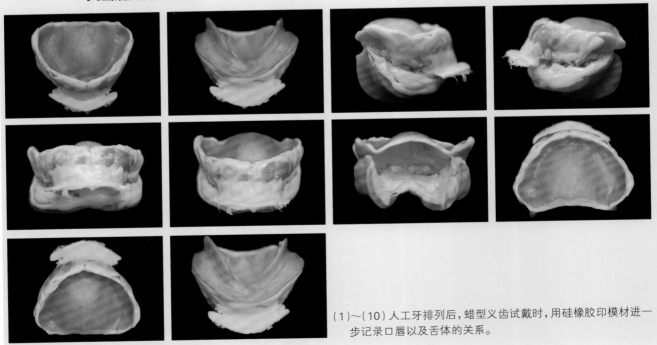

（1）～（10）人工牙排列后，蜡型义齿试戴时，用硅橡胶印模材进一步记录口唇以及舌体的关系。

▶步骤 **14** （续）

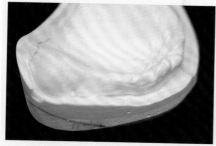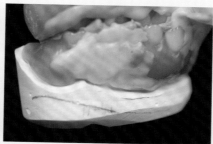

（11）将硅橡胶印模材获得的与黏膜之间关系，在模型面通过模型修正技术反映出来，同时，磨光面的外形用石蜡进行修整。模型也要进行相应修整。

（12），（13）为了使蜡型义齿能够准确地安装在模型上，同时为了获得石膏的注入间隙（1～2 mm），需要对模型面进行修整。

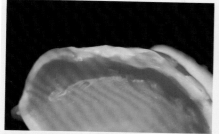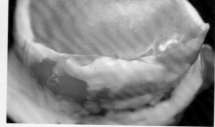

（14），（15）印模材不足的部分用石蜡修补。

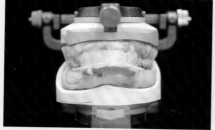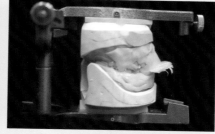

（16），（17）模型修正技术。模型浸于水中后，在真空条件下调拌少量超硬石膏，注入切削的间隙中。

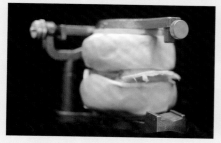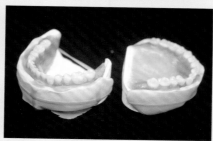

（18）硅橡胶印模材表面涂布凡士林后，用油泥状硅橡胶制作磨光面的阴模。

（19），（20）去除蜡型义齿表面的硅橡胶印模材，将油泥状硅橡胶制取的阴模调整并固定，在间隙内倒入石蜡，完成磨光面形态的追加塑形。

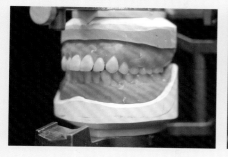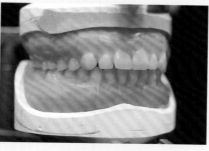

（21），（22）为了使重塑的磨光面外形与人工牙牙面相协调，用蜡进一步修整。

▶步骤 **15** **磨光面的牙龈成形**

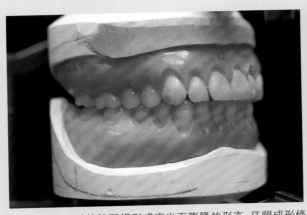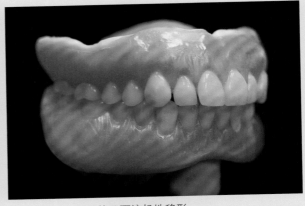

（1），（2）使用硅橡胶阴模形成磨光面膨隆的形态，牙龈成形修整后，使其与人工牙的牙面流畅地移形。

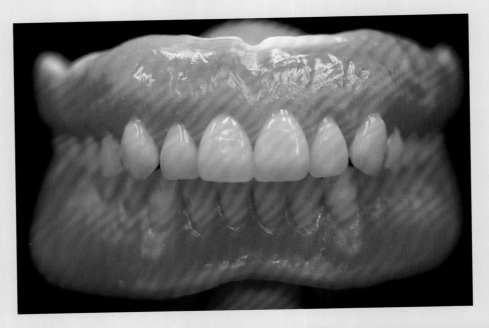

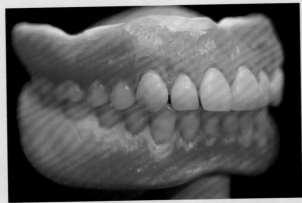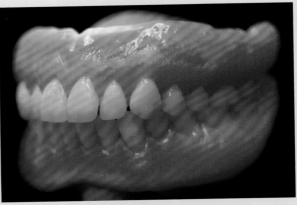

（3）～（5）牙龈形态细节的处理。人工牙的牙面外形不同，牙龈形态也不相同，因此，牙龈位置发生改变时人工牙的牙轴方向也要进行相应的改变。必要时再次进行龈缘及附着龈的牙龈成形。

▶步骤 **16** 上颌义齿腭部的牙龈成形

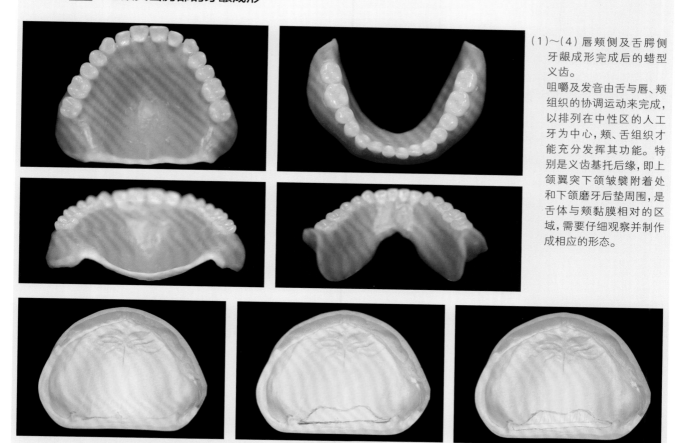

（1）～（4）唇颊侧及舌腭侧牙龈成形完成后的蜡型义齿。

咀嚼及发音由舌与唇、颊组织的协调运动来完成，以排列在中性区的人工牙为中心，颊、舌组织才能充分发挥其功能。特别是义齿基托后缘，即上颌翼突下颌皱襞附着处和下颌磨牙后垫周围，是舌体与颊黏膜相对的区域，需要仔细观察并制作成相应的形态。

（5）～（7）修整围模灌注后的上颌模型，形成后堤区（原本在口腔内就存在）。

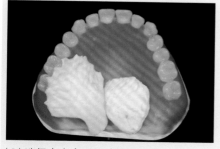

（8）选择大小合适的硅橡胶薄片。

【硅橡胶薄片的制作方法】
在有牙颌模型的腭皱襞等解剖标志上，铺上石蜡并进行按压，适当修整形态后，在其上制作石膏模，然后将蜡去除。再在石膏模的两侧放置贴合点指示剂等有一定强度的硅橡胶，按压成型制作成硅橡胶薄片。

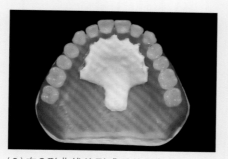

（9）在S形曲线等形成后的腭部按压涂布了薄薄一层石蜡的硅橡胶薄片。

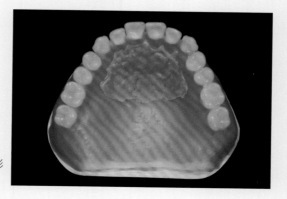

（10）将添加的蜡边缘加热融附，形成腭部牙龈组织的形态。

专题：全口义齿制作时再现机体的形态与功能

——机体的观察与拾架·咬合理论·人工牙

在2 000多年前人类就创造了人工牙，近代还发明了拾架，直至现代制造出了金属拾架，能更好地观察下颌功能运动以及运动的位置、结构的细节等，并且为了能够更加准确地将机体的运动以及位置关系转移至拾架，还发明了哥特式弓以及面弓。这些产品得以发展与应用，不仅使拾架上模拟的运动与机体更加接近，同时对咬合的认识也更加深入。Gysi将咬合理论运用在拾架上，设计并制造出具有咬合面形态和能够咀嚼的人工牙，形成了全口义齿学。随着对机体功能的进一步观察，对全口义齿的认识也不断深入。

如今有许多种类的拾架、咬合理论以及人工牙，反而是到底选择运用哪种咬合理论、拾架、人工牙，以及如何确定排列位置和咀嚼方式，变得越来越困难（**图A**）。

——再现机体形态与功能的口腔技术操作理论

实际上，全口义齿的制作是印模制取、颌位关系记录、人工牙排列与调拾以及高精度聚合成型的综合技术。技术应该优先考虑患者的实际情况而不是理论。想要制作并非自然产生的东西，就需要对自然的集合体，也就是机体有正确的认识。为了使全口义齿与机体功能相协调，需要进行印模制取，获得自然状态下的黏结力与支持力；还要进行颌位关系转移，将每位患者髁突与牙列的位置关系正确地转移到与机体有着相同运动机制的拾架上，这是至关重要的一步。

颌位关系记录后的咬合基托上，必须记载人工牙的排列位置、大小以及形状的相关信息。在标记中线以及口角线等之前，应当对上下颌的咬合基托进行充分的调整。为了获得与有牙颌相近的牙列位置，或者有牙颌时存在不良咬合需要重新设计牙列位置时，首先需要考虑的是美观与生理功能的协调，其次是患者能接受的、没有异物感的位置关系，具体来说，就是颊、舌及下颌的相互协调，能够发挥发音、咀嚼及吞咽功能的位置关系（**图B**）。

由于黏膜面与义齿基托间唾液的存在，在获得固位的同时，还需确定稳定的力学关系以保证功能的行使。在进行人工牙排列与牙龈成形时，应将印模制取获得的形态及颌位关系记录得到的位置通过高精度的聚合得以再现。在模拟咀嚼运动以及边缘运动时，通过人工牙的调拾去除拾干扰以及早接触，使下颌运动更加顺畅。这些都是口腔技师的职责。

图C展示了以Gerber理念完成的病例（平冈先生的病例）。Gerber在Gysi的工作基础上进行了改进和创新，开发了以再现下颌功能运动为机制的拾架（Condylator拾架），并使用面弓与哥特式弓安装上下颌模型，磨牙区使用Condyform人工牙。

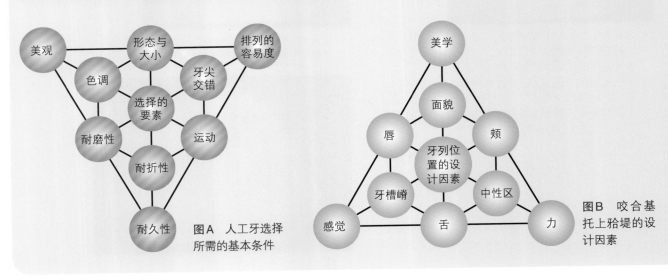

图A　人工牙选择所需的基本条件

图B　咬合基托上拾堤的设计因素

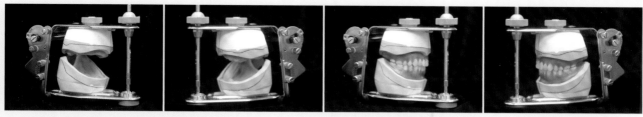

a～d. 通过面弓转移安装在可调式𬌗架（Condylator Articulator）上的上下颌模型，以及排列了 Condyform 人工牙的蜡型义齿

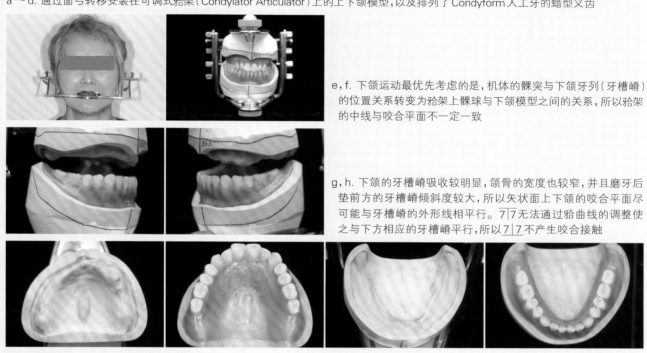

e, f. 下颌运动最优先考虑的是，机体的髁突与下颌牙列（牙槽嵴）的位置关系转变为𬌗架上髁球与下颌模型之间的关系，所以𬌗架的中线与咬合平面不一定一致

g, h. 下颌的牙槽嵴吸收较明显，颌骨的宽度也较窄，并且磨牙后垫前方的牙槽嵴倾斜度较大，所以矢状面上下颌的咬合平面尽可能与牙槽嵴的外形线相平行。7|7无法通过𬌗曲线的调整使之与下方相应的牙槽嵴平行，所以7|7不产生咬合接触

i～l. 参考**图B**对下颌的吸收情况与下颌骨的颊舌向宽度以及人工牙排列位置进行仔细观察。

　基本原则是尽可能根据不同的条件，将咀嚼压力垂直传递至人工牙咬合面正下方的牙槽嵴，所以应使正下方的牙槽嵴尽量与咬合面平行。

　最后，在321|123的舌面使用冠桥修复用硬质树脂，与321|123形成咬合轻接触，使下颌义齿更加稳定

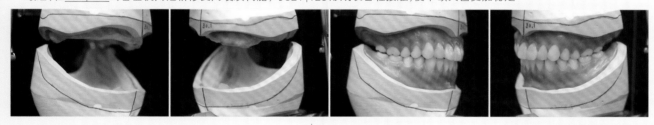

m～p. 展示了上下颌模型与人工牙排列后的蜡型义齿，可见 7|7 / 7|7 人工牙无接触。标记正中𬌗位

图C　以 Gerber 理念完成的病例

八、聚合→咬合调整→打磨抛光

基托树脂的热膨胀系数与聚合成型精度的关系

无牙颌全口义齿与柔软的口腔黏膜之间通过唾液紧密接触,然后通过正确的咬合位置,在口内行使发音、咀嚼、吞咽、说话等功能。这就需要将印模制取获得的黏膜面的形态、颌位关系记录所得到的颌间关系、人工牙排列确定的咬合接触关系,以及牙龈成形制作出的基托形态,在不变形、不移位的情况下,精密置换(聚合成型)成树脂。

口腔用丙烯酸树脂的成型,是粉末状聚合物与液体单体混合后发生的聚合反应。热聚合树脂通过加热引发反应;常温聚合树脂通过化学反应开始聚合,但如果要缩短聚合时间,并使聚合反应更充分,也需要进行加热。

树脂从单体(液体)形成聚合物(固体)的过程中需要进行一次聚合,会产生较大的收缩。减少单体可以减少聚合反应产生的收缩,因此为了减少收缩,口腔用树脂成型时会使用单体与均聚物(已经用单体形成了粉状·球状的聚合物)混合的方法。然后树脂通过加热或化学反应开始聚合,但是聚合开始后,树脂本身也会由于反应热而发热(用直径约3 cm的聚合块进行实验,聚合后该聚合块在空气中会升温至80℃左右,树脂的体积以及周围环境会对温差造成较大的影响。如果详细讲解,此书将会变为口腔理工学的教科书,所以在此省略)。

无论何种情况,每种物质都有其各自的热膨胀系数,丙烯酸树脂也一样(81×10^{-6}/℃)。该数值相当于石膏以及石膏模型($8 \sim 10 \times 10^{-6}$/℃)的8～10倍,所以从聚合温度,即玻璃相转变温度,到达常温(口内温度)的冷却过程中会产生较大的收缩。

例如在100℃下聚合后冷却至35℃(口内温度)就会有65℃的温差,可以通过65×热膨胀系数(81×10^{-6})×100%这一公式计算收缩率。$81 \times 10^{-6}=0.000\ 081$,所以收缩率就是$65 \times 0.000\ 081 \times 100\%=0.526\ 5\%$这一较大的值。但是还有一种从玻璃相转变温度来计算收缩率的观点,根据这一观点的话,丙烯酸树脂的玻璃相转变温度为75℃,为此热收缩率就是75-35=40℃,$40 \times 0.000\ 081 \times 100\%=0.324\%$。

精密成型的树脂基托的聚合操作

丙烯酸树脂的实际收缩率如上述计算所示,因此,若想要得到成型精度更好的树脂基托,就需要留意以下几点。

(1)单体(液)的聚合收缩较大,为此使用已经由单体聚合得到的均聚物(粉)进行混合,或者是尽可能减少单体的使用量(液粉比w/p)。

例如,即使是使用化学固化树脂,使用注塑法时的液粉比为w/p=7/10,如果使用灌注成型法,就变为w/p=5/10,这20%单体量的差异会对成型精度造成比较大的影响。灌注的时间或面团期的时间不同,即聚合进行到哪个时期放入型盒,也会对收缩量造成影响。

（2）在型盒内属于义齿基托的空间内，以石膏及型盒不发生变形为前提进行加压，增加树脂的填充量来补偿收缩部分，这样事先补偿树脂的聚合反应所造成的收缩量=需要使用坚固的型盒与硬石膏。

对于面团期的热聚合树脂应充分加压，并在最后添加相当于最终聚合收缩量的树脂。

为了达到该目的，也有建议在包埋时使用部分硅橡胶印模材（用肖氏硬度表示的固化硬度较高的橡胶类），通过硅橡胶的弹性以及较大的热膨胀，在聚合时从磨光面这一侧进一步加压等方法。

常温聚合树脂用注塑法聚合时无法进行足够的补偿。虽然可以在2个大气压的压力锅内进行加热，但这也只能去除内部的气泡或者缩小气泡。即使在大气压下压入树脂，其精度也不会有太大的改善。若要减小收缩就要用机械的方法，即在成为橡胶状前用较大的压力持续加压，但即便这样，对最终结果的影响也是有极限的。

（3）聚合温度尽可能降低。

热聚合树脂的最低温度为70～75℃。但要获得更高的聚合度（使其更好地聚合）就需要长时间加热（24小时至48小时，或是8小时至24小时）。常温聚合树脂在2个大气压下55℃ 30分钟加热，或者是45℃进行长时间加热可以减小热收缩（最终的热收缩只能通过工作模型的固化膨胀来补偿）。

（4）热聚合树脂是以树脂整体的爆发式聚合开始的，因此很难控制聚合的起始位置与方向，但是化学固化树脂（包括热冲击树脂）有从传热更快的位置开始聚合的倾向。

因此，如果使用化学固化树脂，可以通过热量更快地从模型面（义齿基托的黏膜面）传递出去，获得与模型面更好的密合性。

▶步骤 **17** 为治疗义齿在制作过程中包埋和聚合的操作流程。其中关于牙龈染色的步骤，会在下一小节进行详述。

▶步骤 17　治疗义齿制作中包埋和聚合的操作流程

未使用平板（Flattable）型治疗义齿。

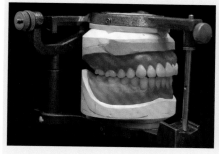 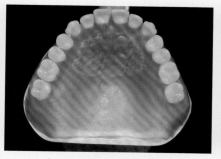 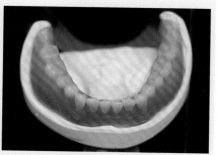

（1）切导针上抬1 mm。　　（2）7654|4567的咬合面涂布分离剂。　　（3）7654|4567的咬合面用红蜡形成平板状。

▶步骤 **17** （续）

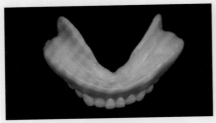

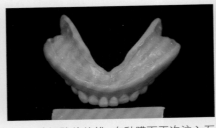

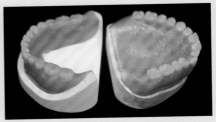

（4）确保下颌义齿基托内面COE-SOFT内衬的间隙（1片红蜡片的厚度：1 mm）。

（5）去除间隙处的蜡，在黏膜面再次注入石膏，制作聚合用模型。

（6）下颌为再次灌注后的聚合用模型。7654|4567人工牙的舌侧用红蜡封闭边缘。

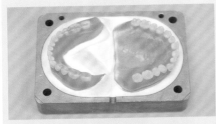

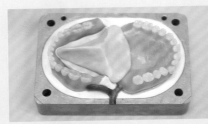

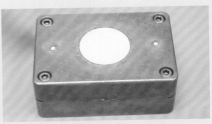

（7）型盒内进行第一次包埋，固化后涂布一层凡士林。

（8）油泥状硅橡胶处理和添加铸道。最好不要盖住上颌后缘。

（9）完成了所有包埋操作的型盒。蓝色为第4次包埋的耐压石膏。

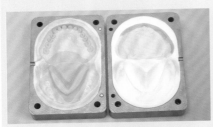

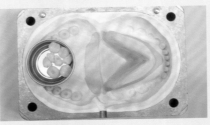

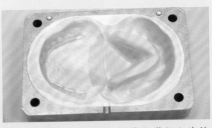

（10）2次、3次、4次包埋后，进行冲蜡。最好在对侧也连接铸道。

（11）取下7654|4567的人工牙，注入牙冠色的快速即时聚合树脂（或者是添加了爽身粉的树脂）。

（12）3种颜色的树脂分层堆积进行义齿染色。之后使用Input Press Ⅲ将透明树脂压入。

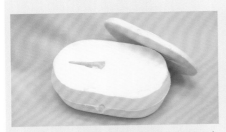

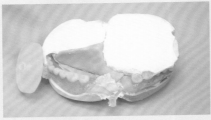

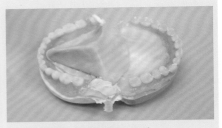

（13）聚合后从型盒中取出。首先将第4次包埋使所用的耐压石膏去除。

（14）将第1次及第3次包埋的耐压石膏去除。

（15）将第2次包埋的部分去除。

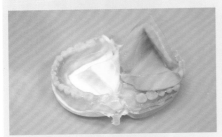

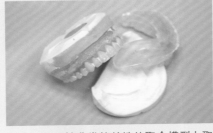

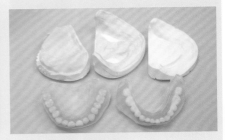

（16）将中央的硅橡胶取下后的模型与聚合物。

（17）下颌能够非常简单地从聚合模型上取下来。

（18）上颌也从模型上取下。

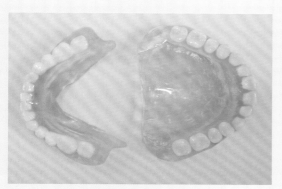
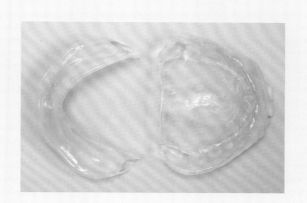

（19）（20）打磨抛光完成。

校正咬合面的聚合误差，重新上殆架进行人工牙调殆：打磨抛光

将高精度聚合成型后的义齿及模型再次安装到殆架上，咬合面上发生的聚合误差可以通过调殆进行校正。堤嵩词先生使用化学固化树脂（Kulzer Palapress Vario 通过 Input Press Ⅲ 压入，保持压力的状态下加压 5～7 分钟后，2 个大气压 45℃ 30 分钟或 1 个大气压 55℃ 30 分钟。温水中放置冷却）成型，可以将再次上殆架后的切导针的上浮范围控制在 0.3～0.5 mm 内。

咬合调整中最最关键的是在正中殆形成均匀接触，也就是在正中殆时，尽可能不让人工牙与人工牙的斜面接触，而是尽量形成牙尖与中央窝的接触关系，咬合向量朝着牙槽嵴的受压部位。功能运动的调殆会根据病例的实际情况进行，但是前、后方及侧方运动时的早接触应根据 BULL 法则去除，调殆时尽量不要调整各功能尖，通常可以进行调殆的位置为上颌磨牙颊尖的内斜面，下颌磨牙舌尖的内斜面。

人工牙调殆结束后，进行义齿基托的打磨抛光。这时，义齿先不要从模型上取下，一边浸泡在水中一边进行磨光面的打磨抛光，然后再从模型上取下，对基托边缘进行调整并浸在水中进行打磨抛光。

▶步骤 **18** 展示治疗义齿制作过程中，再次上殆架进行人工牙调殆的流程。

▶步骤 **18** 治疗义齿制作时人工牙调殆的流程

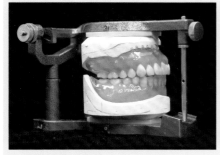
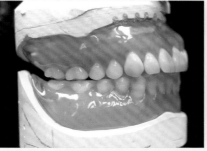
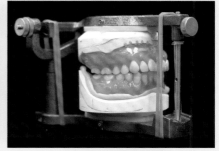

（1）模型重新上殆架。　（2）在 7654|4567 的平板的正中殆进行咬合调整　（3）在下颌基托组织面内衬弹性衬里材料 COE-SOFT。

▶步骤 **18** （续）

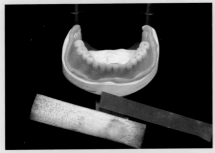

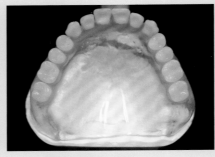

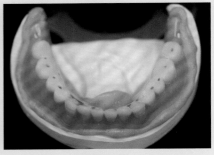

（4）在殆架上将砂纸的研磨面朝向平板，在殆架关闭的状态下将砂纸抽出进行进一步调整。

（5）上颌基本上不进行调殆。

（6）正中殆时，7654|4567的平板上形成均匀的接触。

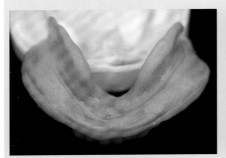

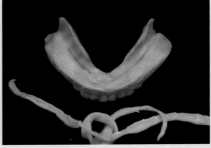

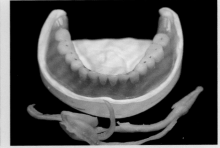

（7）～（9）修整COE-SOFT。

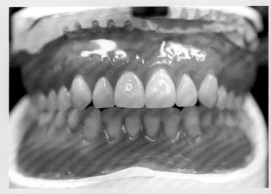

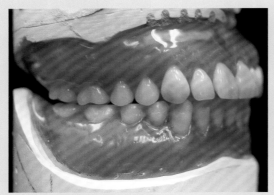

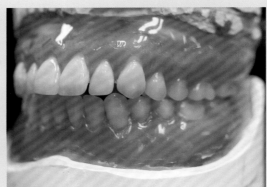

（10）～（12）治疗义齿完成。

九、只需花一点工夫，就可以制作出美学义齿

患者对于全口义齿所期望的美＝佩戴时的"自然感"

对于美的评价，会根据每个人的感性以及想法的不同而多种多样。满足个人的审美，除了具体实现每个人的需要以外，没有其他方法。但是在机体上，用接近于平均值的指标来设计就会获得美的倾向，也能表现出"自然感"。因此，在义齿制作时并不需要独创的形态以及颜色，而是将普遍存在的形态以及色调，对细节进行再现即可。

关于前牙区人工牙的排列，首先是确保唇支持，嘴角与容貌整体协调会显得更加自然。这种自然感表现在口唇的厚度与张力、人中的凹陷、鼻唇沟以及颏唇沟的深度与长度的变化等。关于这些变化，之前已经用解剖学数值进行了展示（年龄与口腔周围结构解剖学形态变化的关系，请参照《口腔解剖学第5卷内脏学》中"图1-10鼻唇沟、颏唇沟随着年龄变化的示意图""图2-203口角、上唇下缘与牙齿相对位置关系的示意图"和"图2-223日本成人口唇周围组织结构的测量值"[10]）。因此，日常以这些数据为基础进行观察，能够培养观察力。但是在大多数情况下，患者期望的是看起来比实际年龄更加年轻的效果，特别是女性。很多人每天对着镜子仔细观察脸上的每一个细节，所以拥有比我们更加敏锐的观察能力。

通过义齿基托的颜色表现自然感；美感的表现

关于义齿基托的色调，经过各个厂商的开发，市面上有多种具有透明感且颜色美观的树脂在销售。据说人类眼睛的分辨能力最多能区分出1 000万种颜色，随着各种印刷物以及电视、电脑在表现力上的竞争日益激烈，对色彩的需求也随着时代的发展而提高，因此在口腔领域也需要有相应的技术来提供更加自然美观的义齿。

但是，义齿基托的色彩是否表现出有牙颌的牙龈色就可以了吗？义齿基托对于机体，特别是在口内，是"器官"的一部分，如果表现得过于真实，就会产生异样且令人感到怪诞（Grotesque），所以让患者能够感觉到栩栩如生的"自然的美感"就可以了。

首先，为了得到更为美观的牙龈，就需要再一次认识机体的结构。如果不理解有牙颌牙槽嵴内部及其表现性状和形状，就无法联想到恰当的表现方式。

正如有牙颌的牙槽嵴（牙槽骨突起部）断面示意图所示，"牙齿与牙槽骨面上覆盖的黏膜统称为牙槽嵴黏膜，但是即使时用肉眼观察也能明显区分为两个区域。牙颈部附近的黏膜往往感觉较为坚固且无法活动，此处通常为'粉色'或是感觉有张力的白色，有些部分还有点状凹陷，这部分称为牙龈。牙龈下面（牙根方向）的黏膜感觉较软，具有可动性，呈'暗红色'，仔细观察有较细的血管透出，这部分称为牙槽黏膜。"——将这些普遍的感觉以义齿基托的形态与色彩的形式再现，需要相应的技巧。

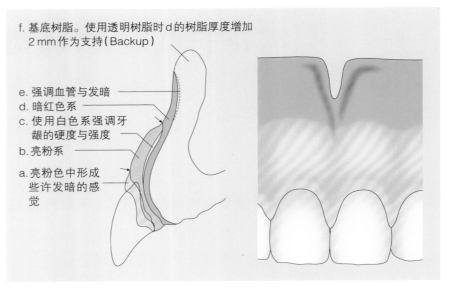

f. 基底树脂。使用透明树脂时d的树脂厚度增加
　2mm作为支持（Backup）

e. 强调血管与发暗
d. 暗红色系
c. 使用白色系强调牙
　龈的硬度与强度
b. 亮粉系
a. 亮粉色中形成
　些许发暗的感
　觉

图3-18　牙槽黏膜处树脂染色的示意图
牙龈成形时，需要形成牙龈及牙槽黏膜普遍的细节形态。关键在于表现解剖学上凹凸不平的部位，以该凹凸为大致目标将亮粉色系与暗红色系进行叠加，牙龈的粉色用更加（微微）夸张的白色系形成凸部。
在牙槽骨部位也形成有张力的印象，中央比边缘稍厚作为支持。同样，牙槽黏膜用暗红色来强调。观察并理解有牙颌牙龈的形状与色彩也是很重要的。

"花一点工夫" 表现牙龈与牙槽黏膜的解剖学特征：义齿染色

　　在文艺复兴时期，Leonardo da Vinci和Michelangelo Buonarroti为了将人体以绘画及雕刻的形式表现出来，不只是单纯地对人体的外形进行素描，如果不知道其内部的骨骼以及肌肉的形成就无法很好地表现，因此他们亲自对人体进行解剖并加以观察。

　　制作全口义齿也是一样。人工牙排列后，牙根位于牙轴方向上，牙根周围被牙槽骨包围，牙槽骨的外侧还包围着牙龈以及牙槽黏膜，在这数毫米内的空间内要发挥自己的想象，思考如何表现表面形状的细节部分，如何在其内部使用何种色彩的树脂进行堆塑（**图3-18**）。

　　如前所述，人类对颜色的识别能力为1 000万色，如要制作出真实、自然的牙龈就需要使用非常多的颜色，但由于牙龈是一个"器官"，如果做得太过于真实反而会引起怪诞的感觉，为此，本章将讨论具体的思路及方法，如何通过"花一点工夫"就能够制作出符合审美标准的牙龈形态。

　　市面上有各种各样义齿染色的专用树脂出售，也可以将常用的树脂组合使用，表现层次感（Gradation），花一点工夫，谁都可以制作出美学义齿基托，在正式购买专用树脂之前，需要进行训练，或者根据口腔医生与患者的反馈，通过市场调查的方式，灵活使用树脂材料。

1. 使用树脂表现牙龈结构及颜色

　　流动树脂包括透明色在内，各厂家准备了4～6种色彩。堤嵩词先生成为全口义齿技师后（1980年）的近30年里，对成型精度、脱模性、色彩的稳定性、对机体的安全性、重衬以及修补的难易度、工作时间的长短等进行了总结与探讨，经过实验以及实

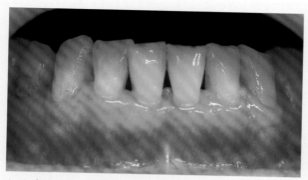

A. 义齿的美学牙龈成形，是以解剖学的牙龈形状为基础并将其略微夸大且张弛有度地进行。明确人工牙周围的龈乳头、游离龈及附着龈形态的边界非常重要。

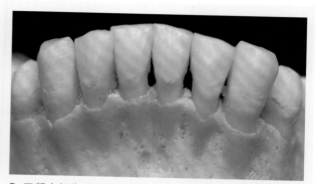

B. 牙龈内部为植立着牙齿的牙槽骨，外观凹凸不平，凸起部分为坚硬的附着龈，下部凹陷，由柔软的被覆黏膜覆盖。

图3-19　下颌前牙区牙齿的植立状态及其与牙槽黏膜的关系

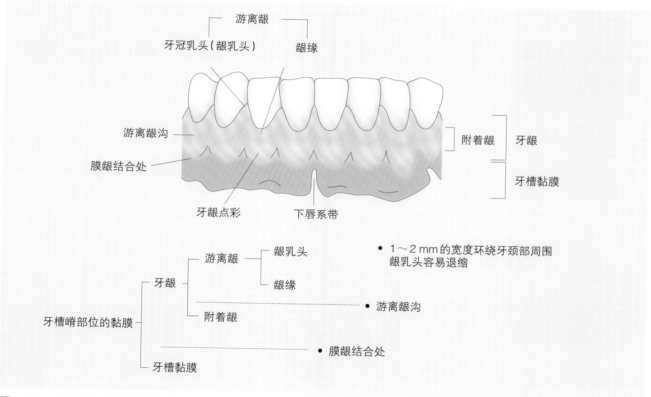

图3-20　牙龈的分类（下颌前牙区）

表3-5　牙龈与牙槽黏膜的差异

	牙　龈	牙槽黏膜
外观	可见点状凹陷 • 如橘皮样的外形：牙龈点彩	平顺、光滑 可见透出的细小血管
厚度	厚	薄
硬度	坚固 黏膜下组织缺失，上皮厚角质化	柔软
可动性	不可动	可动
颜色	粉色（偏白）	暗红色

表3-6 义齿染色使用的Palapress Vario的色彩与用量等（按半口14颗牙进行估算，树脂的调配以及色彩根据不同病例要求而进行调整）

部 位	色彩及关键技术	量	其 他
龈乳头及龈缘	Pink#1或Pink Vein#3与R50#4混合可以添加clear	1g：0.7cc	① 迅速流入牙颈部到游离龈1.0～1.5 mm宽度的凹陷中以及相邻人工牙之间，并使用蘸有单体的笔刷去除多余的树脂。
附着龈	R50 • 可以提前使用笔刷将单体涂布在石膏面。 • 在树脂的流动性足够的状态下，将型盒倾斜，使所需量的树脂流入并形成薄薄一层。 • 堆塑的时机以基本固化，没有流动性时为佳，先从单体涂布开始。	2g：1.4cc	② 从游离龈到膜龈结合处通常为5～7 mm宽度的凹陷中以流入1 mm左右厚度的树脂，同样使用笔刷在龈缘与牙槽黏膜交界处形成薄薄的过渡层。 ③ 为了强调该部位，使用A1色牙冠色快速即时聚合聚合树脂，再用笔刷沾上快速即时聚合树脂的液体，形成牙根部的形态，最低程度地涂布能让人清晰感觉到的白色。
牙槽黏膜	Pink Vein#3 • 在石膏面薄薄涂布树脂时常会出现单体不足的情况，所以常使用笔刷涂布单体。 • 堆塑结束后，在压入基底树脂前再涂布单体。	3g：2.1cc	④ 在已经堆塑好的树脂上，以石膏模型边缘1～1.5 mm的厚度为目标，注入树脂。 ⑤ 为了表现出毛细血管的存在，或者想更加强调暗红色时，可以使用红色的树脂等材料，用笔刷形成极薄且不均匀的着色。
人工牙的基底面用金刚砂车针磨除一层后，涂布粘接剂。			

际使用，选择了Kulzer的化学固化树脂Palapress Vario。以下，针对这款树脂材料的使用进行说明。

　　首先需要说明的是，形态与颜色之间存在关联性，因此需要将牙龈各部位的解剖学名称明确表示，这是牙龈成形（形态再现）的最低要求，在这里再次进行展示（**图3-19**、**图3-20**、**表3-5**）。

2. 树脂渐变的义齿染色步骤（表3-6，▶步骤 19 ）

　　（1）将成型后的蜡型义齿按照传统的方法进行包埋、冲蜡、涂布分离剂。

　　（2）将型盒置于常温下（夏季应进行冷却，以获得充足的操作时间），仔细观察并识别需要成形的牙龈的解剖学部位。通常，包含龈乳头在内的龈缘应当从人工牙牙颈部开始，1～1.5 mm的宽度；附着龈为5～7 mm的宽度，在阴模内呈凹陷状。

　　（3）反复回忆在模型上牙龈向牙槽黏膜过渡的形状，使用小橡皮碗调拌Palapress Vairo并注入这些部位，使其成型、堆塑。

　　（4）每层调拌30秒，注入10秒，成型的同时固化2～3分钟，反复操作3次以上。如有更加个性化的需要，在每层之间可以使用快速即时聚合树脂在内层进行追加，因此可以事先将所需要的树脂计量并做上标记。

　　由于需要连续10～15分钟的时间与树脂近距离接触，请务必佩戴口罩等防护用品进行操作。

▶步骤 **19** **多种树脂堆塑的义齿染色步骤**（东京都新宿区柳川口腔诊所病例）

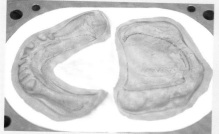 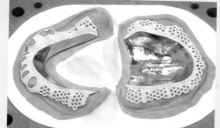

（1），（2）上颌为无牙颌，$\overline{4321|123}$牙根残留，使用磁性（Magnet）附着体制作的全口义齿病例。根据患者要求，上下颌为钛合金金属基托，已经完成了人工牙的排列与试戴，按照传统方法进行包埋、冲蜡。

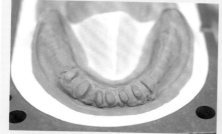 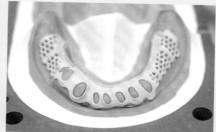

（3），（4）为了确保牙根周围金属板强度并便于清洁，黏膜表面用金属覆盖并与金属接触，因此进行喷砂处理并涂布黏结型遮色剂（OP）。

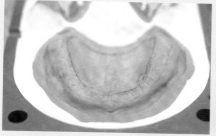 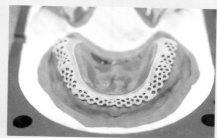

（5），（6）上颌可能是受到下颌的咬合创伤，前牙区牙槽嵴有明显的吸收，因此采用常规方法制作金属网，同样，进行喷砂处理后涂布黏结型遮色剂。

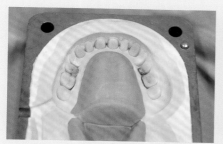 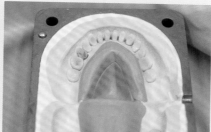

（7），（8）人工牙使用的是硬质树脂牙，但是在使用了13年的旧义齿上，$\overline{65|56}$为金属牙，且还完全能够继续使用，所以将其切割下来继续使用。上腭以及舌侧放置油泥状硅橡胶。

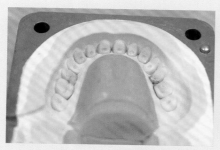 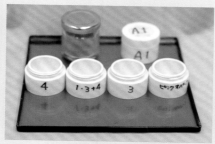

（9）使用的是化学固化树脂（Palapress Vario），因此在涂布树脂分离剂后使用颗粒较大的金刚石车针对人工牙基底面进行打磨，谨慎起见，还增加了倒凹，并涂布粘接剂。

（10）为了体现出牙龈的自然美感，灵活使用3～4种彩色的树脂、增强牙龈明度的牙冠色树脂、增强被覆黏膜的暗红色的红色丝状树脂等。

▶步骤 19 （续）

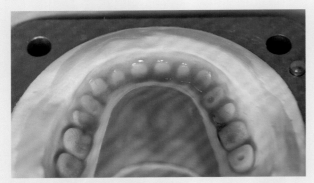

（11）该病例中的龈乳头和游离龈部位使用1g No.4树脂加上0.7cc的单体进行调拌,并在约1 mm的宽度内浇注。为了防止气泡等的混入提前使用笔刷在石膏面以及牙面涂布一层单体。

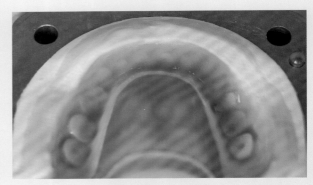

（12）当注入后的树脂不流动以后,接着是2g No.3+4的树脂加上1.4cc的单体进行调拌,在牙槽黏膜处覆盖约1 mm的厚度。用蘸了单体的笔刷进行成型。

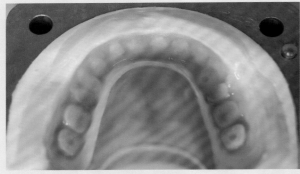

（13）当树脂不再流动且表面处于干燥的状态时,为了呈现出牙槽骨凸起的部分,使用增强牙龈色的牙冠色树脂配合专用单体,通过笔积法进行成型、涂布、堆筑,厚度以能识别出颜色即可。

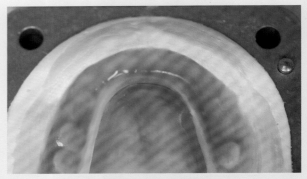

（14）当树脂不再流动且表面处于干燥的状态时,用笔刷涂布单体后,再使用No.3的树脂3g,单体2.1cc进行调拌后注入被覆黏膜处。干燥后,涂布少量丝状树脂,以突出血管的颜色。

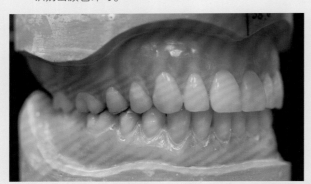

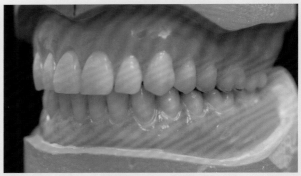

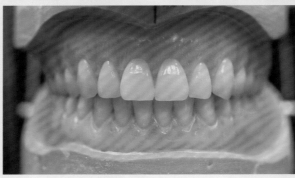

（15）～（17）当树脂变为无法流动的状态时,使用笔刷在树脂上整体涂布单体后,迅速装入型盒,并使用Input Press Ⅲ将树脂压入。这时使用的树脂颜色为No.3+No.4。
树脂聚合后再次上𬌗架,进行调𬌗和打磨抛光。

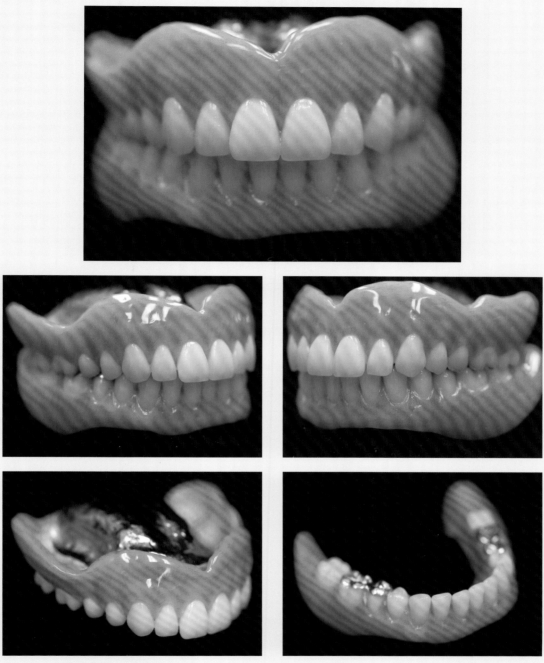

（18）～（22）树脂分层染色完成后的义齿。

专题：全口义齿技工操作中不可欠缺的解剖学知识

全口义齿的固位力和支持力都是由黏膜面来负担，因此口腔医生在印模制取时，相比于获得义齿更加美观的外形来说，更加重要的是获得黏膜面与义齿基托面的"力"学关系。口腔技师对于黏膜面也必须有正确的认识。义齿能在口腔中获得固位并发挥功能的黏膜面的生理形态，是由口腔医生获得的，口腔技师再以该印模为原型尽可能制作出与黏膜面紧密贴合的义齿，但是黏膜会由于上下颌以及部位的不同，其柔软度（弹性、黏弹性）等性状也各不相同，如图A～图E所示。

牙龈成形在人工牙排列结束后进行，应根据不同病例的口内空间形成适当的唇支持，为了更舒适地发挥功能，还需要形成磨光面的形态。口腔技师通过观察有牙颌模型，必须拥有将黏膜面上的解剖标志与牙齿的位置、牙齿植立的方向以及牙龈形态等关系形成假想的技能。如要对复杂的立体形状进行观察、分析、理解，首先需要再一次确认细节部位的名称及其普遍意义的形状。虽然个体之间会有差异，但除了"随身携带"技术及知识并反复操作外，没有其他手段。特别是需要进行义齿染色等操作的口腔技师，需要充分知晓有牙颌的牙龈形状、色彩和性状。

当变为无牙颌后，有牙颌时牙龈上这些有名称的细节部位就只分为咀嚼黏膜、被覆黏膜以及特殊黏膜（舌）这3类。如先前所述，即使是在相同的分类中，各部位的性质及形状也是有区别的。模型的凹凸以及轻微的褶皱或紧张度都有其各自的意义，为此建议在技工室放置一本解剖学专科书籍，在有需要的时候可以立刻进行参照并培养观察性质与形状的能力。

眼睛仅靠凝视是无法彻底进行观察的。人类的眼睛与大脑一样，只有在赋予意义的基础上进行观察，才能形成看见这一性质。

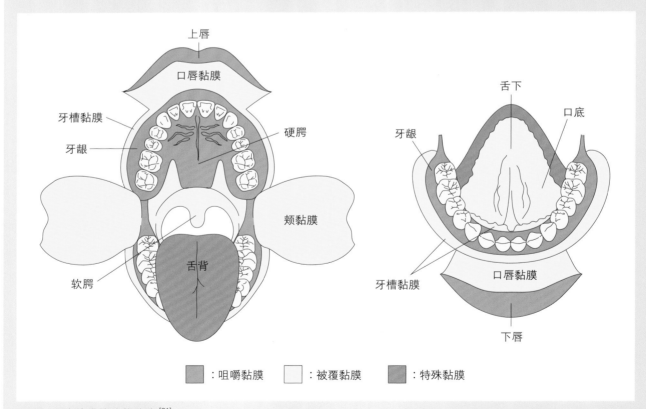

图A 口腔黏膜的功能分类 [21]

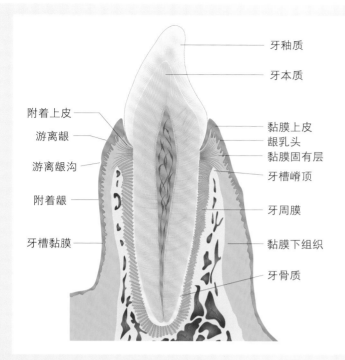

牙釉质
牙本质

附着上皮
游离龈
游离龈沟
附着龈
牙槽黏膜

黏膜上皮
龈乳头
黏膜固有层
牙槽嵴顶
牙周膜
黏膜下组织
牙骨质

图B 牙龈与牙槽黏膜的下颌牙槽嵴的正中矢状断面[10]

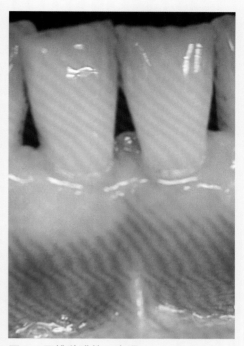

图C 牙槽黏膜的口内照

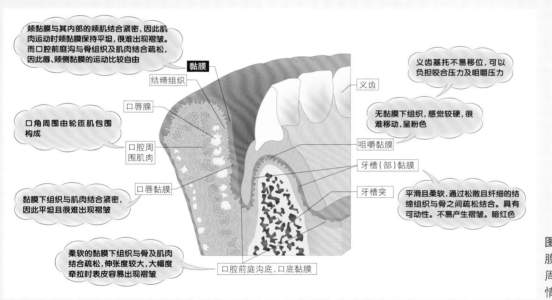

颊黏膜与其内部的颊肌结合紧密,因此肌肉运动时颊黏膜保持平坦,很难出现褶皱。而口腔前庭沟与骨组织及肌肉结合疏松,因此唇、颊侧黏膜的运动比较自由

黏膜
结缔组织

口唇腺

口角周围由轮匝肌包围构成

口腔周围肌肉

黏膜下组织与肌肉结合紧密,因此平坦且很难出现褶皱

口唇黏膜

柔软的黏膜下组织与骨及肌肉结合疏松,伸张度较大,大幅度牵拉时表皮容易出现褶皱

口腔前庭沟底、口底黏膜

义齿

义齿基托不易移位,可以负担咬合压力及咀嚼压力

无黏膜下组织,感觉较硬,很难移动,呈粉色

咀嚼黏膜
牙槽(部)黏膜
牙槽突

平滑且柔软,通过松散且纤细的结缔组织与骨之间疏松结合。具有可动性。不易产生褶皱。暗红色

图D 口腔前庭黏膜的区分及其与周围组织的接触情况

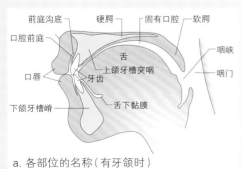

前庭沟底 硬腭 固有口腔 软腭
口腔前庭
口唇
上颌牙槽突 咽
牙齿
下颌牙槽嵴
舌下黏膜

舌

咽峡
咽门

a. 各部位的名称(有牙颌时)

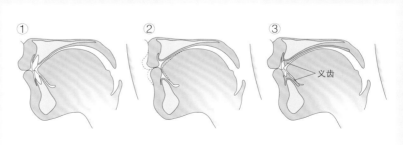

① ② ③

义齿

b. ①有牙颌→②无牙颌→③无牙颌患者佩戴全口义齿时的变化

图E 矢状面上口腔边界与区分的示意图

保留的影像：

Gysi 法制作全口义齿

Alfred Gysi 医师（1865～1957年）是全口义齿的奠基人，他现场为无牙颌患者制作全口义齿的录像带 die herstellung einer totalen Prothese nach der Methode von Prof Gysi（Gysi教授全口义齿的修复方法。1929年，柏林，Awald Film公司制作）存留至今，在此进行详细的介绍。

虽然影像拍摄于90多年前，但其中所记录的技术细节与器材，即使现在看来也毫不逊色。虽然是无声影像，但是在约40分钟的内容里记载保留了巨大的信息，20世纪初Gysi所开发的 架、面弓、人工牙以及全口义齿制作的咬合理论等，至今依然是我们制作活动义齿的基础。

大约在1990年，Gysi的徒孙Peter Gerber将该16 mm的影像胶卷通过Rinkai公司的见崎徹社长提供给作者。Peter Gerber是Albert Gerber的儿子，他在苏黎世大学将Gysi的成就继续发扬光大。

之后，日本大学松户齿学部综合科学研究所加藤吉昭教授为该影片命名并翻译，对内容进行了监制，将这段实操录像保留了下来。当时的加藤教授觉得"1920年所使用的设备及材料很难说是令人满意的，再加上20世纪上半叶属于义齿发展初期，所以Gysi法轰动了当时欧洲的临床修复界，作为划时代的临床技术闪亮登场。"90多年后的今天，用当时"Gysi法"的操作方法以及现代性能优异的修复器材进行实践操作，取得的效果也毫不逊色，依旧很容易做出功能良好的全口义齿。

全口义齿的制作需要对机体功能进行科学研究，我们不仅需要知道现在、学习过去，更要畅想未来。尽可能多地学习相关影像，虽然只是很小的一部分，但它记载了许多步骤，使我们能遵循前辈们的足迹并加以灵活应用。

DIE HERSTELLUNG
EINER TOTALEN
PROTHESE
nach der Methode von
PROFESSOR GYSI.

000　题目：Gysi教授的全口义齿制作。

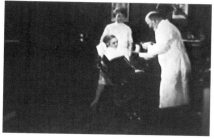

001　迎接患者至椅前，亲切地问候以后，向患者展示 架的同时进行说明与沟通。

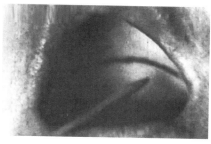

002　后缘的封闭对全口义齿的固位最为重要，为了保证封闭作用，检查软硬腭交界处并标记"啊"线的位置。

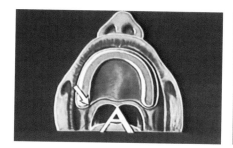

003　发音时，基托与颤动线关系的示意图。

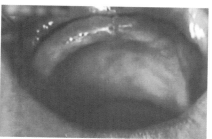

004　仔细观察非可动黏膜与可动黏膜的交界，将分界线清楚地标记在黏膜面。

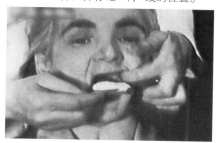

005　使用边缘较短的无牙颌托盘，盛上适量的石膏印模材，放入口内。

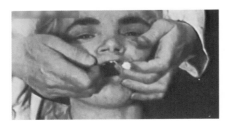

006 将托盘放至稳定正确的位置后，操作者在患者后方进行加压，左右两侧力量保持均等，使托盘保持不动。

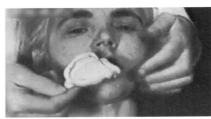

007 口内取出的印模。黏膜上标记的可动、非可动黏膜分界线的印迹复制在印模上，较为清晰地展示出基托应伸展的范围。

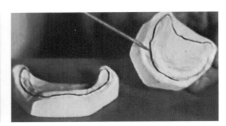

008 在印模灌注出的工作模型上，同样可以清晰地分辨出可动、非可动黏膜的分界线。

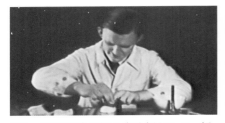

009 使用酒精灯加热虫胶板（Shellac板，热可塑性树脂板），按压在模型表面，使其精密成型。

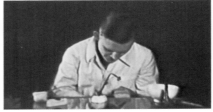

010 根据模型面上所复制的分界线，使用线锯对外形进行修整。

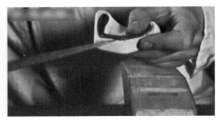

011 使用锉刀修整边缘处的细节，仔细确认正确的外形与良好的密合度。

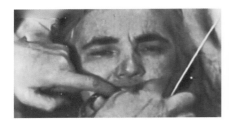

012 确认上下颌基础基托的密合度，并仔细检查加压及发音等功能运动时是否稳定。

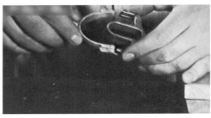

013 制作殆堤的工具，由前后可滑动的金属器具组成的环形工具。

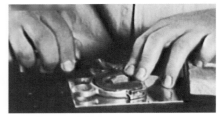

014 将该工具置于金属板上，并将软化的印模膏压入工具中，去除不需要的部分。

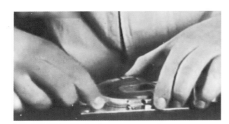

015 充分冷却固化后，松开工具前后的金属，将塑形后的殆堤取出。

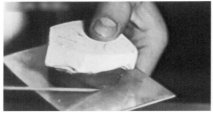

016 用切削或添加的方法对殆堤的基底部进行修整，同时将其与热可塑性树脂基托基板黏结在一起，形成咬合基托。

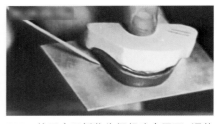

017 使用金属板作为假想咬合平面，调整上下颌殆堤。

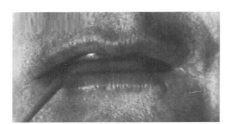

018 戴入口内，调整唇支持、舌侧空间、前牙区切缘位置及咬合平面（比上唇长1 mm）。

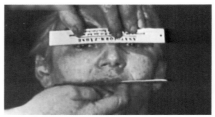

019 从正前方观察咬合参考平面，大致与瞳孔连线平行。

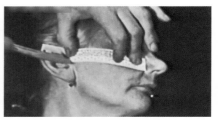

020 矢状面通常以鼻翼耳平面为参考，但Gysi使用的是修复学平面，后方比鼻翼耳平面低。

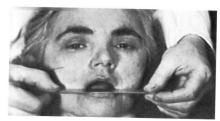

021　下颌与上颌相同，首先调整唇支持和下唇的高度（低 1 mm），以舌侧空间与舌体的高度为参考。

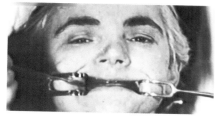

022　调整颌间距。轻轻地将嘴唇闭起，对早接触的位置进行切削调整，反复进行直至上下颌殆堤能均匀接触。

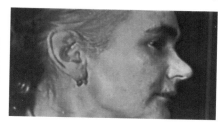

023　从侧面检查鼻唇沟、嘴唇、颏唇沟等细节部位以及发音功能。

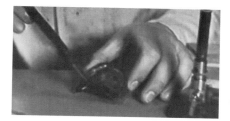

024　上颌基础基托内侧后缘处放置带状软蜡（在口内按压确认）。

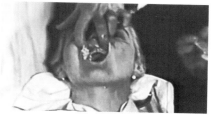

025　口腔前庭等部位使用小型调拌刀将石膏印模材轻轻地放入。

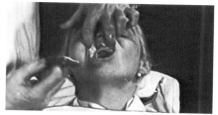

026　在基础基托上涂抹最少需要量的石膏印模材，放入口内，与006图一样进行一次性加压。

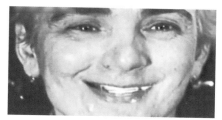

027　将下颌咬合基托轻轻放入口内并让患者闭口，主动地进行表情运动。

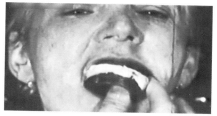

028　上颌保持不动，下颌以同样的方式完成印模制取，并对印模进行确认。

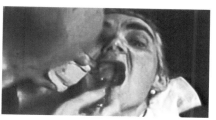

029　黏膜在口内受压后发生移位的程度存在差异，通过触诊对这些部位进行确认。

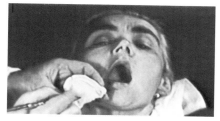

030　使用铅笔等工具在印模面上标记出腭大孔相对的位置，非常小心地将需加压处进行适当削除。

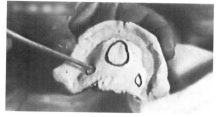

031　切削后的腭大孔相对位置及印模面标记的硬腭隆起处。

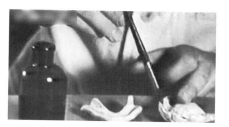

032　充分洗净唾液等杂质，干燥印模，为了提升石膏的强度，在印模上涂虫胶。

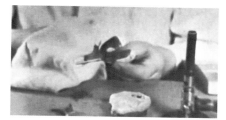

033　将哥特式弓描记装置安装在印模膏制作的殆堤上。

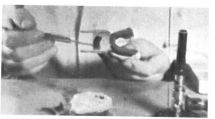

034　采用口外描记法，在描记板（下颌）上涂抹用于描记的蜡。描记针置于上颌。

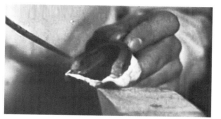

035　进行边缘运动时，为了防止殆堤的后方出现干扰，此处形成较大的斜坡状。

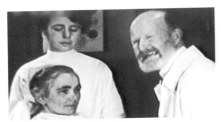
036 为了让患者进行主动功能运动，术者运动自己的下颌向患者演示说明。

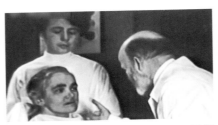
037 术者在不触碰患者的情况下，只用语言及手指指引方向，让患者练习如何进行下颌运动。

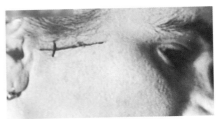
038 为了进行面弓转移，以解剖学参考值（触诊）为参照，将颞下颌关节的髁突标记出来。

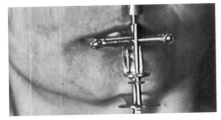
039 将带有口外描记装置的上下颌咬合基托放入患者口内。下颌还配有固定咬合基托的装置。

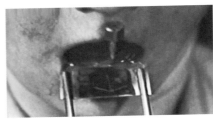
040 经过练习，患者的下颌可以随着颞下颌关节的运动进行前后左右的运动，并将运动轨迹记录在描记板上，然后轻轻地开口。

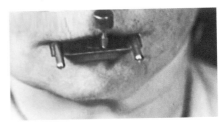
041 轻闭口时描记针的尖端与哥特式弓描记的顶点相一致。

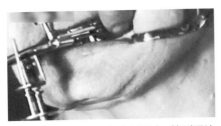
042 用软化的塑形复合材固定，特别要注意该位置绝对不能偏移。

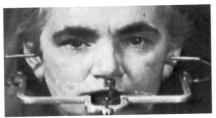
043 去除下颌固定装置后，安装面弓使其与咬合平面平行。

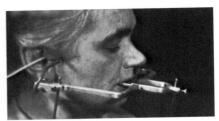
044 检查面弓支持杆前端，是否正确地位于两侧标记的髁突上缘的位置。

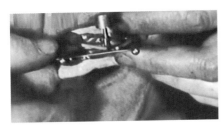
045 面弓去除后，将塑形复合材与固定的咬合基托一起取出。

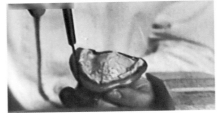
046 将印模上的唾液等杂质用水充分洗净后，准备围模。围模可以使基托边缘处的关键形态再现在模型上。

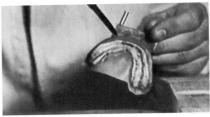
047 将需要再现于模型面上的印模边缘用蜡包绕，再用红蜡片形成正确的外形。

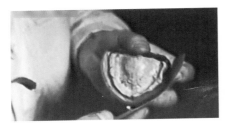
048 使用较厚的纸胶带蜡围起来，再用红蜡片进行固定。

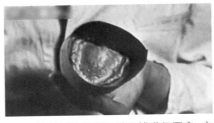
049 使用纸胶带包围并用蜡进行固定，完成围模的上颌印模。

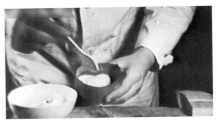
050 调拌石膏，将围模后的印模轻轻与桌面接触振动，将石膏注入，到合适的厚度为止。

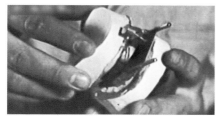

051　灌注石膏，待石膏充分固化后，使用固定桩将上下颌模型固定。

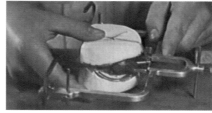

052　固定成为一体的上下颌模型，用面弓转移即可轻易地将口内的位置再现到𬌗架上。

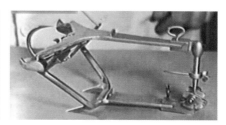

053　Gysi 发明的简易𬌗架。该𬌗架的运动轴与人体髁突的位置不同。

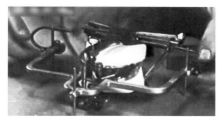

054　将面弓固定在简易𬌗架上（注意面弓髁球的位置）。

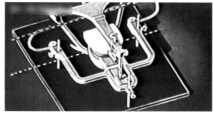

055　面弓髁球略下后方的位置可以看见𬌗架运动轴的示意图。

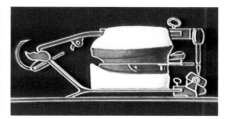

056　Gysi 𬌗架的水平面与咬合面以及髁球指示点与𬌗架运动轴的示意图。

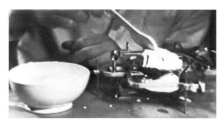

057　用石膏将上颌模型直接固定在𬌗架的上颌体上。固化后，模型能向前滑动可以取出。

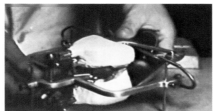

058　同样，下颌模型也用石膏固定在下颌体上，完成上𬌗架的工作。

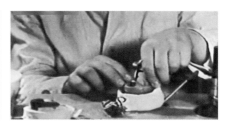

059　取出单侧（下颌）带有印模膏咬合记录的咬合基托，在下颌咬合基托上制作蜡堤。

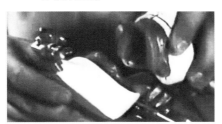

060　先制作一侧的蜡堤，将颌位关系转移时咬合平面的位置转移到蜡堤上。带有蜡堤的上下颌咬合基托制作完成，为人工牙排列做准备。

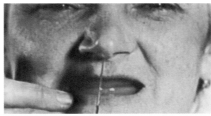

061　确认好咬合平面与唇支持后，标记出反映面貌及口唇等关系的参考线。

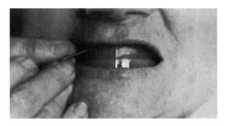

062　标记好中线后，在上颌蜡堤的唇侧明确标记上唇线、笑线。

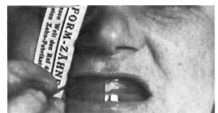

063　使用标尺标记鼻翼的位置，并标记出口角线。

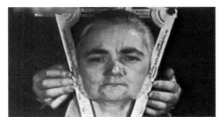

064　使用专用的测量仪（Anatoform）确定面部的形态。

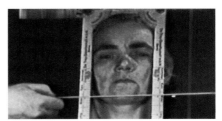

065　测量面部的长度与宽度，测量仪会自动显示出合适的人工牙的尺寸。

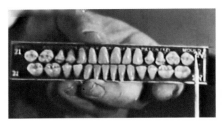

066 选择一副人工牙，前牙与磨牙（Anat-oform 2N，磨牙为33°人工牙）均包括。

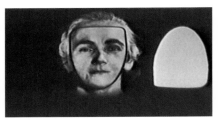

067 当时已经提出"上颌中切牙轮廓与面型相符"这一理念（与面部相协调）。

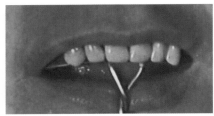

068 在上颌前牙专用排牙工具上临时排列上前牙，以确认是否与口唇及脸部相协调（现在该工具仍然在使用）。

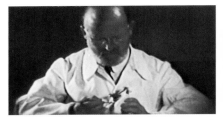

069 将咬合基托放回𬌗架上，正在确认参考线位置与模型关系以及使用圆规进行标记的Gysi。

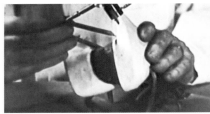

070 使用圆规而非目测将人工牙排列时使用的各种参考线准确地复制于模型上。

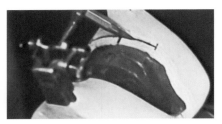

071 模型的正前方清晰地标记咬合平面、中线和口角线。

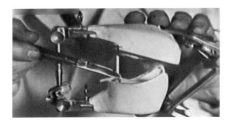

072 使用临时黏结的火柴棒来确认上下颌模型在𬌗架上的颌间关系，而不仅仅是通过目测。

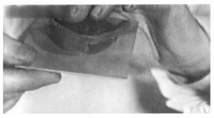

073 用平面板在蜡堤上制作出正确的平面，并以该平面为参考进行排牙。

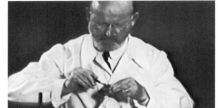

074 正在进行人工牙排列的Gysi。图示的是以上颌咬合平面为参考的上颌优先排牙法。

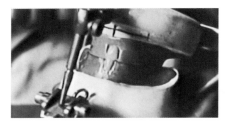

075 试排列上下颌中切牙，在𬌗架上确认前伸、侧方运动时覆𬌗覆盖是否合适。

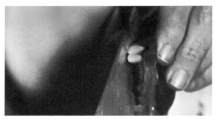

076 将一侧的蜡堤切削至第一磨牙，再通过平面板确认咬合平面。

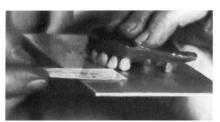

077 排列6个前牙，通过平面板调整和确认位置关系与牙轴。

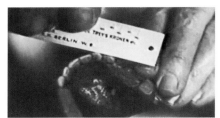

078 6个前牙均排列在蜡堤的弓形内，在保持协调性的同时进行个性化调整。

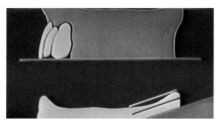

079 磨牙的排列位置与牙轴需要注意与对颌牙槽嵴的关系，滑走区的概念如图所示。

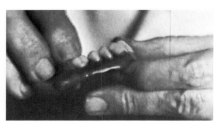

080 Gysi使用的是上颌优先的排牙法，根据牙槽嵴上的蜡堤与上下颌的颌间关系进行人工牙排列。

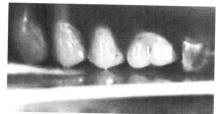

081 通过改变人工磨牙与平面板（咬合平面）的接触关系，调整人工牙的𬌗曲线。

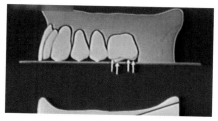

082 每颗人工牙的牙尖与咬合平面的详细位置关系如图所示，此为人工牙排列的依据。

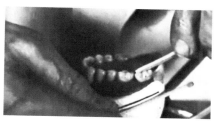

083 演示了滑走区内的下颌人工牙的咬合面必须与牙槽嵴平行。

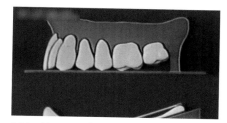

084 演示了下颌滑走区排牙的注意要点，当时已经通过在模型侧面标记牙槽嵴的倾斜度来进行解释。

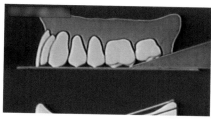

085 滑走区内的对颌牙，即上颌相对的第二磨牙，其咬合面应与下颌牙槽嵴平行。

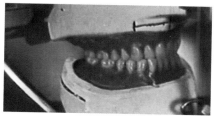

086 演示了所有排列在𬌗架上的人工牙进行右侧运动时的接触关系并对排牙情况进行确认。

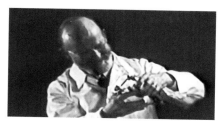

087 手持简单𬌗架，检查人工牙的排列与𬌗架上接触关系的Gysi。

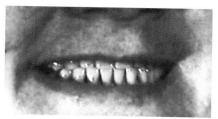

088 戴入口内，逐一检查前后牙的接触关系以及位置关系，并仔细进行发音试验等。

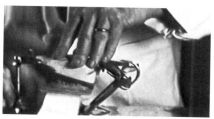

089 为了在聚合后能够在同样的位置进行调𬌗，制作用于再次上𬌗架的转移用阴模。

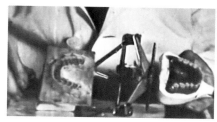

090 使用黏土状材料复制出上颌牙列的咬合面形态。

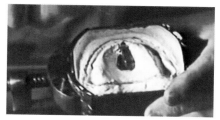

091 虽说当时使用的是橡胶类的基托材料，但型盒的包埋与骨隆突缓冲等的处理基本与现在一致。

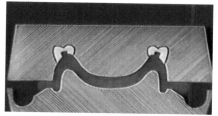

092 热聚合橡胶类基托材料加压成型的模拟动画。设置足够的排溢道来排出多余的橡胶基托材。

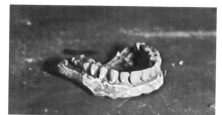

093 加热聚合后，从冷却的型盒内取出的橡胶义齿基托。

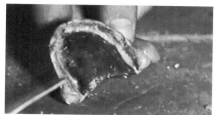

094 橡胶类基托不像丙烯酸树脂一样具备美感，可见粉色的牙龈与黑色坚硬的橡胶基托。

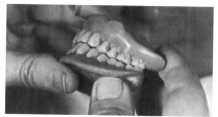

095 咬合面可能有较大的误差，正中𬌗附近出现早接触，前后稍有晃动。

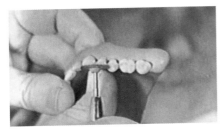

096 口内进行翻转试验后，在牙尖交错位确认早接触并进行调𬌗。

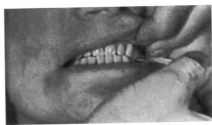

097 通过抽拉较窄的带状薄咬合纸检查咬合接触状态。

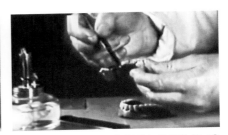

098 在下颌磨牙的咬合面上放置软蜡，准备进行咬合检查。

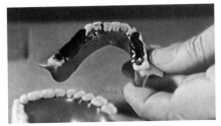

099 下颌磨牙咬合面上放置软蜡的量如图所示。

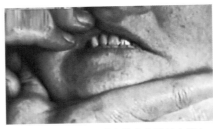

100 口内闭口时的咬合状态会显示在蜡上。

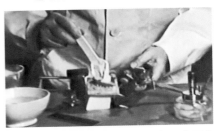

101 使用转移用阴模，先将上颌义齿再次上𬌗架。

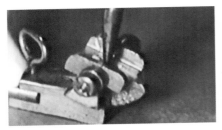

102 升高切导针，将下颌义齿再次上𬌗架后，调节切导盘。

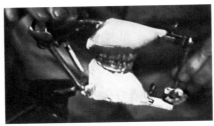

103 用钳子固定𬌗架，在人工牙的咬合面涂布碳化硅甘油泥进行自动调整。

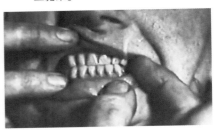

104 用咬合纸确认口内佩戴时的接触状态。

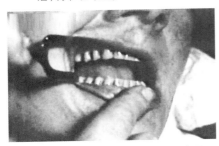

105 检查开口位及咬合运动，并观察是否与面部相协调。

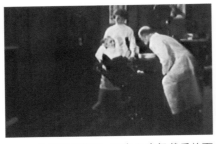

106 患者手持镜子，观察义齿佩戴后的面貌及嘴角。观察患者的 Gysi。

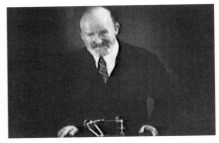

107 面前放有简单𬌗架，和观众打招呼的 Gysi。

Alfred Gysi 教授的简历（Prof.Dr.med.h.c.et Dr.med.Dent.h.c.Alfred Gysi, D.D.S.）

1865 年　瑞士，阿尔高州，首都阿劳，精密锁制造商之子诞生。
1884 年　日内瓦大学入学。
1886—1887 年　美国宾夕法尼亚大学口腔医学院。
1887 年　通过瑞士国家牙医资格考试。
1888—1891 年　洛桑大学、苏黎世大学助教。
1895 年　苏黎世大学口腔医学院成立，被任命为专职教员。
1906—1930 年　苏黎世大学口腔医学院修复学主任。
直到 1912 年苏黎世开设私人诊所。
1957 年　苏黎世去世，享年 92 岁。

口腔修复学领域的业绩

　　"咬合方面的贡献"，"简易𬌗架"（1912 年），"咬合问题的新发现"（1913 年），"Gysi 面弓"（1914 年），"三点简易𬌗架"（1916 年），"咬合"（1925 年），"Gysi 解剖式可调节𬌗架"（1927 年），"Anatoform 人工瓷牙"（De Tore 会社）及 33°、20° 人工瓷牙（登士柏公司）的开发。

　　1929 年 刊 登 的《口 腔 医 学 指 南 IV》（Handbuch der Zarnheilkunde IV. Band: Zahnersatzkund）是留给后辈的名著（与 Kohler L 共同编写）。

　　此外，他在牙体保存学、组织学、细菌学等领域也留下了众多的成就。

漫谈全口义齿修复

患者满意的全口义齿修复
——全口义齿设计的依据与原理

这部分内容综合了《口腔技师》专刊的一些专题报告,包括1994年的"用眼睛观察全口义齿～通过模型来解读口内情况"、2001～2002年连载的"提升全口义齿技术"和2005年的"用眼睛观察人工牙排列与牙龈成形"等相关内容,并在此基础上结合作者的见解与思考,归纳精简后,总结而成(内容可能会与前文有所重复,但也请各位读者通读全文)。

堤嵩词

1 前言

虽然近年来种植义齿的适应证有所扩大,但对于多数无牙颌患者而言,全口义齿依然是无牙颌修复的主流,并且预计在未来的20年内,这种需求还会进一步增加。

日本是一个超老龄化社会,这种情况在全球范围看也是比较特殊的。随着老龄化社会的发展,近年出现"保留牙齿"的热潮,本来应该拔除的牙齿勉强被保留,但是由于预后不良,反而成为牙槽嵴显著吸收的原因之一,并导致下颌功能异常等情况出现,使"不良资产"增加。上述这些原因导致的难以想象的牙槽嵴吸收以及下颌功能异常,使"疑难病例"增加,常常会出现"义齿无论重做多少次,都无法满足患者需求"的现象,因此患者会选择全口义齿技术优良的口腔医院。也就是说,全口义齿修复的需求不仅短期内不会减少,而且患者对全口义齿的功能性、美观性的需求还会不断增加。

对于咀嚼、发音、吞咽等功能不全以及黏膜、咬合异常的病例,单纯用义齿恢复缺损往往不能解决问题,而是需要用义齿先进行康复训练,使大脑及肌肉的功能恢复,才能进行最终义齿的修复,因此,需要使用治疗义齿进行治疗的病例逐渐增加。

*

所谓的功能恢复是指,天然牙列时,牙周膜感受器可以将功能运动时的信息传递至大脑,牙齿缺失后,牙周膜感受器的作用丧失,功能运动的信息由基托下黏膜及口腔周围肌肉感知并传递至大脑,大脑再根据所接受的信息进行调节。功能训练可以增加义齿使用的熟练度,可以调节唾液分泌降低义齿基托导致的黏膜不适,并使义齿与患者的口内空间相协调,这难道不是所有患者在修复后希望达到的效果吗?

2 生物的多样性及口腔医学的多样性

2009年是英国生物学家Charles Robert Darwin 200周年诞辰,他确立了进化论。Darwin基于变异个体之间的竞争,提出了自然淘汰论(也称为自然选择论)。现在,加上基因突变、基因迁移、遗传隔离等因素的综合论是进化论的主流。

地球有45亿年的历史,生物也有35亿年的悠久历史,地球制造生物,生物改变地球环境,环境使生物发生改变,与DNA问题产生千丝万缕的联系,实现了生物的多样性。现在,人类作为生物的一种,正在显著地改变地球的环境。因此,以人口问题及环境问题等主题为中心的思考也使得Darwin越来越受到人们的关注。

*

医学和口腔医学的困难在于,人类是复杂的"生物",再加上各种"多样性",如脑体积变大,具备语言功能,并进化出意识和情绪。即使科学有了飞越的发展,但至今仍无法用人的双手创造生命即细胞,正如Rudolf Ludwig Karl Virchow所说的"所有细胞都是由细胞产生的",生命和生物也许是科学世界里最难研究的问题。从一个简单的生命发展到了现代复杂多样化的生物,经历了35亿年。这样看来人类的历史只是最近才产生的,在700万至500万年前才与黑猩猩出现分支,约5万年前,现代人类才出现,经过进化,形成现在的模样。直立使人类得到了灵巧的手和大脑,工具和语言的使用使大脑进一步发展，积累了技术和文化的历史，加上生物的多样性，创造了技术和思维方式的多样性。

*

在生物多样性、技术与思考方式也呈现出多样性的现代，口腔医学的发展史只有区区300年的时间。据说在Darwin出生前4年，即1805年，Gariot就制作出了殆架。金属的使用使精密复杂的形状和结构的制作变为可能，促进了殆架的发展。为了在有牙颌模型上再现人体的下颌运动，在此后的100多年里，许多学者观察了咬合时颅骨和下颌骨的功能及其相互之间的关系，并提出相关理论。为了再现这些理论，又发明出许多不同的殆架。随着时间的流逝，包括理论在内，有些东西消失了，有些东西得到改良和改进。由于人的多样性这一"特性"，后继也出现了很多不同的想法，许多殆架和人工牙也相继被研制出来。

早在20世纪初，市场上就出现了商品化的殆架和人工牙，随着材料及技术的快速进步与发展，这些产品更加多样化，那么这些号称是为了再现机体颞下颌关节运动的殆架，真的达到设计目的了吗？

即使在人口逐渐减少的日本，到2030年，有义齿修复需求的患者也不会显著减少。从全世界的范围来看，目前的这些技术和产品在未来的一百多年内可能依然有需求，虽然全球化的趋势会使这些产品和技术得到整合，但多样化的趋势必将进一步发展。

*

如前所述，现在义齿制作的理论和技术多种多样，基于"生物多样性"这一事实，患者、术者以及进行口腔材料和器械研究的科学家也各不相同，在三百年的口腔医学史中，由个人经验和体验带来的对知识与技能的追求，以及口腔材料的进步，使得生活在这个社会的我们很难将多样的"理论与器材"归纳为一种。因此，对各种不同的理念、技术和材料不要秉承否定的态度，而是将其中关于生物、科学等相关的常识转化为自身知识体系的基础，在面对不同的病例时，通过正确的观察和判断，灵活运用适合的材料与相关知识，这也许就是这个时代的我们所追求的真正的技术力量。

*

在日本，口腔技师的工作在口腔行业中属于辅助性工种，从社会分工上划分，患者的检查、诊断、治疗以及修复体的设计均应由口腔医生完成，口腔医生对患者负有社会责任。口腔技师的工作是根据口腔医生印模制取得到的模型、颌位关系记录确定的上下颌颌间关系，按照义齿加工单指示制作修复体，这是社会公认的常识，并明确记录在口腔技师法中。

"直接"收集患者的信息并做出判断，这种行为在法律上是被禁止的，也就是说口腔技师在口腔医疗过程中没有权利和资格根据自己的想法来设计修复体以及选择材料等。可以说"只有在临床才能了解患者的真实情况，技师得到的信息其实都是临床医生收集的实际信息转化成的印象"。技师工作的质量由口腔医生的印模制取、颌位关系记录以及义齿加工单信息的质量决定。

为了制作出佩戴舒适无异物感、咀嚼便利、发音无异、能正常吞咽、满足患者个性容貌特征，能正常行使口腔功能的全口义齿，口腔医生应履行相应的职责：制取的印模应具备良好的固位力和支持力；颌位关系记录应使颞下颌关节与神经肌肉功能相协调，并与容貌相协调；义齿的设计应具有良好的美观性；充分考虑到舌的运动空间和舌感；人工牙排列位置与选择可以满足单侧咀嚼的需要等。这些信息应详细地记录在义齿加工单上，否则就绝对无法做出令患者满意的义齿。

加工端的口腔技师拥有制造技术和专业知识，但是对于患者的信息只能根据以往的工作经验及在此基础上总结的平均值作为参考。人工牙排列是在口腔医生确定的颌位关系及调整后的蜡堤上进行，义齿基托则是在口腔医生制取的印模所灌注的模型上通过树脂聚合完成。口腔技师无法改变印模与颌位记录时存在的问题，只能在现有模型上再现印模的精度，在殆架上再现上下颌的颌间关系。

*

常言道"细节决定成败"，义齿的制作也是如此。想要制作出在口内能发挥良好功能的义齿，临床必须提供真实的信息。如何将这些信息的细节完整地提供给加工所，是临床医生必须完成的工作。如果临床医生提供了错误的信息，那么技师只能在错误信息的基础上开展工作，根据这种错误信息制作的修复体，绝对不会与患者个性化的功能相协调，也不能满足患者的需求，最多只能获得术者的自我满足而已。

3　正确的依据

口腔技工技术的基础有两个，一是口腔材料学和力学等相关专业知识；二是对机体标准解剖形态和生理功能再现的能力。在此基础上，口腔技师不断总结自己的制作经验，并通过自身努力不断提升自己的能力。寻找优秀的口腔医生合作，充分发挥自己的技术与技能，并全力协助口腔医生在最大程度上发挥出自己的能力，制造出满足患者需求的修复体，这是口腔技师的社会使命。

人类能够使用义齿是由于人脑

具有高度的学习能力及训练能力，就如同一流棒球手的球棒与手套、厨师的刀具或者书法家的笔等，这些物品成为人手的一部分，充分地发挥功能并最终成为人类能够熟练使用的工具。即使失去脚，只要保留一定程度的功能，设计精良的义肢也可以完成行走以及奔跑的功能。如果设计得更加精密，通过恢复与训练，甚至可能获得与一流跑步运动员相同的奔跑能力。

全口义齿也是如此，通过调整义齿组织面，消除其异物感，并使其与黏膜紧密贴合获得固位；通过义齿基托材料与人工牙恢复天然牙与牙槽嵴等器质性缺损的正确形态；再通过剩余牙槽嵴及口内其他组织的功能康复训练，使义

齿基托组织面及其周围的黏膜将获取的信息传递到大脑，经过充分学习后，使口腔能够发挥出接近于有牙颌的功能。可以说，义齿是下颌、颊部和舌体使用的工具。

工具可以视为手和身体的延伸，之所以能够使用，是因为人类的大脑具备学习功能，若能很好地协调，称为人工器官也不为过。

＊

口腔医学与口腔技工技术中，术者首先需要对各年龄段的、正常健康人群的牙齿形态、牙列、颌位关系、健康的牙龈状态、功能性下颌运动以及人体的姿势与平衡进行"机体的观察"。这些结构之间非常和谐与协调，就像是上帝创造出来的。然后将功能解剖学的正确

形态（Form）、比例（Proportion）与功能（Function）作为标准，用数值及示意图的方式输入大脑，并以此为基础，理解和体会（如同用眼睛观察一般）正确的东西究竟是什么样的。

只有与这些标准进行比较，才能知道器官缺损的异常程度，才会以年龄和性别设定修复目标，才能充分理解治疗状况等。换言之，通过与正常值的偏差程度来相对直观地观察牙槽嵴吸收、黏膜萎缩与变性、颌位偏移、姿势变化等情况，就能预测"修复体应当具备的形态与功能"。

为此，在临床上进行无牙颌治疗的同时，一定要再次深入学习功能解剖学，并充分观察有牙颌模型的特点。

4　通过检查，制定治疗方案

对于因牙齿缺失，或现义齿使用不适而来院就诊的患者，必须先找到义齿不合适的原因，可能是义齿的原因，也可能是患者自身存在某些原因，所以首先需要通过问诊来正确把握患者的主诉与需求。

对患者而言，最严重的问题，例如不能咀嚼、疼痛、脱落、无法说话、面容改变，佩戴不适等，是重新制作义齿时最低限度的"品质要求"，也是治疗结束时必须解决的最根本问题。医生应充分聆听患者的诉求，并将交流的内容（包括日期）以文字形式记录下来，让患者确认签字。这样做的原因是，部分患者随着治疗的进展会出现与主诉不同的新问题，不断地提高要求，甚至产生纠纷。

原则上说，技术应该满足需求的实现，但是对于治疗过程中发生的变化或额外提出的需求，在初诊时就应与患者共同确认并进行记录，之后额外提出的需求及提出时间也应进行记录，并应对治疗周期与治疗费用等达成一致。理想的状态是，口腔医生除了

能满足初诊时患者主诉所追求的最低品质要求外，"目标品质"还应能达到更高的水平。

＊

义齿加工单所传达的内容基本都是临床初诊时患者的主诉记录，不同患者的主诉不同。然而，我们应该通过这些问题，预测出发生这些症状的原因。例如关于咬合的问题，是髁突稳定性位与牙尖交错位有偏移，还是咬合高度有问题呢？又或者水平位置上的问题呢？再比如牙槽嵴吸收造成义齿不合适，那么牙槽嵴吸收的原因又是什么呢？在诊疗中，用这种"推论""假说"的思考方式探明病因，对于现状的把握和预后的判断是非常重要的。

通过问诊和进一步交流，可以掌握患者的身体年龄、生理/功能年龄、既往病史和现病史、服药史等，还有性格及精神上的问题和倾向，主诊口腔医生还应该对口腔周围肌肉及颞下颌关节进行触诊，判断器质性缺损的程度等。通过对这些项目的检查，不仅

可以作出明确诊断，而且还能对治疗的难易程度作出客观的判断。用语言将每个病例"具体的困难等级"表示出来是非常重要的。

对于口腔医生来说，不仅仅要会按照一定的方法制作全口义齿，而且要知道"全口义齿的原理"——怎么做才不易脱落，怎么做才有利于咀嚼，怎样做才能减少疼痛，怎样做才能恢复自然的容貌等等。想要解决这些问题，必须以现有的技术为基础，进行"科学地"观察和正确地认识，重新审视"每个方法和技术的意义"，思考为什么这样做，如何进行正确的治疗和制作，如何在日常的临床工作中进行有效的医技沟通。

＊

口腔技师根据口腔医生提供的信息制作修复体时，应充分利用有限的信息，先用眼睛去观察、用大脑去思考，再用手去制作。修复体制作时需要利用人群形态和功能的信息，因此需要在日常工作中仔细观察。

若想获得"不痛、不脱落、可以咀嚼"的义齿，就需要制取"不痛、不脱落、可以咀嚼"的印模，进行"不痛、不脱落、可以咀嚼"的颌位记录。

全口义齿覆盖在柔软的无牙颌黏膜上，能够舒适使用的最重要的物理因素是什么呢？唾液是由唾液腺及口腔黏膜的小黏液腺分泌的体液，存在于口内，是全口义齿固位的基础。液体不仅能使固体表面浸润，还具有表面张力与毛细现象。正是由于这些特性，义齿基托才能与黏膜面黏结在一起，这是全口义齿固位的基础。从这种意义上来说，扩大义齿基托与柔软不变形的黏膜面的接触面积和贴合度，可以提高黏结力。

*

干燥综合征等重度口腔干燥类疾病，唾液分泌量极少，义齿基托和人工牙与唇、颊、舌粘连，与黏膜产生摩擦，出现疼痛并形成溃疡，导致义齿无法佩戴，此时必须使用人工唾液等湿润口腔。当然，如果没有唾液，食物及食团也无法进行吞咽。

口腔黏膜与义齿基托、人工牙及整个全口义齿，由唾液湿润并覆盖，义齿才能行使功能。全口义齿借助唾液层，通过毛细现象与黏膜面接触，产生黏结力。

全口义齿通过唾液与黏膜接触，在口内获得固位，同时发挥支持与夹持作用。黏膜具有黏弹性，咀嚼黏膜与骨紧密结合，虽然看起来不可动，但实际上具有可压缩性，加压后产生的变形与移位可能导致义齿产生滑动。只有充分观察机体的功能并考察其物理特性，才能制作出优质的义齿。

全口义齿受到脱位力作用时，首先通过毛细现象，与界面边缘的唾液半月形凹面（Meniscus）形成抵抗，并且义齿基托边缘处柔软的黏膜有封闭作用，可以防止空气进入。此时，义齿

基托组织面压力减少，产生真空区域，根据大气压的加压（真空固位力）效果，产生吸附力。即大气压是义齿固位的第二重要的物理因素。义齿基托脱落时产生的大气压力（吸附力）非常强大，在义齿基托与黏膜面紧密接触时，最好不产生。

*

全口义齿是无牙颌修复的一种方式，可以为无牙颌患者恢复缺失的牙齿及其周围组织的形态、恢复美学及容貌特征、恢复发音及咀嚼功能。首先利用唾液使固体浸润的自然特性，充分发挥表面张力和毛细现象的作用，使"全口义齿"与牙槽嵴黏膜很好地黏结在一起。

表面张力与毛细现象是指，液体（唾液）分别在黏膜和义齿基托表面形成一层薄膜，使其"浸润"，当义齿基托覆盖在黏膜上时，两者表面的液体互相黏结。黏结强度（黏结力）与黏膜与义齿基托之间的间隙及接触面积有关，间隙越窄强度越大，接触面积越大强度也越高。为了获得黏结力，印模制取时要防止黏膜发生变形。印模制取完成从口内取出时，不仅要避免托盘与印模材之间的分离，而且也要防止印模变形。阴模通过石膏灌注变成阳模时，为了能够补偿树脂的聚合收缩（热收缩），应该使用固化膨胀的石膏。因此，为了提高成型精度，正确的技工操作也非常重要。

*

印模制取时避免产生脱位力是非常重要的，脱位力产生的原因有：①印模制取时使用了比黏膜更硬的印模材；②托盘内放置过多的印模材；③口内按压过慢，印模材失去流动性后，按压还未停止；④印模制取时，口腔前庭等部位印模边缘处于封闭状态。以上行为都会导致黏膜变形，变形后的

黏膜会产生恢复至原形的作用力，并对义齿基托产生反作用力，成为脱位力。

在不产生脱位力的情况下进行印模制取，

（1）首先选择具有充分间隙与排溢道的托盘。

（2）为了使托盘正确就位，应在黏膜较硬的部位设置三点或三点以上较大的止点（Stopper）。

（3）使用比黏膜更软的印模材，在口腔前庭、口底或是上腭等部位，先用注射器等工具注入部分印模材。

（4）在印模材流动性较好的时候将托盘缓慢放入口内。

（5）义齿脱落通常发生在开口时，所以应在开口状态下让印模材充分固化。为了避免印模取出时印模材变形或与托盘发生分离，应从边缘处先用气枪轻轻注入空气，然后再将印模从口内取出等操作。

*

如前所述，黏膜具有可压缩性，加压会发生移位变形。因此，在咀嚼或紧咬时，咬合压力使义齿基托压迫黏膜表面，导致黏膜受压变形。由于黏膜的厚度、柔软度或者咀嚼部位等不同，在黏膜面较硬的部位或压力较大的部位出现支点，导致疼痛或义齿脱落，因此，应对义齿基托组织面相应处适当磨除或进行缓冲（选择加压性印模制取法等）。

调整后的部位，在义齿佩戴时，义齿基托与黏膜面之间会产生间隙，紧咬时未调整处的黏膜受压后发生移位，使整个义齿基托与黏膜面紧密接触，原有间隙处的空气被排出。紧咬结束后，移位的黏膜恢复常态，但排出的空气无法返回，该间隙就处于负压状态。因此，该部位由于大气压产生"真空力"，使固位力增加。这样在黏结力的基础上又增加了吸附力。然

而，该间隙是暂时的，如果一直处于负压状态的话，黏膜会慢慢发生移位，将间隙充满。

*

这里不得不注意的是，如果真空固位力的范围太广，那么平时在大气压的作用下，义齿基托对黏膜面会产生较大的压迫。也就是说，平时黏膜面都处于被义齿基托吸住的状态，患者就会变得有压迫感及牵拉感，继而产生不适及疼痛。如果出现"到了下午就无法继续佩戴义齿"，或是"佩戴2～3小时后，上下颌黏膜面整体出现疼痛无法佩戴"这种更为严重的情况，义齿虽然不会脱落，但也无法长时间使用。

牙槽嵴条件良好的病例，如果边缘整塑时不慎对义齿基托边缘所有黏膜都进行了加压，就会出现上述情况。也就是说，大气压如果产生过强的吸附力就会导致被压迫的边缘黏膜产生疼痛。另外，压力会导致边缘黏膜产生回弹力（脱位力），使义齿基托组织面与黏膜面分离，脱位力也会导致不适感的产生。

6 全口义齿的发展历史及其原理

在一颗牙都没有的无牙颌牙槽嵴上，制作"不痛""不脱落""易咀嚼""好说话"，也就是"没有不适感"并且能像有牙颌那样行使功能的全口义齿，是从什么时候开始的呢？

笠原浩在《义齿文化史——最古老的人工器官》（2000年，刊登于文艺春秋）中写道，美国第一任总统乔治·华盛顿佩戴着两颊侧装有弹簧的义齿，利用弹簧的弹力将义齿按压在上下颌牙槽嵴上进行固位。反过来说，为了获得义齿的固位，上下颌需要时刻处于紧咬的状态，"义齿就位困难。必须强行塞入口内，用力咀嚼时，嘴唇会被弹到鼻子下缘，并且义齿会嵌入牙龈，非常疼痛"，华盛顿曾这样向口腔医生抱怨道。

那么，从什么时候开始，可以制作出像现在这样"密合的义齿"呢？书中写道，"在美国旧首都费城开业的口腔医生James Gardette，注意到即使不借助弹簧的弹力，义齿只要与上颌紧密贴合就不会掉下来。"比这个时期早200多年前，在日本，就已经出现了即使没有弹簧也能稳定咀嚼的全口义齿，"它是具有高超技艺的黄杨木佛像雕刻师傅们制作出来的，在口内可以紧密地与黏膜贴合"。英国在1760～1830年发起了工业革命，当时有人用象牙为一名女性患者雕刻了上颌义齿。正好当时非常忙碌，于是让患者下次来复诊时再安装弹簧，但是患者表示即使没有弹簧，义齿依然十分

稳定，使用得很称心。由此发现"只要没有间隙，如果义齿与黏膜能紧密贴合，大气压就会产生吸附力"的原理。

"将2块玻璃板的表面用水浸湿后相互贴合，若想分离，必须施加很大的力。同理，没有弹簧的全口义齿，如果能与黏膜面紧密贴合，就能吸附在上颌。但只要周围有间隙，空气就会进入到义齿与黏膜之间，吸附力就会丧失，所以在临床上，无论如何，义齿基托的边缘与黏膜之间要时刻保持贴合无间隙，'边缘封闭'对固位非常重要"[5]（' '内为堤嵩词先生添加）。

*

这本应是口腔界的"世纪大发现"，但是在欧美，"大气压吸附义齿"直到数十年后才被接受，1855年，在GoodYear兄弟成功开发"硫化橡胶"后才真正开始普及。这可能是因为当时义齿的基托是通过象牙削或者金属板钣金加工制作出来，想要获得与黏膜紧密贴合且边缘封闭的效果，需要较高的加工技术，因此无法普及（日本早在200多年前就能够做出紧密贴合的义齿，主要是使用了与塑料类似的高分子重量轻且容易加工的"木"质材料，另外还有许多技艺高超的制作佛像的工匠，作者认为主要是这个原因）。

即使这样，1876年伦敦的口腔医生G.H.Jones获得"无痛口腔，人造牙齿"的专利，并推广"依靠大气压力固位的人造牙齿"。

*

技术范畴内，品质管理的常用语为"4M"，即"思考方法及工作方法（Method）、合适的材料（Material）、加工的工具及器械（Machine）以及将这些组合起来进行制作并加以改良、改进的人（Man）"，这四者都是不可缺少的，只要相互协调就能广泛普及并得到进一步发展。

例如，最早用蜡制取印模；1920年出现了金属托盘及印模膏；1840年Evance制作出了第一台𬌗架，可以再现下颌运动；1855年出现了硫化硅胶；再到1864年出现了与现代𬌗架构造原理完全相同的髁导型𬌗架原型及Bonwill𬌗架；同时，无牙颌印模理论以及咬合理论也取得了爆发式的技术进步，Gysi将这些技术和理论进行了整合（虽然陶瓷牙在1774年就被发明了出来，但是以咬合理论为基础的Anatoform陶瓷人工牙最初是Gysi开发出来的。前牙区根据Leon Williams的设想，即天然牙与面部的形态及大小等相关，进行分类，1914年开始出售）。20世纪20年代，九州大学名誉教授末次恒夫基本确立了全口义齿的理论与制作方法。

20世纪20年代，De Tray公司制作了全口义齿现场操作的影像，Gysi亲自参与拍摄，包括使用石膏印模材制取初印模、使用Shellac板制作咬合基础基托、使用印模膏制作𬌗堤、使用石膏和

咬合基托制取闭口式印模、使用硫化硅胶制作义齿基托。同时，还使用了哥特式弓描记、面弓转移和Gysi开发的简单𬌗架以及人工牙选牙器及其系统，还进行了发音试验等。虽然器材有些变化，但是与现代的制作方法并没有太大的差别，这点令人深思。

1939年，雕刻家Wilhem Zech和A.Steen共同发明了美观性好的人工牙，并提出"G.A.P"（现在的S・A・P：通过性别、性格、年龄来考虑美观性）的人工牙排列法。这种方法作为美学人工牙排列的经典，沿用至今。

在那前后，随着化学高分子材料的发明以及发展，Kulzer公司研发的"丙烯酸树脂"代替了"硫化硅胶"，基托成型精度等也得以提升，能够制作出更加美观的义齿，然而关于"全口义齿的原理"，即吸附性的原理及如何正确应用等理念却毫无改变。

*

接着出现了藻酸盐印模材及硅橡胶印模材，20世纪50年代，美国登士柏公司根据这些材料的使用方法创立了"EPF"系统。EPF系统应用这些方法及器材，制作出易于理解的音像制品，成为全口义齿的制作指南。这些方法与商品一起成为全口义齿制作的经典，在全世界范围得以普及。即使现在，这些内容仍能作为基础知识而在临床中运用。

此后在日本出现了更加高级的系统，20世纪70年代义获嘉公司开发了生物功能性修复系统，该系统包括用于临床和加工端的Ivo Tray成品初印模托盘、双印模技术、Gnathometer哥特式弓、Gnathomat𬌗架、Orthosit人工牙、Ivocap注塑系统等一系列产品和技术，并由Schleich（Hans Schleich）等确立了其商业价值。现在，相关内容有了进一步发展，称为"BPS"（BPS系统是对Gysi系统的更新和提升）。

此外，全口义齿还向着不同的方向发展。Smith（Clark.C.Smith）以及Pound（Earl Pound）在20世纪60年代提出"诊断义齿（Diagnostic Denture）"的理念，即对黏膜进行治疗。随着"Hydro-Cast"等功能性印模材也就是"组织调整剂"以及丙烯酸树脂的精密聚合器等的开发，再加上Pound使用平板型义齿对咬合功能进行调整的治疗方法，称为"治疗义齿"。

在日本，Hydro-Cast系统最早由日本大学松户齿学部的加藤吉昭教授等人引入临床应用并开展研究。平板型治疗义齿是由住在洛杉矶并活跃于Pound学习小组的增田英世教授及东京医科齿科大学的林都志夫教授等人推广。在20世纪80年代，樱井唯次教授等人结合了日本齿科大学小林义典教授研究的0°人工牙及Geber理论，在日本进行了更为积极的推广，构建了技工端系统。之后，深水皓三老师和本乡英彰老师继续继承与发展，总结了很多临床经验及知识。

*

近年来，随着热冲击树脂（Heat Shock Resin）和自聚合换底树脂，以及聚合方法和器材的开发等，技工技术方面如基托组织面的密合度等得到大幅度提高，而不需要经过多次重衬或换底等复杂的操作。只要经过正确的操作，就可以制作出与印模精度分毫不差的义齿基托，因此，口腔医生印模制取的精度就直接决定义齿的成功与否。按照"以唾液为媒介，紧密贴合的黏结义齿"的原理进行印模制取，是非常有必要的。

7　无牙颌全口义齿的印模

关于全口义齿的印模，德国的Horst Uhlig在Gysi去世后的第二年，也就是1958年，发表了标题为"咬合学还是义齿基托下组织的分析？"的论文，提出诊断及分析的方法，并指出黏膜诊断对印模十分重要，临床实践应以"自然科学确立的工作"为基础，对于固位力来说基础固位和边缘封闭十分重要，为了增加基础固位，合适的间隙也是必要的。

1970年发行的"Ulrich全口义齿学"[22]，将义齿基托下组织根据黏弹性分为三类，书中还展示了印模制取的方法及增加固位的方法等，并对咀嚼时应该如何获得固位力等问题进行了解答。书中的内容有些晦涩难懂，在临床忙碌工作的间隙来阅读的话可能理解起来比较困难（作者将固位力的种类加以改变，整理成图）。

*

全口义齿的"大气压力吸附"的固位原理从自然科学的角度来看是正确的，但在不同黏弹性的义齿基托下黏膜上进行相应的临床处理就比较困难了。拙访兼治先生运用更加简单的思考方式及科学的理论，通过常年经验的积累，整理了新的治疗方法，于2000年在"修复临床"上发表了"系统的全口义齿印模法"[23]。

印模制取的关键在于，如何将黏膜面的形态通过无压力印模保持原样复制，避免印模材与托盘分离或产生变形，提高印模的精度。为了咀嚼时义齿能够发挥固位力与支持力的协同作用，在无压力状态下，义齿基托紧密地贴合在黏膜面上，用手按压的方式对黏膜面施加设想的咬合力黏膜受压后变形，下沉时产生支点，类似于"坚硬部位选择加压性印模的制取"。也就是说将暂基托黏膜面成为支点的较硬部分进行调磨，并将红膏（ISO COMPOUND, GC）软化后填入。在义齿基托下沉受压移位量的范围内，使用较软的印模材在坚硬黏膜面加压。这样可以使较硬的黏膜表面以及其他黏膜面，在咬合加压后义齿基托最大下沉时发挥相同程度的支持力。

这相当于进行了功能性缓冲处理，在选择性加压印模处获得了"功能性空隙"（拟访无法证明负压与吸附的关系，认为是表面张力产生的黏结作用）。相同的材料与手法，还可以用于非坚硬的部位，将义齿基托边缘，尤其是内侧面，对"柔软的部分进行选择性加压"，在不产生脱位力的程度下，对义齿基托边缘附近的黏膜面进行加压。经过以上处置，义齿基托在咀嚼时由于应力等出现上浮脱落的倾向时，经过加压，柔软的黏膜面与义齿基托边缘紧密接触，避免空气进入义齿基托内部，起到封闭作用。

制取无压力初印模时，在托盘上涂布藻酸盐黏结剂后，不按照厂家指供的粉液比，而是以"粉：液=3：4"的比例调拌至"美乃滋状"的柔软程度，避免黏膜的变形。为了尽可能避免对黏膜施压，Gysi演示了石膏制取印模的方法，但对于口腔前庭部、口底以及较深的上腭部等，可预先使用针筒将更为柔软的藻酸盐注入，就可以防止托盘内部由于帕斯卡原理导致的内压过高的情况发生。也有学者为了减少脱位力，制取开口式印模，记录口腔周围肌肉运动的形态。最容易造成变形的情况是藻酸盐印模材从托盘上脱离，因此为了避免变形，

在印模与黏膜面分离时，应先使用气枪，小心翼翼地从印模周围注入空气。

如果使用固化后依然柔软的印模材，就很难判断所制取的印模是否正确，所以制取终印模时可以先制作个别托盘，并使用印模糊剂（Impression Paste）等固化后变硬的材料，尽可能不要使用弹性印模材（来自2012年修复临床专刊"以科学根据为基础的全口义齿治疗"的总结）[24]。

*

另一个观点是，使用治疗义齿充满之前所提到的"口内"的袋状空间。为了维持牙齿及牙槽骨缺失后的口腔生理功能，黏膜会产生适应（Adaption），从而形成不利于义齿佩戴的义齿间隙。使用具有黏弹性的印模材，通过压力将口内与义齿基托内面和边缘对应的黏膜及黏膜面，恢复三维功能性空间后，再进行边缘封闭，同时还可以进行黏膜及咬合的治疗，形成不大不小、不厚不薄、不高不低的形态。

治疗义齿以Smith等人的Hydro-cast系统及Pound的COE-SOFT的系统为起源。近年来，本乡英彰教授等人创立了制作义齿间隙的功能性形态的理论与技术，用物理性质改良后的组织调整剂，对不适当的义齿形态等进行黏膜适应性治疗和康复。但这些功能性印模基本都是加压印模，所以需要对黏膜面的黏弹性和所使用的功能性印模材的物理性质与流动性有充分的认识（本乡英彰教授在

2012年将这些临床内容汇集于《全口义齿新境界》一书）[25]。

*

首先强调印模重要性的原因是，天然牙通过牙周膜植立于牙槽骨内，这也是一种关节的构造，牙冠部的咬合面也就是上下咬合相对的面，也可以视为功能性关节。这两个关节与颞下颌关节之间形成"三种关节相协调能够获得正确的咬合"的假设（即颞下颌关节-咬合面-牙齿的关节结构）。这样看来，"牙槽骨与牙周膜"的关系等于"黏膜面与义齿基托"的关系，所以只有制取良好的印模才能获得与黏膜面的正确接触关系。也就是说，如果没有在充分粘接的基础上制作有支持力的义齿基托（代替牙周膜，正确的关节面），就无法获得正确的咬合关系。

基于这些知识，只有在正确的印模上制作出精密适合的暂基托基础上制作出咬合基托，才能获得正确的咬合关系。即"印模与咬合是一个整体"，这也是全口义齿临床的基础。

其次，由于老龄化的原因，高龄患者的颌位关系记录，首先需要诊断有牙颌时的骨性颌间关系（Ⅰ类、Ⅱ类、Ⅲ类），并在此基础上判断是否由于较大的牙槽骨缺损造成不良的颌间关系、有无相关的功能异常，以及是否伴随全身骨质肌肉的增龄性变化对姿势的影响等，同时根据颞下颌关节的关系与肌肉的关系来重建功能性咬合。

8　口腔医生追求的义齿形态是患者期望的义齿吗？

2005年4月《齿科技工》杂志上刊登了题为"全口义齿品质工程学入门"的文章，这篇文章是世界闻名的"品质工程学（田口方法，Taguchi methods）"的设计者田口玄一（2012年6月2日去世）、品质工程学顾问山本昌吾，以及为山本制作全口义齿的近藤弘先生（2007年3月25日去世）三人的座谈记

录。作者有幸参与协助为山本制作义齿。这篇篇幅将近7页的文章记录了非常重要的内容，特别是作为患者的山本，分别站在品质管理专家和患者的立场，对义齿制作的本质进行了解析（以下，部分引用）。

"目前为止，在为我制作义齿的医院里，每当我说到'义齿变得无法很

好咀嚼'时，医生的处理方法都是当场对义齿进行稍许磨改调整后就让我回家，总觉得这样的处理方式有些奇怪。

虽然之前隐约知道口腔技师的存在，但不知道不同的技师制作出的义齿质量不同、使用感觉不同、能够舒适使用的时间也完全不同。因此，我对口腔医生与口腔技师的业务内容产生了

浓厚的兴趣，两者之间是如何交流的呢？都交换了哪些信息？

以前，我单纯地以为口腔医生获得口内形态（印模）、决定义齿形状并指示与口腔技师制作，只要口腔技师完成的义齿与医生指示的形状相同，就不会出现义齿不合适的问题。然而现实却并非如此理想，虽然口腔技师充分发挥匠人精神，尽可能制作出形态完美的义齿，但还是担心是否符合口腔医生的希望。"

"由于长年与树脂打交道的缘故，很快就能想象到在义齿制作过程中，对'复制性'影响最大的步骤就是树脂聚合吧。"

山本所说的"复制性"，在口腔范畴指的是从印模制取到模型制作，然后在模型上聚合成型的技工操作。这些操作可以划分为三个步骤。首先将口内形态用印模展现出来；再将印模的形态准确地在模型上体现出来；最后用蜡以及人工牙塑造义齿的形态，并通过失蜡法置换成树脂。这些看似简单的操作，如果在一步一步的操作过程中，临床与技工端产生了误差，这些误差就会导致人体与模型和最终义齿之间产生较大的差别。

*

我们所能发挥的"匠人的技艺"和所表现出的技术，是通过对正确经验的不断积累而掌握的制作技能。同样，口腔技工学也是以解剖学、生理学、口腔材料学为科学依据，口腔技师如果将普遍共识与个人经验相结合，就能使对形态及比例等的感官判断能力与平均值相近，就能制作出"口腔医生所期望的义齿"，但却难以制作出适合不同患者个性化特征的"患者所期望的义齿"。

患者希望得到的义齿，是口腔医生通过正确的印模制取、颌位关系记录并根据患者个性化特征制作出来的全口义齿。口腔技师需要以科学理论为基础，根据口腔医生制取的印模及记录的颌位关系制作个别托盘和基础基托。技师应与口腔医生充分沟通交流，以获得正确的印模、咬合以及患者个性化特征的信息，此外，还必须掌握全口义齿的基本原理和临床工作的相关知识。

田口玄一在这次详谈中，明确了全口义齿的本质。"义齿的制作需要精湛的技术，义齿需要在可动且柔软的黏膜上行使功能。"这是所有口腔技师和口腔医生必须深知的道理。

9 通过TQC获得患者的满意

1970年，作者曾经工作过的口腔技工所就将QC（Quality Control）也就是品质管理运用到了口腔技工加工业务中。品质管理的原则是"为了能够经济、有效地组织生产并按顾客要求提供高品质的产品，在设计、生产、销售等所有阶段均进行检查和评价，并根据需求进行调整和改进的管理方法"。

临床上全口义齿修复的难点在于，义齿好坏的评判是由患者的主观意识所决定，而不是从口腔医学或学术层面进行客观地评价。因此，在满足患者主诉需求的基础上，还不得不满足患者口内的感觉以及功能、美观等主观上的需求。所以，口腔医生需要充分重视并认识"患者（买家/顾客）所要求的品质水准"。

对于加工端的品质管理，作者首先完成了相关业务的操作标准和指导手册，之后的每一年，都会根据当年的4M（人、材料、器械、方法）以及5W1H（Where、What、When、Who、Why、How）进行改进。使用排列图、鱼骨图、直方图等将困难问题列举，进行思考方式和日常行动的管理，遵循PDCA（Plan·Do·Check·Action）循环。这种思考方式与方法论的流程，同样可以应用于临床的检查、诊断、治疗、修复和术后随访。

*

全口义齿技工技术发展的最基本内容就是品质工程学的"复制性"，也就是怎么才能提高义齿基托的成型精度，即"聚合成型"。虽然高精度的聚合成型不一定会获得患者的满意，但毫无疑问，成型精度在义齿制作的重要地位是不容忽视的。

技术是一个整体，与聚合成型相关的一系列的步骤都与精度相关。技工方面的主要因素有印模材及模型材的使用、树脂材料理化性能的影响、相位变化（相变：印模材以及石膏的固化反应，树脂材料的聚合反应，温度变化）产生的膨胀以及收缩中与尺寸稳定性相关的内容。早在19世纪80年代，加工精度已经可以达到很高的标准，相对于原型的误差只有50～100 μm，并且无论是谁都能够实现这样的精度。虽然市面上器材的成型精度越来越高，但是最难且遗留问题最多的仍然是如何在口内黏弹性的黏膜面上进行印模制取这一临床操作。

*

人工牙排列与调𬌗的方法和流派众多，比如Gysi及Gerber等众多先驱者所展示的，咀嚼及咬合时，在人工牙咬合面所产生的能量（力学、运动、位置），如果正对着下方的牙槽嵴黏膜，以更加接近于直角的方向进行传递，可以消除可能会对义齿稳定产生负面影响的能量，这属于物理学中关于运动与力的方向等领域的内容。

咀嚼周期因食物大小、形状、硬度的不同而异。咀嚼初期，人工牙的排列位置与上下颌颌间关系非常重要；咀嚼的终末位为正中𬌗位（咬合面接触的部位），应根据下颌运动的轨迹及形状对人工牙的咬合进行调整，其结论与Gerber的结论基本一致。但人体非常复杂，就如Gysi所说的"不存在没有例外的规则"，事实应当优先于理论。

QC不仅适用于技工端，也包含了临床端的TQC（Total Quality Control），如果不按照TQC进行质量控制，就无法满足"真正的顾客，即患者"对功能性"不痛、不脱落、咀嚼良好、说话时没有异物感的全口义齿"的需求。这就说到了另一个"复制性"，即在可动柔软的黏膜面上进行"印模制取及颌位

关系记录"，使义齿即使在咀嚼、吞咽、说话等功能运动时也能发挥稳定的功能，这需要非常高超的技术。

结论为，从品质管理的角度来看，临床操作的难点在于：对各种各样的患者的需求进行适当的诊断，分析各病例牙槽嵴吸收状态与黏膜、唾液的性状，以及上下颌颌间关系；正确制取有"支持力"和"固位力"的印模，满足美学和生理性咬合高度和口内空间的需求；然后在颞下颌关节稳定及神经肌肉组织相互协调的状态下，将咀嚼及咬合时所

产生的力均匀地传递到上下颌黏膜上；并对水平颌位关系等关键点以及关键区域进行诊断和颌位关系记录。

技工端操作的难点在于：首先是成型精度；第二是以功能解剖学为基础，通过义齿基托再现有牙颌时口内状态的塑形能力；第三是根据力学原则，将人工牙排列在适当的位置，将不可视的咀嚼力转化为可视的空间认知能力。

无论是临床端还是技工端，都在同一个技术环内，其整体品质的提升才是获得患者满意的关键。

10　治疗义齿是试用品

虽说十人十色，百人百样，但是人体结构还是有较为普遍的形态、大小和比例。

作者等在前人解剖学数据和牙槽嵴吸收规律的基础上，对大量有牙颌模型及较成功的全口义齿进行研究，收集假想咬合平面的位置、天然牙位置以及牙齿植立的方向等解剖学数据，分析研究后得到了一些平均值，并通过无牙颌模型上余留的解剖标志来确定水平面、矢状面上假想咬合平面以及牙列位置。根据这些平均值，用标准模型和诊断用咬合基础基托进行颌位关系记录。为了符合每个患者大小、形态、功能的不同以及需求的差异，1987年，Pound在下颌磨牙区制作平板

状咬合面，上颌使用陶瓷牙，按舌侧集中牙合的原则进行人工牙的排列，设计出治疗义齿这一制作系统。

迄今为止，该系统与工业界的物品制作一样，是符合市场需求的试用品，并通过实际使用找出问题点，弄清人体、印模以及咬合不适的原因，通过更改设计解决问题后，完成最终的成品。这种方法，可以根据每个患者的不同组织缺损以及病情的状况进行调整，所以可以说"试用品＝治疗义齿"。

使用治疗义齿，结合检查和诊断，通过调整以及修整来恢复义齿的形态和患者的功能，反复操作，这就是用Plan・Do・Check・Action管理的PDCA循环方法制作义齿。对于患者来说，熟

练使用"义齿这个工具"，通过康复训练的方法，恢复原先的运动能力以及生理功能后，再进行义齿形态的修复等。

口腔医生、患者、口腔技师共同分享治疗义齿获得的信息，通过高精度成型来制作新的义齿，不仅提高了患者的满意度，与传统方法相比，还是一种更加"安心"以及"准确"的全口义齿治疗和加工的系统。

现如今，为了进一步提高全口义齿的品质功能，临床端不断进行改良和改进，治疗义齿并不能够解决所有问题，义齿品质的提高还是要基于更好的检查和诊断，预测将来可能出现的问题，并通过假想来推动治疗的进展，这种品质工程学的思考方式非常重要。

11　义齿制作是全新技术的创造

在日本，高强度的口腔诊疗导致口腔医生非常忙碌，多数医生本身不会进行技工的操作，很难将手工制作的义齿的立体功能形态（用身体学习、用身体记忆）呈现在大脑中。因此，医生即使根据口内组织缺损以及功能检查进行理论上的诊断，并通过"印模制取"和"颌位关系记录"将口内的立体形态再现，但很难将具体的人工牙排列以及形态恢复的设计、指示等传达

给口腔技师。

即使有良好的印模和咬合，如果没有相应的指示，依然无法期待提升口腔技师技术。技术需要将临床端、技工端形成一个整体，"技术是为满足需求而产生的"，也有着"同方向性"，义齿制作无法根据单方面的需求就能完成。即使技工端有着丰富的经验和知识，也绝对无法改变印模制取以及颌位关系记录所得到的结果。只有通过印模制

取、颌位关系记录以及治疗义齿的使用等，获得患者真正的需求和正确的形态和功能时，口腔技师的经验和知识才能得到充分地发挥。

正确的诊断、良好的印模、精确的颌位关系记录、合理的设计、明确的指示，再加上准确的信息，技工端才能发挥出更高的水平。

患者的功能以及身体组织如果出现问题，也就是"病态"时，就需要进

行治疗或者是康复训练以恢复至健康的状态，如果不进行康复训练而直接制作义齿的话，就会制作出"病态的义齿"，无法取得良好的效果。口腔修复应该在治疗疾病的同时，从开始就制作出符合不同患者情况的义齿，从品质工程学的角度，这就是"创造全新的技术"，从而积累应对困难病例的技术经验。

＊

只有在口腔医生完成印模制取和颌位关系记录并给出明确的指示与要求后，口腔技师的技术才能充分发挥出来。口腔技师的技术、更高成型精度的器材并以解剖学和生理学知识为基础再现良好的形态，三者结合才能制作出充分满足口腔医生要求的义齿。

近藤弘教授生前常说，"修复的原点是口腔技工技术，不断追求印模和咬合精度的口腔医生，应用自己的双手与大脑来实践口腔技工的工作。"

12 根据科学的理论来提高成型精度是口腔技工工艺的基础

口腔医生如何制取更好的印模、更好的咬合，如何制定治疗方案以及相关方法理论的详细内容在其他章节已经详细介绍。想要制作成型精度高的树脂基托，首先需要正确理解所用材料的聚合收缩量（约7%）和热收缩量（81×10^{-6}）的特性以及数值，再通过聚合过程中一步步正确的操作达到所需要的精度要求。

热收缩量与聚合温度有关（收缩量由型盒内树脂的聚合温度决定，温度越低收缩量越小），想要完全控制热收缩量是不可能的，所以首先需要使用与树脂收缩量相匹配的模型石膏的固化膨胀来补偿（一般使用硬石膏，膨胀系数在0.25%～0.35%）。需要注意的是，如果义齿做得比较大与口内情况不符，义齿将无法获得稳定，不能使用）。

要想完全消除聚合收缩也是不可能的，但可以通过加压以及选择适当的填充时机来减少收缩，并使产热从义齿基托的组织面开始，也就是让聚合从与模型相接触的树脂开始进行，这样就不会有内应力的残留，聚合收缩只会发生在磨光面（化学聚合型的自凝树脂和热凝树脂都会发生同样的反应，因此最好还是使用热凝树脂）。包埋用的型盒也应具备足够的精度，防止飞边导致颌间距离升高以及人工牙接触不良等（如果

只是产生误差，可以在聚合后重新上𬌗架调𬌗，但误差要控制在0.2～0.3 mm以内）。此外，聚合后的树脂在型盒内冷却时（在温水中自然冷却）不发生变形，也是非常重要的。当然，还要注意打磨以及清洗时的产热问题。

此外，如果使用了金属基托，金属基托本身的密合性也很重要，使用超硬石膏会取得更令人满意的效果。金属基托与树脂基托的热膨胀系数差别较大，两者结合的部位在树脂聚合时会因热收缩会导致义齿变形，因此应在尽可能低的温度下进行聚合，同时金属支架的结构与设计也要能防止两者向同一方向进行收缩，且金属基托应具备足够的强度。高分子聚合反应时产生的能量非常大，很容易导致金属（具有易变形的性质）变形，对这一点应有充分的认知。

患者对全口义齿最基本的要求是具有良好的稳定性（不脱落、不移位），聚合成型的精度对义齿的稳定性非常重要，在不断追求精度的过程中会发现印模的重要性。总之在印模制取时要防止口腔黏膜受压变形，应在保持原有形态的情况下尽可能扩大基托范围，并通过功能运动制取包括黏膜面及其周围柔软黏膜的印模，从口内取出时也要避免印模变形。

然后，将印模面的形态精确地转移到模型上，同时通过石膏的膨胀补偿树脂的热收缩。将印模表面的唾液等充分清洗后，围模灌注石膏模型会比较理想。如果无法围模，印模面石膏的厚度至少需要有10 mm，这样到固化完成时，石膏产生的重力可以使印模面处于加压的状态。石膏处于印模材下方时，重力会使石膏产生从印模面脱位的力，这样就无法体现印模面正确的"复制性"，所以绝对不要让石膏处于印模材的下方。

因为树脂聚合采用的是加压充填的方式，因此石膏就需要有适当的硬度且表面良好没有气泡。石膏最好是用标准的水粉比在真空条件下调拌。

另外，印模制取时口内的温度和灌注石膏时的室温以及模型材料等的温差对模型精度的影响也很重要，需加以关注。理论上来说，口内温度36℃与室温26℃之间存在10℃的温差，印模材会产生约0.2%的收缩，所以应将印模浸泡在与口内温度相同的37～40℃的温水中以防止收缩，将灌注模型所用的器材（橡皮碗、石膏、水等）的温度也保持在36～37℃，并且在石膏固化时将其置于恒温箱内，这才是比较理想的条件。

13 基础基托与标准模型

利用口腔医生制取的颌位关系记录，在正确的模型上使用常温聚合树脂等材料制作精密贴合的基础基托，是义齿制作不可或缺的步骤。

基础基托受到咬合力的影响会对黏膜产生压力而形成支点，如果黏膜较薄，就可能出现疼痛，影响基础基托就位的倒凹可以用蜡等材料进行最低程度的缓冲，基础基托的厚度与形

态应尽量制作得和最终义齿的基托相同，使患者佩戴时的感觉与最终义齿一样（另外在口内形成支点的部位，可以使用压力指示糊剂或硅橡胶印模材等检查后进行修整）。

蜡堤一般以模型上的解剖标志为基础，用解剖学的平均值进行制作，可以用来分析该患者在有牙颌时牙齿的位置及方向，形成假想的咬合平面和牙弓形态。

上颌的平均值以中切牙前庭沟黏膜转折处为前方参考点，从该点开始向𬌗方 22 mm 的位置。切缘矢状面设定在切牙乳突前 8 ～ 12 mm 的位置。后方参考点为翼下颌皱襞起始处向𬌗方 5 ～ 7 mm 的位置。

下颌的平均值以中切牙前庭沟黏膜转折处为前方参考点，从该点开始

向𬌗方 16 mm（治疗义齿为 18 mm）的位置。切缘矢状面设定在前庭沟黏膜转折处。后方参考点为磨牙后垫上 1/3（治疗义齿为磨牙后垫上缘）。

蜡堤整体的平衡以有牙颌牙弓为参考进行调整。因为都是平均值，还需要通过不同模型的解剖标志所得到的患者个性化特征进行组合，再对基础基托加以调整，从而获得更高的精度，减少临床的调整量，节约临床操作时间。为了更好地观察，最好将模型制作成"标准模型"。

所谓的标准模型指的是能够更加精细地观察解剖标志、假想咬合平面与模型基底面平行的无牙颌模型。上下颌前方的参考点都大致在中切牙前庭沟黏膜转折处，后方参考点上颌为翼突下颌皱襞起始部，下颌为磨牙后垫上缘，模型

基底面的尺寸为：上颌前方为 8 mm，下颌前方为 12 mm，上颌后方为 25 mm，下颌后方为 30 mm。通过亲自制作标准模型，可以进行更深层次地观察。

基础基托蜡堤的尺寸与标准模型，毕竟是用有牙颌的平均值来制作的，无法适用于所有的个体。特别是上下颌颌间关系，Ⅰ 类颌的发生率为 69.20% ～ 74%，Ⅱ 类为 20% ～ 26.6%，Ⅲ 类为 4.2% ～ 6%，Ⅱ 类以及 Ⅲ 类的情况就需要更加精细地检查。

另外，在制作基础基托以前，也就是制取初印模时，为了满足不同病例的美学要求，最好能提供相关的信息，以便能从容貌的信息进行人工牙大小及形态的选择。现在正在使用的义齿以及旧义齿也可以提供不可或缺的重要信息。

14 所谓"观察"就是通过大脑理解

口腔技师通过对无牙颌模型上解剖标志的观察，可以形成有牙颌的假想，虽然有具体的数值，但也只是平均值，用于分析印模制取得到的口内状态有一定的局限性，并且不同口腔技师的知识与经验不同，其观察方法也不一样的。人工牙排列时最重要的依据有两个，一是口腔医生提供的患者口内和容貌等个性化特征，二是口腔医生记录的颌位关系。所以口腔医生精细的诊察是非常必要的。

技工端通常将颌位关系记录后的基础基托放回标准模型上，并安装到𬌗架上，对上下颌颌间关系等进行整体观察。多数情况下，与单纯用平均值观察模型相比，技师会获得更多的信息，并形成新的有牙颌的假想。

为了使脑中的假想更接近于现实，将患者佩戴基础基托和佩戴现义齿的照片与有牙颌的照片进行比较参考。没有照片时，口腔技师只能在脑中形成的主观假想，有照片时，可以结合患者的个性

特征形成更接近实体的客观信息。

根据𬌗架上观察到的上下颌解剖标志的关系，再加上对口内空间的认知，可以假想𬌗堤在咀嚼运动时的力学因素，为了追求义齿的稳定就可能需要对咬合平面的角度及高度比例等进行调整。以这些信息为基础尝试进行人工牙排列时，常常会发现人工牙的有无又会使之前的假想发生很大的变化。接着，将排有人工牙的基础基托戴入患者口内，假想就会与现实的容貌建立起紧密的联系。将口内信息与技工操作反复结合，能够使口腔技师的美学假想能力和塑造能力得到很好的训练与提升。

这样反复操作的意义是使颌间距、咬合平面、牙弓大小及位置、基托形态和𬌗曲线等与患者的个性特征相协调。

首先是"稳定性"（具有固位力，不脱落、不摆动）；其次是合适的大小带来的"舒适性"；当然还要与唇支持、中线、口裂等相协调，使嘴角看起来既

年轻又好看的"美观性"；咀嚼时无疼痛（确定能够获得支持力的咬合平面、调整黏膜受压时的形变，获得尽可能大的面积来支撑咬合力），任何位置都能咀嚼，获得能够轻松咀嚼和吞咽的状态，具有"安心感"和"幸福感"。

为了获得更加安心的感觉和更高的准确性，可以使用不痛、不脱落又能够咀嚼的治疗义齿，通过康复训练来恢复患者自身的功能。随着咬合力的提升，牙槽嵴黏膜需要有足够的支持力来承受更大的咬合力，就需要进一步地调整和训练。

即使乍看构造相同的治疗义齿，也需要根据患者的咬合类型以及牙槽嵴缺损情况等来确定咬合平面，然后根据黏膜的受压变形量以及口腔周围肌肉对义齿组织面以及外形的影响进行调整等，还要根据功能不良的程度及其他个性化特征进行调整，如果不能与环境条件相协调的话，就无法通过治疗获得安心感和准确性。

Leonardo da Vinci曾说过"一开始，先临摹大师的画。然后在大师指导下画出与大师相似的作品。接下来在自然中寻找好的模特来写真，最后在大脑中形成记忆，从而创造出自己的作品""分辨好坏的双眼很重要""往后退一点看也不错"。

同样，以模型的解剖标志为基础，对模型整体及完成后的义齿等进行预测时，"关注局部，放眼全局"在无牙颌模型上假想重叠着有牙颌的牙齿一样进行观察；反过来讲就是"放眼全局，感受局部"，通过在无牙颌模型上形成有牙颌的假想，如同在模型上重叠着人工牙一样来观察。熟练的飞行员在着陆时，会注视着整体的视野，为了能够即时应对突发的异常情况，宫本武藏在五轮书中记载到"观察的眼睛强，看的眼睛广"。

人类的眼睛和大脑，无法像电脑一样将所有信息转化成数值来处理。笔者在对形态进行观察和研究时，会用眼睛有意识地区分以下10个项目，分别进行探讨。

（1）模型、形状（Mold·Form：形态·姿势）解剖学形态、功能形态

（2）测量比例（Proportion：均衡）

（3）观察对称性（Symmetry：对称）

（4）发现不对称（Asymmetry：故意的不对称）

（5）观察平衡感（Balance：平衡）

（6）感觉协调性（Harmony：协调）

（7）想象整体（Image：通过局部想象整体）

（8）尝试变形（Deformer：变形）

（9）观察运动（Movement：带有目的的运动）

（10）感受向量（Vector：力的方向和大小）

16　全口义齿技工操作检查要点

个别托盘制作时 ···

（1）根据模型解剖标志，想象完成后义齿基托边缘的位置和形状。

（2）根据牙槽嵴的吸收情况，观察咀嚼部位。

（3）观察模型表面的特征，想象黏膜的硬度。

（4）根据牙槽嵴的形态以及上腭的深度，想象印模材的流动以及加压情况。

（5）想象所使用的印模材的材质（流动性、可塑性），决定止点的位置和存在的间隙。

（6）制作标准模型，想象咬合平面和牙弓形态（人工牙排列位置），制作托盘磨光面的形态。

（7）观察口腔前庭及各系带的位置与形状，想象口腔周围肌肉的走行方向及幅度。

（8）制作托盘的指托。

（9）个别托盘完成后，在模型再次检查上述（1）～（5），同时想象印模材在口内的流动情况以及对黏膜的加压情况，修整边缘、系带和磨光面的形态，提供溢出道。

咬合基托的制作时 ···

（1）制作标准模型。

（2）根据解剖标志想象最终义齿基托边缘的位置和形态。

（3）根据解剖标志想象咬合平面和牙弓形态（人工牙排列位置），假设咬合基托整体结构和咬合类型（Ⅰ类、Ⅱ类、Ⅲ类）。

（4）最低程度地填倒凹，将模型上无法利用的倒凹进行缓冲。

（5）对受压变形量较少（形成支点、产生疼痛）的部位进行适量地缓冲。

（6）制作的树脂基础基托需要与模型面精密贴合，且厚度与最终义齿相等。

（7）根据假想的人工牙排列位置安装蜡堤。

（8）假想唇、颊、舌的位置和形态，形成与义齿间隙相适应的磨光面形态。

（9）在上下颌闭合的状态假想上下颌的咬合关系，调整磨牙后垫等处义齿基托的边缘，避免接触。

（10）再次确认咬合平面、牙弓位置、上下颌颌间关系（Ⅰ类、Ⅱ类、Ⅲ类）与唇支持及义齿间隙之间是否协调。

模型灌注时

（1）将印模表面的唾液等残留物用流动的清水充分洗净，再进行消毒。

（2）检查印模面是否存在问题。

（3）检查印模面的受压黏膜处是否变形、有无气泡。

（4）检查印模材的厚度，假想黏膜的厚度、柔软度及加压状态。

（5）检查基托外形的位置和形状（长短、厚薄）。

（6）围模，将印模浸泡在40℃温水中或是置于37℃的恒温箱中。

（7）正确计量适量的石膏和调拌水（保存在37℃的恒温箱），在真空条件下进行搅拌。

（8）在印模面涂布表面活性剂，并使其充分干燥。

（9）模型灌注后，置于恒温箱保存3小时以上。

（10）如果是树脂基托，模型材应使用义齿用硬石膏（固化膨胀系数0.32%）；如果是金属基托，应使用超硬石膏（0.08%）。

𬌗架的使用要点

（1）治疗义齿：Handy II以解剖学正中、咬合平面及Bonwill三角为基准上𬌗架。

（2）完成义齿：模型使用咬合平面板安装在Condylator𬌗架上。推荐使用面弓转移，先安装下颌模型。

其他器材的使用要点

（1）基础基托主要使用的是Triad（光固化树脂，现在市面上已经没有销售），从中线处对半分开，聚合后再连接。防止聚合温度上升导致基托变形。

（2）树脂基托材料主要使用的是PalapressVario（Heraeus Kulzer）。

（3）包埋之前，检查人工牙的咬合形式和咬合接触情况。

（4）原则上金属基托在冲蜡时从模型上取下，包埋时要注意能够将其再次安装回去。

（5）冲蜡时防止蜡过热。树脂分离剂在模型面涂布1次，磨光面涂布2次。

（6）树脂牙在树脂充填前先用金刚砂车针将基底面磨除一层。

（7）聚合采用的是Impress加压聚合的方式，在2个大气压24℃的温水中加热加压聚合30分钟。将型盒的基托面朝向热源，注意不要加冷水。聚合后，在温水中自然冷却至室温后将其取出。

（8）聚合以后一定要再次上𬌗架，调整正中和侧方的咬合。

（9）调𬌗一定要做到正中𬌗时左右、前后均匀接触。

（10）在调整侧方𬌗时，要假想咀嚼运动的方向、循环，调整至无论从哪个位置回到正中𬌗，都没有早接触。

（11）义齿从模型上取下后避免再次加热。如果需要再次加热时，应使用印模用石膏等（膨胀系数0.07%）材料包埋后再进行，然后在水中自然冷却至室温后取出。

为了制作出"能咀嚼的义齿"，人工牙排列和牙龈成形时需要注意的10个要点（检查清单）

（1）人工牙位于中性区的位置上吗？

根据解剖标志可以确定有牙颌牙齿植立方向和牙槽嵴的吸收程度。从印模面及边缘的厚度设想牙槽嵴、牙弓的形态。

（2）咬合平面、𬌗曲线是否位于生理性力学稳定的位置？

由颌间关系形成的咬合分类（Ⅰ类、Ⅱ类、Ⅲ类）和牙槽嵴吸收，根据上下颌的相对位置关系假想有牙颌的𬌗曲线，决定现有条件下力学最为稳定的平面、曲线。

（3）人工牙咬合面是否与主承力区相平行？

假想有牙颌时牙齿植立的方向，使人工牙受到的咀嚼压力与牙槽嵴上主力区相垂直。

（4）正中𬌗是否具有稳定的咬合接触？

人工牙的咬合应位于牙槽嵴稳定的位置。如果不得不位于非稳定区时，应进行调𬌗使其充分稳定。尖窝交错（Cusp to Fossa）的关系非常重要。

（5）边缘运动、咀嚼运动是否流畅？

下颌从正中𬌗能够运动到任何位置。无论从哪个位置都滑到正中𬌗都没有早接触。

（6）磨光面外形（Polishing Surface）是否与口腔周围肌肉相协调？

口腔周围肌肉功能运动产生的肌力作用于基托的磨光面,使义齿基托朝着黏膜的方向,避免产生脱位力。

（7）是否有足够的覆盖？

覆盖不足会使颊黏膜和舌体产生疼痛。使用0°磨牙以及调𬌗时需要特别注意,防止覆𬌗减小。

（8）是否形成合适的食物溢出道？

不只是颊舌向,近远中向的溢出道也非常重要。相反,舌侧集中𬌗时,要注意避免溢出道过大。

（9）咬合接触面是否合适？有没有出现较大的牙尖斜面？

在𬌗架看到的较大牙尖斜面,在功能运动时容易出现𬌗干扰。遵循"点对点""点对线"的原则进行调𬌗。

（10）是否进行了绝对品质保证的精密聚合成型操作？聚合后是否再次上𬌗架进行调整？

没有"高质量的印模""准确的颌位关系记录"和"精确的聚合精度",就制作不出成功的全口义齿。

为了获得"美观的义齿",人工牙排列和牙龈成形时需要注意的10个要点（检查清单）⋯⋯⋯⋯⋯⋯⋯⋯⋯⋯⋯⋯

（1）唇支持是否与脸型相协调？

首先是唇支持。恢复自然的上唇形态以后,还要检查颌间距是否恰当,否则很容易发生错误。颌间距确定以后再次进行检查。

（2）选择的前牙人工牙是否与脸型相协调？

人工前牙与脸部的审美比例是1/16或1/17,还应与鼻翼的宽度和口裂大小相协调。形态需要结合S·P·A(性别·性格·年龄)的要素。用心去感受美。

（3）中线是否与脸型相协调？

将面部分成上下、左右分别进行观察。从水平面观察倾斜度。眼睛、鼻子、嘴唇和口裂之间应相互协调。

（4）牙列的纵深是否与脸型前后的立体相协调？

无论是平面的脸型,还是鼻子高耸有立体感的纵深脸型,前牙牙列的纵深都需要与脸的前后形状相协调。

（5）上颌中切牙的排列是否与中线对称（左右对称）？

从前方观察中切牙,如果不是左右对称排列,中线就会改变。

（6）尖牙的牙轴是否与脸型相协调？

前方观察尖牙的牙轴是否遵循"女性的切端略微向内""男性为平行,可以略微朝外侧"的原则。并且,尖牙的牙轴还应根据面部的外形进行调整。

（7）尖牙和前磨牙的牙轴是否平行且协调？

从前方观察,尖牙和前磨牙的牙轴如果产生差异就会非常显眼。前磨牙向外侧倾斜时,从侧切牙、尖牙开始调整。

（8）牙列的颊侧面、咬合面是否协调且有连续性？

牙弓曲面中,咬合面通过力学取得稳定,颊侧面和舌侧面则是通过与中性区的协调来获得稳定。

（9）人工牙的外形和牙龈成形是否过度顺滑、协调？

根据唇支持的空间形成隆起的个性,充分填满义齿间隙且形成自然的牙槽突的形态,使其与颊侧黏膜紧密接触。

（10）龈缘线是否连续协调？

按照人工牙的最美比例对牙颈部进行成形,尖牙以后的人工牙,临床牙冠逐渐变短可以增加自然感。

从口腔医生处获得的信息（印模、模型的种类、咬合检查的结果、治疗义齿以外的）⋯⋯⋯⋯⋯⋯⋯⋯⋯⋯⋯⋯⋯⋯⋯

（1）义齿加工单（由口腔技师法所规定）。

（2）各流程照片,有牙颌等情况下患者的面部照片,以及佩戴现义齿的照片（应选择牙齿暴露的照片）。

（3）患者的主诉。

（4）病例的难易程度。

（5）颌位关系记录的信息（设计技工产品的指示）。

参考文献

［1］ Posselt, U. 著（沖野節三ほか訳）：咬合の生理とリハビリテーション．医歯薬出版，東京，1971.

［2］ 豊田静雄ほか：標準補綴学総論・コンプリートデンチャー．医学書院，東京，2004.

［3］ 富岡健太郎：各種印象材の時間経過と黏度変化．歯科ジャーナル，**6**（4）：1977.

［4］ Phillips, R.W.（三浦維四ほか訳）：スキンナー歯科材料学　第5版．医歯薬出版，東京，1985.

［5］ 笠原　浩：入れ歯の文化史　最古の「人工臓器」．文藝春秋，東京，2000.

［6］ 川原春幸・武田昭二：歯科技工士教本　歯科理工学．医歯薬出版，東京，1984.

［7］ 寺倉　健：顎黏膜圧径に関する研究—無歯顎補綴における診断への可能性について．補綴誌，**32**：546〜560，1988.

［8］ 森谷良彦，祇園白信仁：印象材の基本特性と加圧による組織の変化．歯科技工，**28**（5）：548，2000.

［9］ 菊池雅彦，高津匡樹：黏膜の被圧縮性を考慮した補綴治療．補綴臨床別冊／エイジングと歯科補綴．医歯薬出版，東京，98，1999.

［10］ 上條雍彦：口腔解剖学　5．内臓学．アナトーム社，東京，1997.

［11］ 村上謙吉：レオロジー基礎論．産業図書，東京，1991.

［12］ 尾崎邦宏：レオロジーの世界．森北出版，東京，2011.

［13）木田重雄：いまさら液体力学？　丸善，東京，1999.

［14］ Kydd, W.：The thickness measurement of masticatory mucosa in vivo. *Int.dent.J.*, **21**：128〜422, 1971.

［15］ 田崎雅和：口腔黏膜の感覚神経終末と義歯．ザ・クインテッセンス，**21**：701〜709，2002.

［16］ 沖野節三：総義歯補綴学（改訂版）．永末書店，京都，1972.

［17］ DE編集委員会ほか：付加型シリコーン印象材をテストする—その2．寸法変化，模型の精度と変形，臨床的評価．DE,（**77**）：17〜29，1986.

［18］ 井出吉信：口腔軟組織の咀嚼時における役割．ザ・クインテッセンス，**4**：176，1985.

［19］ 中村嘉男：咀嚼運動の生理学．医歯薬出版，東京，1998.

［20］ 森本俊文：舌運動．歯科技工別冊／目で見る顎口腔の世界．医歯薬出版，東京，1996.

［21］ Antonio Nanci 著（川崎堅三監訳）：Ten Cate 口腔組織学第6版．医歯薬出版，東京，2006.

［22］ Uhlig,H.（小山正宏訳）：ウーリッヒ総義歯学．医歯薬出版，東京，1970.

［23］ 諏訪兼治・堤　嵩詞：連載・システマチック総義歯印象法（Step 1〜5）．補綴臨床，**33**（2〜6）：2000.

［24］ 諏訪兼治・堤　嵩詞編著：補綴臨床別冊／科学的根拠に基づく総義歯治療—クリアトレーによる選択的加圧印象と V.H.D. プレートによる咬合採得の実際．医歯薬出版，東京，2012.

［25］ 本郷英彰：デンチャースペースの回復できめる総義歯のかたち．医歯薬出版，東京，2012.

［26］ 田口玄一ほか：総義歯品質工学入門．歯科技工，**33**（4）：498〜506，2005.

索　引